Ethics by Committee:
A Textbook on Consultation, Organization,
and Education for Hospital Ethics Committees

病院倫理委員会と
倫理コンサルテーション

D・ミカ・ヘスター ───［編］
前田正一・児玉聡 ───［監訳］

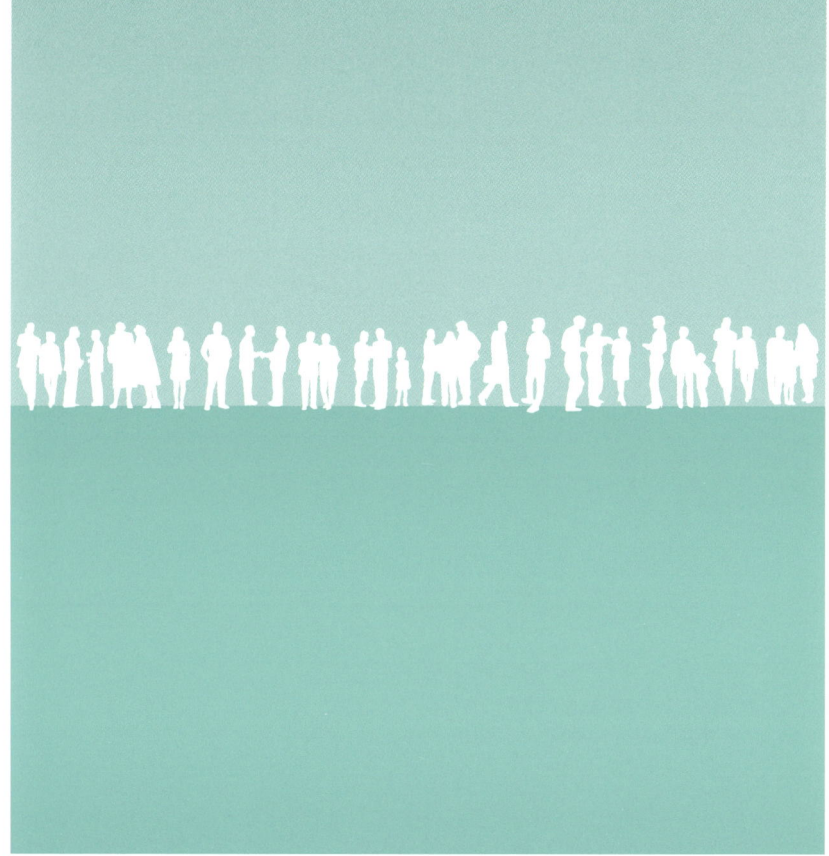

勁草書房

ETHICS BY COMMITTEE
edited by Micah Hester

Copyright © 2008 by Rowman & Littlefield Publishers, Inc.
First published in the United States by Rowman & Littlefield, Lanham, Maryland U.S.A.
Reprinted by permission. All rights reserved.
Japanese translation published by arrangement with Rowman & Littlefield Publishers, Inc.
through The English Agency (Japan) Ltd.

まえがき

　本書を手にした方は，ひょっとすると病院倫理委員会（HEC）[1]の委員になることを考えているか，すでに委員であるか，HECに対する教育を手助けするよう求められているのかもしれない．あなたがHECの委員になることを考慮しているのなら，(a)HECとは実際どんなものなのか，(b)HECはどのような役割を担うのか，(c)参加するために何を知っておかなければならないか，そして最後に(d)なぜ私が参加すべきであるのか，と頭を悩ましているのかもしれない．本書の各章は，(a)から(c)の問いに答えるのに役立つよう書かれたものである．ただし，間接的にではあるが，(d)の問いの答えも発見できるかもしれない．他方，あなたがすでにHECの委員であるのならば，自分がどのようなことに関わっているのか，自分が関わっている諸々のことに対してどのような心構えを持てばいいのかと自問しているのかもしれない．先の場合と同様，本書はそのようなあなたにも役立つことを目的とする．最後に，あなたがHECの教育を手助けするよう求められているのであれば，この本の目的はあなたにとって明白であるはずだ，と願うところである．

　HECの委員たちは多様な個人から成る集団である．病院内で彼らは異なる専門的な仕事を行う（医師，看護師，病院の管理運営者，チャプレン（施設付き牧師），ソーシャルワーカー，リスクマネージャーなど）．さらに，彼らは病院外でもそのような仕事を行う（地域社会から選出された専門家ではない人々，外部の弁護士，さらには大学の哲学者たち）．各委員は豊かで多様な経験をもっている．この点でHECは幅の広い観点が与えられる．だが同時に，HECの委員たちが倫理委員会の委員として自ら教育する必要があるのは，まさにこのように背景的知識が多様であるためである．委員たちの大半は自分自身の専門についてはよく知っている一方で，倫理理論，さらにはより狭い分野の医療倫理も深く勉強したことがほとんどない．しかし，倫理学に対するあなたの関心度や

i

経験がどのようなものであれ、病院および医療がいかにして特有の倫理的問題を提起しているのかを理解することは、あなたの役に立つことだろう．

　注意して頂きたいが、倫理学は単に経験的に学習されるものではない．つまり、倫理学は、年長者や熟練者に由来する格言や決まりごととして単に受け継がれるものではない．実践的な基準に従ったり、よい人格になったりすればよいというものではない．倫理学は、注意深い考察を何年も経て検討されてきた諸概念の集合である．とはいえ、これらの概念そのものは何の解決ももたらさない．というのも、あらゆる倫理的難問は、倫理的概念を検討することを要求する．また、これだけでなく、各ケース、指針、課題において、医学や職業上の行為がもたらす固有の特徴について検討するための、審議の方法を用いることも要求するからである．

　以下に続く章は、次のような典型的な三つの役割に取り組む場合に、幅広い背景をもつ HEC 委員たちに対して、教育的な意味において有益で関連性のある資料を提供するよう意図されている．典型的な三つの役割とは、コンサルテーション、教育、病院内指針の検討と開発である——ただし、必ずしもすべての HEC がこれら三つの役割を担うわけではない．本書における区分はこれら三つの役割を反映している．ただし、章の数から言えば、本書はコンサルテーションと臨床上の問題に比重がおかれている．なぜなら、HEC の時間と労力の大部分がコンサルテーションに使われることはあまりないものの、HEC の実践におけるこれら二つの側面は委員たちに最大のストレスと懸念を引き起こすことが多いからである．

　さらに、本書の各章は異なる個人によって書かれている．これらの著者が助力しようとしている HEC の委員たちと同様、本書の各章では、混乱を招き、言い争うためにではなく、委員たちにとって錯綜している諸問題を押し拡げ解明するために、多種多様な観点が示される（シェルトンとジャナドッティア Shelton/Bjarnadottir およびファインダーとビルトン Finder/Bliton の章がこのことの好例である）．具体的に言えば、本書の著者が選出された理由は、彼らの観点が編者あるいは他の著者たちの観点と一致するからではなくて、彼らがこれまでの著作において、HEC の直面する難解で複雑な倫理的問題に関して効果的に教育を行う能力を持っていることを示しているからである．各章は独立しており、最初にキーポイントを提供し、さらなる学習のための問題で締めくくっている．これらの要点から、個人で勉強する際に何を学習すればよいのかが

分かるだろう．他方，章末にある問題は，個別の病院での経験や環境によって提起される諸問題に関してグループ・ディスカッションを行う機会を設けるために用いることができる．なお，適切である場合には他の章への参照も指示している．

　我々が望んだことは，以上のような本書の構成によって，本書がHECによって行われ，またHECに対して行われる定期的な教育の過程の一部として使用されるのを容易にすることであった（病院倫理委員会が1ヶ月につき1章をこなすとすれば，1年余りで終了することになる）．そして，我々が意図したことは，本書の各章が洞察に富むようにするだけでなく，病院倫理委員会における議論を活性化するものとしても使えるようにすることであった．

❖❖❖❖❖

　本書の計画が始まったのは，私がHECの新しい委員たちに対して懸念を抱くようになったからである．というのも，何人かの委員たちは，病院倫理委員会に参加して数週間も経たないうちに，HECによるコンサルテーションのための呼び出し用のポケベルを持たされることになったからである．病院倫理委員会の多くは，最低限の教材しか持ち合わせていない．たとえば，前委員長によって選ばれた2，3の論文といった資料である．もちろん，必ずしもすべてのHECがこのような状態になっているわけではない．いくつかの委員会ではしっかりした教材やカリキュラムがある．だが残念なことに，委員たちに対する十分な教育プログラムを開発するための材料を持ち合わせていない委員会があまりに多いのである．

　HECが至るところにあるにもかかわらず，HECの教育にとりわけ焦点を絞った資料を生み出すことに至っていないのは驚きである．この意見から，優れた資料が入手不可能であるとは理解しないで頂きたい．優れた教材はある．しかし，そのような教材はふつう見つけるのが困難であったり，HECのメンバーに特化したものはごく稀であったり，その市場は開拓されたばかりであったりするのである．本書はHECのニーズと経験という点に照らして作られた．

　本書を作るにあたって，編者として私は多くの方々のお世話になった．何人かの方々に謝辞を伝えるのを忘れている恐れがあるけれども，ここで私は以下の方々に心からの感謝の意を表明しておかねばならない．

　第一に，私は本書の各章を執筆して頂いた方々にお礼を述べたい．私が原稿

を依頼した方々は前向きな反応を素早く返してくれた．ただ，結果的に見れば，多忙のため執筆できなかった方もいた．本書の執筆に実際に参加して頂いた方々も同様に多忙であったにもかかわらず，本書の計画を優先し，本書を教育的な意味で利用しやすいものとする責任を引き受けて頂いた．このことに感謝したい．言うまでもなく，もっとも重要な意味で，本書は私のものではなく，執筆の労をとって頂いた方々のものである．

　第二に，本書の内容，目次の構成，各章の具体的な内容がいかにあるべきかについて，私と議論して頂いた方々にお礼を申し上げたい．ここで名前の洩れている方々がいる場合にはご容赦願いたいが，本書の執筆者として名前が挙がっていない人で議論して頂いたのは次の方々である．私が関係するHECの委員たち，中でもアーカンソー大学医学部のマーシャ・チャムネス Martha Chamness とダナ・カーヴァー Danna Carver，アーカンソー州立小児病院のデル・ファリス Del Farris，ボニー・キッチンズ Bonnie Kitchens，ボニー・テイラー Bonnie Taylor，さらにマーク・アウリジオ Mark Aulisio，ポール・フォード Paul Ford，ウィット・ホール Whit Hall，ダイアン・ホフマン Diane Hoffman，カレン・コヴァッチ Karen Kovach，スティーヴ・レースナー Steve Leuthner，アレックス・ロンドン Alex London，ロバード・タリス Robert Talisse，パトリシア・ワーヌ Patricia Werhane である．

　第三に，私を雇って頂き，資金面と事務面で私の仕事を支援してくれたアーカンソー大学医学部とアーカンソー州立小児病院に感謝を申し上げねばならない．とりわけ，アーカンソー大学医学部において私と共に本書の計画に深く携わって頂いたのは，私の上司であるクリス・ヘックラー Chirs Hackler と我々の事務補助員のキャロル・ヴァンペルト Carol VanPelt である．

　第四に，目次と案と構想しかなかった時点で本書を出版することに同意して頂いたローマン＆リトルフィールド社 Rowman & Littlefield に謝辞を述べないとすれば，私は恩知らずであることになるだろう．特に，哲学的教養のある前編集主任（そして生命倫理に関する出版の心強い支持者）であるイヴ・デ・ヴァロ・フォウラー Eve DeVaro Fowler は，当出版社で最初に本書の計画を支持してくれた方である．彼女の尽力は私だけでなく，本書の読者の方々全員にも認められて然るべきである．というのも，彼女こそが連絡をとる労をとって本書の計画を進めてくれたからであり，そして，彼女の連絡のおかげで各章の著者を確保することが可能になったからである．ローマン＆リトルフィール

ド社で人事異動があった後でも，当出版社は本書の計画を引き続き支援してくれた．この点に関して，私はとりわけジョン・シスク Jon Sisk とロス・ミラー Ross Miller にお礼を申し上げたい．

　最後に，愛と支援を与えてくれた私の家族，ケリー，エミリー，ジョシュアに感謝したい．

D・ミカ・ヘスター
アーカンソー大学医学部
アーカンソー州立小児病院

注

1) 「施設内倫理委員会 institutional ethics committee」「医療倫理委員会 healthcare ethics committee」のような広義の用語を使用する人々，機関，教科書もあるが，本書を通して，我々は「病院倫理委員会 hospital ethics committee」あるいは省略して「HEC」という用語を使用することにした．後者の用語は，病院内で倫理的問題を検討する課題を担う，医療を提供する機関における施設内委員会を指している．言葉の意味が狭くなってしまうが，この用語の選択は，これらの委員会の大半がとりわけ病院に拠点を置くことを認識するものである．しかしながら，たとえば介護施設やその他の慢性疾患治療施設などにおける倫理委員会も，きっと本書の中に教育上有益な資料を見いだすことだろう．

病院倫理委員会と倫理コンサルテーション

目　次

まえがき

第1章　イントロダクション
　　　：病院倫理委員会はどうあるべきか ……………………………………… 1
　　　　　　クリス・ハックラー，D・ミカ・ヘスター（山本圭一郎訳）
　1　病院内倫理：病院倫理委員会はなぜ生まれたか　1
　2　病院倫理委員会はどんなことをしているのか　6
　3　病院倫理委員会とはどんなものか　13
　4　結　論　20

第2章　倫理学の「なぜ」「なに」……………………………………………23
　　　　　　　　　　　D・ミカ・ヘスター（山本圭一郎訳）
　1　「倫理」の意味　23
　2　倫理教育は有益か　24
　3　倫理的反省　26

第3章　倫理学における推論 …………………………………………………31
　　　　　　　　　　ナンシー・S・ジェッカー（山本圭一郎訳）
　1　倫理は相対的か　33
　2　倫理的相対主義の根底にある動機　36
　3　倫理的相対主義への擁護論　38
　4　倫理的推論の方法　41
　5　結　論　50

第4章　倫理コンサルテーションと委員会 ………………………………55
　　　　　　ウェイン・シェルトン，ディライフ・ジャナドッティア
　　　　　　　　　　　　　　　　　　　　　　　　　　（児玉聡訳）
　1　倫理的衝突を伴う臨床ケース　56
　2　倫理コンサルタントのバックグラウンドと専門的技能　59

3　一般的アプローチとケース分析法の必要性　　62
　　4　紛争を解決する方法　　78
　　5　倫理コンサルテーションを行うためのいくつかのモデル　　81
　　6　結　論　　83

第5章　臨床現場における責任：臨床倫理コンサルテーション
　　　　におけるインフォームド・コンセントと参加 ……………………87
　　　　　　スチュアート・G・ファインダー，マーク・J・ブリトン
　　　　　　　　　　　　　　　　　　　　　　　　（山本圭一郎訳）
　　1　文脈設定：四つのシナリオ　　91
　　2　臨床倫理コンサルテーションにインフォームド・
　　　　コンセントは必要か　　99
　　3　参加の促進：参加は多ければ多いほどよいのか　　105
　　4　結　論　　114

第6章　臨床現場における文化的多様性 …………………………121
　　　　　　アリッサ・ハーウィッツ・スウォタ（会田薫子訳）
　　1　文化と文化的感受性　　122
　　2　自律を理解する　　127
　　3　真実告知　　129
　　4　治療の事前計画と終末期医療　　135
　　5　コミュニケーション戦略　　139

第7章　宗教的な価値観と医療行為の決定 ……………………149
　　　　　　トビー・L・ショーンフェルド（高島和哉訳）
　　1　さまざまな価値：基礎的信念と信仰　　152
　　2　誰がそうした議論を行うべきか？　その理由は？　　156
　　3　宗教的な諸価値は医療行為の決定と
　　　　どう折り合いがつくのか？　　160

4　普通ではない要望とケアの拒否　171
　　5　結　論　176

第8章　終末期における倫理コンサルテーション
　　　　：医療行為の決定を導く理念，ルール，規範……………………183
　　　　　　　　　　　　　　　リン・A・ジョンセン（高島和哉訳）
　　1　伝統的な諸前提　184
　　2　指導理念　187
　　3　媒介的な規範とルール　189
　　4　いくつかのさらに込み入った諸問題
　　　　：医療処置を差し控えることと，取り止めること　203
　　5　結　論　207

第9章　小児医療の倫理 ……………………………………………213
　　　　　　　　　　　　　トレイシー・K・クーグラー（横野恵訳）
　　1　最善の利益基準　214
　　2　親の治療拒否　216
　　3　年代ごとに固有の問題　219
　　4　新生児　219
　　5　子どもの発達とアセントの取得　222
　　6　ティーンエイジャー　223
　　7　結　論　227

第10章　病院倫理委員会の教育的役割 ……………………………231
　　　　　　　　　　　　　　　　キャシー・キンロー（林芳紀訳）
　　1　あなたの組織に対する予備的な質問　232
　　2　病院倫理委員会の自己教育　233
　　3　病院倫理委員会の教育的役割を成り立たせる背景要因　235
　　4　関連性への気づき　235

5　倫理的な行動の複雑さ　237
　6　既存の教育機会の活用　239
　7　その他の倫理教育機会　240
　8　説明責任と有効性　241
　9　病院倫理委員会の教育的役割　242

第11章　病院倫理委員会とヒトを対象とする研究……………245
ティモシー・F・マーフィー（林芳紀訳）

　1　ヒトを対象とする研究の監視　248
　2　病院倫理委員会・研究・革新的治療　251
　3　結　論　255

第12章　病院医療における分配的正義…………………………261
マイケル・ボイラン，リチャード・E・グラント
（林芳紀訳）

　1　病院の現在　264
　2　営利病院と非営利病院　265
　3　環境を理解する　270
　4　配給の問題　272
　5　結　論　276

第13章　院内指針を率先して開発する……………………………281
デイヴィド・T・オザール（林芳紀訳）

　1　院内指針上の助言の三つのタイプ　282
　2　三つの姿勢：受動，提言，任務　285
　3　教育面での影響　287
　4　組織倫理の学習　289
　5　組織倫理委員会との関係　290
　6　法令順守委員会　292

7　戦　略　295

第14章　病院倫理委員会の審議における法の取り扱い……301
ケネス・A・ドゥヴィル，グレゴリー・L・ハスラー
（横野恵訳）

1　創造に立ち会う　302
2　生命倫理および病院倫理委員会の審議に法が与える影響　304
3　病院倫理委員会における法の不可避的な重要性　305
4　法を称賛する？　309
5　法の危険性と限界　310
6　法と倫理の調整　312
7　法律家に関わる問題　313
8　結　論　317

第15章　倫理委員会のためのマネジメントガイド……321
ユージン・J・クッツ（横野恵訳）

1　集団としての委員会：目の前の業務に集中する　322
2　集団構成：指導者と構成員　325
3　集団発達　328
4　結　論　329

発展資料　331
監訳者解説（前田正一・児玉聡）　335
索　引　345
執筆者紹介／訳者紹介　348

第1章

イントロダクション

病院倫理委員会はどうあるべきか

クリス・ハックラー，D・ミカ・ヘスター
（山本圭一郎訳）

1　病院内倫理：病院倫理委員会はなぜ生まれたか

　とある地方の病院の新生児集中治療室で，一人の子どもが横たわっている．その子どもは出産予定日よりも12週間ほど早く生まれた．彼女はもう3週間も人工呼吸器につながれていて，呼吸器科医，心臓専門医，神経科医やその他の専門医によって見守られている．彼女は手厚い看護を受け，新生児担当医が毎日回診している．医師たちの一致した見解では，集中治療を施しても現実的には彼女が生存する見込みはない．医師たちは死亡宣告を避けつつ，彼女の両親にこう説明する．娘さんは受けている治療に反応しておらず，生きて退院はできない可能性がきわめて高いうえ，現在行っている治療にはかなりの不快感や苦痛も伴います，と．彼女の若く当惑した両親は自分たちの子どもが回復するという希望に縋りつきながら，病院スタッフに積極的治療を継続するよう求める．看護師の中には両親の決断を厄介だと思う者もいる．看護師たちは今回の看護が「医学的に見て無益」であり，いたずらに子どもの苦痛を長引かせるだけと考えているからである．看護師たちは，無益な看護に関する病院の指針について自分たちの上司に尋ねてみるけれども，そのような指針はないという答えが返ってくる．医師たちの方もこの状況での「無益」が一体何を意味しているのかと戸惑い，自分たちが子どもの両親の要求に応じる法的・倫理的義務を負うのかどうか分からない．医師たちが「緩和ケア」に切り替えることを両親に提案したところ，両親は混乱してしまい，自分の子どもが生存する僅かば

かりの希望を摘み取ってしまうと怒りをあらわにする．そして，両親は積極的治療に手を尽くすよう頑なに要求する．

　このケースを取り巻く雰囲気は，混乱と渾沌，希望的観測と相反する義務によって強められた感情と不満に満ちている．おそらくは，今回のものと似たケースに慣れているグループによって冷静な検討が行われる方が有益であろう．そのようなグループは緊張をほぐし，「医学的に無益」「緩和ケア」のような用語の意味を明らかにし，拮抗する義務を調停する方法を提案できるかもしれない．そして，将来に似たような状況に遭遇する場合に備え，病院のスタッフに向けた教育プログラムを開発することもできるかもしれない．さらにそのグループは，将来起こるかもしれない，一見すると手に負えないような難問を解決するのに役立つ指針を作ることもできるかもしれない．事実，これら三つの活動は病院倫理委員会（HEC）が担う典型的な役割を形成する．

　倫理的問題に取り組むための施設内委員会という考えは比較的最近のものである．たしかに，医療専門職の倫理的次元について考察することには長い歴史がある．その歴史は少なくとも，紀元前4世紀頃の有名なヒポクラテスの誓いにまで遡る．それ以来，若き医師たちは何よりもまず患者に利益をもたらし，患者やその家族に対して何らかの危害や不正義をもたらさないよう誓いを立ててきた．このような患者個人の福祉に対する心からのコミットメントは，古代と中世を通して一つの倫理的羅針盤として役立った．20世紀中葉までは，そのようなコミットメントで十分であるように思われた．しかし，20世紀半ばに至って，医学研究と治療法の双方における数多くの重要な発展により医療倫理の世界は揺り動かされ，生命医療倫理の根幹について精力的な再検討が促されることとなった．

医学研究

　20世紀中葉，世界は，ドイツや日本の医師たちが医学の名のもとで捕虜たちの意志に反して彼らに不当極まりない実験を行ったことを知った．それから20年経って，同様の問題が科学共同体内部で再び浮上した（Beeher 1966）．アメリカ合衆国において行われた明らかに非倫理的な実験の数々を紹介した論文が公開され，このような実験の事実は主要な医学誌でも取り上げられた．そして，1972年には，米国公衆衛生局が梅毒の非治療的研究を40年にわたって行っていたことが公にされた．この実験の被験者はアラバマ州の片田舎に住むア

フリカ系アメリカ人たちで，しかも彼らはこの研究について何も知らされていなかった．この実験に関しては次の点が明白と思われた．被験者たちは同研究の目的を理解していなかったこと，実際には治療を受けていなかったにもかかわらず，彼らは自分たちが病気の治療を受けていると思い込んでいたこと，そしてこの誤解を雲散霧消するために為されたことは皆無であったことである[1]．

タスキギー梅毒研究として知られるようになったこの研究の内実が世間の明るみに出るにつれ，米国連邦政府は時局に鑑みて，生物医学および行動科学研究の被験者保護のための全米委員会（全米委員会と略）を設立した．米国連邦政府によれば，全米委員会は三つの役割を担う．すなわち，人を対象とした研究に指針を与える基本的な倫理原則を定式化すること，倫理的に見て物議を醸すような特定の領域を調査すること，そして，被験者の権利保護のための現実的な措置が講じられるよう勧告を行うことである．全米委員会は，人を対象とした研究を統制する三つの基本原則を提示し（人格尊重・善行・正義），小児や胎児を対象とした研究などに関する報告書を発表し，そして，三つ目の役割に対応して専門家による審査制度を推奨した．審査制度という考えは，1960年代後半に公衆衛生局や国立衛生研究所などの連邦政府機関で提示され，やがて保健社会福祉省（DHHS）や食品医薬品局（FDA）も加わり発展してきた．全米委員会はこれらの動きを中央の制度に組み込むべきだと提案した．これはDHHSとFDAによっていわゆる統一規則（Common Rule）としてまとめられ，1981年に実現した．この新しい制度では，人を対象とした研究は，研究を開始する前に，研究倫理委員会（IRB）による承認を受けることが要求される．研究倫理委員会は各研究計画が倫理原則に沿うかどうかを吟味し，研究参加者たちの権利が研究実施期間中にも尊重されているかどうかを何度も確認することで，被験者保護を確実にしなければならない．研究倫理委員会は，研究の専門家たちに加えて，研究者でも審査制度の内部関係者でもない参加者を確保する必要がある．以上のような研究倫理委員会という考えは，後に大幅な修正が加えられて臨床の場面にも応用されるようになった．

治 療

新しい技術が未曾有の倫理的ジレンマをもたらすにつれ，医療の実践は20世紀後半に劇的な変化を遂げた．臓器移植，その中でも心臓移植が可能になったことで，心機能の不可逆的な停止に基づいた従来の死の定義を再考する必要

性が出てきた．人工透析のような新たな延命技術も出現した．これらの技術は希少かつ高価であるため，誰を延命し誰を延命させないのかに関わる厄介な選択の余地が生まれた．新しい人工呼吸器は，意識が永久に喪失された場合でさえも生命を維持できる．死の瞬間を遠ざけうる新たな技術は次から次へと現れた．一般の人々は技術に対する統制力が失われてしまったと感じた．この不安は宗教や哲学上の言葉だけでなく，演劇や空想小説や視覚芸術においても表現された．臨終はますます，我々が心の準備を整えていなかったような人間の選択肢の問題として見なされるようになった．米国連邦政府は国民の不安に応じて1978年，医学及び生命医学・行動科学研究における倫理的問題調査のための大統領委員会（大統領委員会と略）を設けた．

　全米委員会と大統領委員会は異なる領域の問題を取り扱うために発足されたものの，これら両委員会の成果には顕著な類似点が見られる．大統領委員会は，同委員会の活動そのものに指針を与えうるような基本的概念や価値を表明することから始めたが，そのとき大統領委員会が提示した三つの原則は，全米委員会のものと明らかに類似していた[2]．大統領委員会は，死の定義，延命治療の差し控え，一般的な医療上の意思決定といったトピックに関する，影響力を持った数々の報告書も発表した．最後に，全米委員会は，生命医学研究における被験者の福祉と権利を保護するために審査委員会という制度を推奨したが，これと同じように，大統領委員会も，特に終末期での治療法決定のような困難な意思決定の際の指針を提供するために，病院がさまざまな専門分野にまたがる委員会を設置するべきだと提言した．

　大統領委員会は，各病院内に倫理委員会を直ちに設けるよう求めたわけではなかった．しかしその一方で，大統領委員会は，倫理的問題について病院スタッフを教育し，院内指針やガイドラインを作り，そして，患者個人のケアに関する意思決定を審議し意思決定を促すために，学際的な委員会を発足させることを支持した（DFLST 160-70）．大統領委員会は以上のような提言を行うにあたって，同類の委員会で見られる先例を参照した．大統領委員会は，シアトルにおいてその地域の代表者たちが人工透析を受ける候補者を選出するのを手助けし，人工透析が一般に利用可能となる以前に字義通り生死にまつわる決定を行っていたことに触れた．大統領委員会はまた，遷延性植物状態に陥ったカレン・クインランの事件における意思決定に関して，ニュージャージー州最高裁判所が採ったアプローチを是認した．同裁判所は，大半の病院で倫理委員会が

設置されるよう勧めたうえで，患者の後見人が「倫理委員会」と相談して意志決定を行うことを認めた（DFLST, 155-156)[3]．しかし，最初に強調しておかねばならないが，研究に関する倫理委員会の役割と臨床に関する倫理委員会の役割は，一つの重要な点で異なる．研究の審査委員会は研究が進められてもよいかどうかを決定する．他方，臨床に関わる倫理委員会の従来の役割は，個別のケースに関して教育を行ったり，手助けしたり，調停したり，そして，時に助言を与えたりすることだけである．臨床における意思決定は，医師，患者，家族の手中に委ねられたままである．

病院倫理委員会という考えの定着

やがて，影響力のある組織の多くが病院倫理委員会という考えを認めるに至った．これらの組織には，米国病院協会（1986年）や米国医師会（医療倫理・司法問題評議会1985年）が含まれる．しかし，最も影響力をもった支持者はJCAHOであった．JCAHOは，患者のケアに関する倫理的問題が効果的な仕方で取り組まれることを確実にするための，ある種の形式的な構造（換言すれば「仕組み」）を要請するために1992年に発足した．JCAHOは何かしらの委員会の設置を命ずるわけではなかったが，その要請を満たす一つの明白な方法として病院倫理委員会に言及したのである．その結果，大小さまざまな規模の病院において病院倫理委員会の数が急速に増えることとなった．今世紀に入ると，大半の病院は少なくとも名目上では倫理委員会を設けるようになった．規模の大きさ・目的・地理的な位置・財政的な安定性が多様であることを考慮すると，病院倫理委員会は規模・役割・活力・効力においても多様であると思われるかもしれない．この予想は当たっていると言えるだろう．

正確な数字は出ていないが，控えめな見積もりでも，アメリカ合衆国では3万人の人々（そして，おそらくその倍以上もの人々）が現在，病院倫理委員会に何らかの形で携わっている（Fox et al. 2007）．他方，生命倫理学を専門とした主要な組織である米国生命倫理学会の会員は，1600人ほどにしか過ぎない．この点から考えると，病院倫理委員会の委員たちの大部分は自分たちを医療倫理分野の専門家とは見なしておらず，したがってまた，病院での倫理的問題について「相談される」側としての役割に居心地が悪いと思っているかもしれない．本書では，病院倫理委員会の委員の役割を明確化し，そのような役割を担うための方法を提案し，倫理委員会が直面する組織的な問題のいくつかに取り

組むことによって，先の居心地の悪さを軽減していきたい．

2 病院倫理委員会はどんなことをしているのか

　病院倫理委員会が担う従来の三つの使命については，大統領委員会が1983年に提示して以来，実質的な変化はなかった．最も目立ちやすくかつ論争となる役割は，臨床上の困難な意思決定に取り組むことである．忘れられている場合もあるものの，他の二つの役割も同程度に重要である．すなわち，倫理的意思決定を行う際，医療従事者に指針を与えるための院内指針を形成することと，病院内指針と医療倫理一般について病院スタッフを教育することである．たとえば，この章の冒頭で挙げたケースは以上の三つの役割を示唆している．まず，このケースを扱う病院倫理委員会は，病院スタッフおよび患者の両親と話し合うために招集されるだろう．次に，病院倫理委員会は衝突を解消するための指針を作るよう要請されるかもしれない．最後に，病院倫理委員会は倫理的・法的配慮に関するさらなる教育を病院スタッフに提供するよう求められることもあるかもしれない．以下では，順序は逆になってしまうが，これら三つの役割について説明する．

教　育
　すでに触れたように，病院倫理委員会の委員の大部分は，医療倫理に関する学校教育や他の正規の背景的教育をほとんど受けていないと思われる．しかし，病院倫理委員会における彼らの立場からすれば，彼らには倫理的問題解決の手助けをする準備が整っていると了解されることだろう．かくして，彼らは自分たちのそのような能力に自信が持てるよう，また，自分を頼りにするかもしれない同僚たちの信頼が得られるよう，何かしらの教育が必要だと感じている．このため，病院倫理委員会の第一の課題は委員たちに教育を施すことである．病院倫理委員会の委員の教育には，それぞれの病院倫理委員会が利用できる手段に応じて，いくつかの方法がある．大学病院は教育プログラムを作るためのコンサルタントを提供できる．病院倫理委員会の委員を対象とした会議，セミナー，ワークショップが頻繁に開かれている．可能ならば，病院倫理委員会は委員を教育するための予算をいくらか得られるだろう．委員同士の勉強会の資料を提供できるような入門書や教科書，そして事例集なども利用できる（もち

ろん，あなたが今読んでいるこの本もそのような目的で書かれている）．病院倫理委員会の中には，委員たちの自己教育期間が終わるまで本格的な活動を始めないものもあるし，委員たちの教育が終わっていなくても活動を開始するものもある．いずれの場合にせよ，病院倫理委員会は，医療倫理の分野は広いうえ現在も拡大しつつあるのだから，委員たちの教育が完成したと考えるべきではない．直面しなくてはならない新しい問題はひっきりなしに出てくる．そのうえ，従来の問題が新しい性格を帯びて出てくることもある．医療倫理において十分に訓練を積んだ専門家でさえ，特殊な問題については知識に乏しい場合もあるし，特殊な課題に向けた準備が整っていない場合もある．病院倫理委員会の中には教育のために例会で時間を割くものもある．時宜を得た話題，指針，ケースについて議論を行うために15分から30分ほど時間を割くのである．できるなら，委員や病院の関係者全員が利用できるような，医療倫理に関する選り抜かれた雑誌，教科書，事例集のある閲覧室があるといいだろう．ただ，どの書籍もあらゆる問題を網羅的に扱うことはできない．このため，委員たちは，個別の問題に関して生命倫理学文献をコンピュータ上で検索する方法を知っておくべきだろう．（本書では，各章で挙げられている参考文献だけでなく，巻末にある発展資料の箇所でも生命倫理学の資料情報を得ることができるようにしてある．）

　病院倫理委員会は病院という共同体全体に教育を提供する必要もある．病院倫理委員会は，委員の準備が整ったところで，院内の配布物や部局会議でその旨を宣伝し，自分たちが解決に助力できるかもしれない類いの問題例を示す必要がある．病院倫理委員会はまた，倫理的な側面を有する指針が採用されたり修正されたりする場合に，その指針を説明しその根拠を論ずることを申し出ねばならない．病院倫理委員会に予算があったり，病院倫理委員会が資金拠出に関与していたりする場合もあるだろう．このような場合，代理決定や希少資源の配分などのような医療倫理に関する従来の問題を扱うために，外部から講演者を招くこともできる．このような率先的な活動が，意識の欠如に由来する問題を未然に防ぎ，病院倫理委員会の活動の可視性と信頼性を高めることに繋がるのである．病院倫理委員会は，以上のようなプログラムを作る際に，時に看過されてしまうソーシャルワーカーやその他の医療関係者たちを含めた，病院内のすべての専門家たちにも配慮しなければならない．（より詳しい病院倫理委員会の教育に関する役割については第10章を参照せよ．）

院内指針の検討

どの病院にも倫理的懸案事項に対処する指針がある．指針の中には明らかに倫理的な性質をもつものもある．たとえば，事前指示，蘇生を行わないための手順，適切な代理人の認定方法を規定する指針などである．内容から考えれば倫理的なものと確実には言えないにしろ，それでも倫理的な側面を有する指針もある．たとえば，患者の入退院や転院に関わる指針である．病院倫理委員会はどの指針を検討すべきか，また，どのように検討を行うべきかを決定する際に注意を払う必要がある．概して，倫理委員会は病院内すべての，あるいは臨床科の大部分に影響を及ぼすような指針で主導権を握ることができる．具体的に言えば，インフォームド・コンセント，事前指示，代理決定を取り扱う指針である．その一方で，病院倫理委員会は，決定した指針によって特に影響を被る他の部門と連携して作業することにも注意しなければならない．たとえば，肺専門医，心臓専門医や他の急性期専門医たちを巻き込むことなしで，蘇生に関わる指針を決定することは不適切であろう．院内組織のある特定の部局に端を発した指針を検討する際には，細心の注意が必要である．病院倫理委員会が検討の要請もないのに別の部局の指針を勝手に検討することにでもなれば，強い反発を招くことになりかねない．

病院倫理委員会は院内指針を形成し検討する際に，委員会の最も重要な仕事のうちのいくつかを行うことになる．（病院内の実践が採用した指針と一致すると仮定すれば）病院内の倫理的な雰囲気は，病院が採用する指針によっておおかた決定される．そのうえ，優れた指針は，困難な状況に対する十分に明確なガイドラインを提供する．優れた指針があるおかげで，個々人は優れた意思決定を下すことができる．さらに言えば，優れた指針があることは倫理的問題の発生を防ぐことにもなる．事実，人々が倫理的な指針について情報を与えられ，彼らを導いてくれる健全な指針を持てば，倫理的問題の多くは避けることができる．通例では，問題を解決する必要があるよりは問題を回避する方が好ましい．だとすれば，我々は，教育および指針の検討という二つの「予防的倫理」がもつ役割を決して軽視してはならない．教育と指針の検討は舞台裏での厳しい仕事を伴うし，ケース・コンサルテーションの知名度には及ばないかもしれない．だが，予防的倫理の役割は病院倫理委員会における他の役割と同等に重要であるので，それを各病院倫理委員会の役割の中に明示的に盛り込むべきだろう．教育および指針の検討は，公衆衛生学と予防医学に似ている点が多い．

公衆衛生学と予防医学は急性期医療よりも華やかさはないが，社会全体の人々の健康に大きく貢献しているのである．（指針に関するさらなる議論は第13章を参照願いたい．）

しかし，我々は，予防医学や倫理学でどれほど沢山のことを行ってきたとしても，重大な問題が生じるときには問題への対処を支援してくれる特別な教育と経験をもった人を必要とする．病院倫理委員会に当てはめて言えば，それはケース・コンサルテーションを意味する．

ケース・コンサルテーション

JCAHOは病院内で生じる倫理的問題に対応するための仕組みを要請するが，倫理委員会の設置を特別に要求するわけではない．たとえば，教育を行う役割は倫理教育の専門家が担いうるし，指針の検討は病院の管理運営部門の倫理担当者が行いうる．同様に，倫理コンサルテーションも倫理コンサルタントが行いうる．事実，このような方法は，これまで数多くの病院，とりわけ専門家たちとこの分野に関わるスタッフを支援する資源を持つ大きな病院で首尾よく行われてきた．「倫理コンサルテーション」の一つの利点は，それによって倫理学の専門家の高度な知識と経験がコンサルテーションに加わることである．理想的な倫理コンサルタントとは，医療倫理を学習し，哲学や宗教学といった医療倫理に関わる学問分野に長けており，臨床現場を知っている人であろう．もう一つの利点は，倫理コンサルタントは援助の要求に素早く対応でき，重要な人々のさまざまなスケジュールに応じつつ，しかも彼らの土俵の上に立った効率的な仕方で，彼らと意見を交わすことができる点にある．曲がりなりにも専門家であるので，倫理コンサルタントは医療現場での同僚たちに受け入れられやすいだろう．特に医師たちは，専門家によるコンサルテーションという考えに馴染みがあり，病院倫理委員会よりも倫理コンサルタントという立場の正当性を認めやすいことだろう．

しかしながら，特に小規模から中規模の病院においてより一般的であるアプローチは，三つの役割すべてを担う学際的な委員会をもつことである．この場合，コンサルテーションは委員会全体で行うことになる．病院倫理委員会が始動して間もない時期には，コンサルテーションに対する需要はたいてい高くないうえ，委員会全体によるコンサルテーションが支持されているわけでもないだろう．「委員会全体」というアプローチそのものには欠陥はない．それに，

このアプローチは既存の委員会の役にも立つだろう．このアプローチは，さまざまな倫理的・専門的視点を確保し，医療倫理についてあまり詳しくない多数の個人から部分的な専門的知識を収集する．委員たちが必要と感じれば，委員会は必要に応じて自分たちの意思決定のための審議を援助してくれるよう，近くの大学病院から非公式に専門家を招く手配を整えることができるかもしれない．しかしながら，委員会全体モデルの難点は，それが委員たちの重荷になるかもしれない点にある．委員会がコンサルテーションを実施する場合には，全員が委員会に出席するために集わなければならない．多忙な専門家たちの委員会に加え，患者の医師，看護師，ソーシャルワーカーたちが一同，時間を合わせて集まることは困難である．そのうえ，白衣を着た集団たちの部屋に入り質疑に応答することは，患者や家族にとってはぞっとするような経験になるかもしれない．たとえ，委員会の人たちが親切で気遣っているような態度を示したとしても，質疑される方からすれば恐ろしい体験かもしれないのである．

　病院倫理委員会の経験が増え規模が大きくなると，委員会は倫理コンサルテーションへの第三のアプローチを考慮に入れたいと思うだろう．第三のものとは，コンサルテーションの役割を担うことに特化した，病院倫理委員会によって構成されるより小規模なグループである．そのグループのメンバーたちは，彼らが専門的な能力を持っている点と，援助するための準備が整っているという点で選出される．この「チームモデル」は，個人コンサルタントモデルと委員会全体モデルが持つそれぞれの長所を生かそうとする試みである．個人コンサルタントのように，「待機中」である小規模グループは緊急の必要性に直ちに応じることができるし，病院内のさまざまな場所に点在する当事者たちに会う際にも動きやすいし，患者や家族たちに心理的な負担を与えることも少ない．最後の点で言えば，病院倫理委員会全体のような規模の大きいグループはたいてい威圧的である．たしかに，チームのメンバーたちは，彼らが活動にすぐさま参加可能であるという点で選出される．しかし，彼らはもっぱら，彼らがチームに貢献できるような経験と特別な能力を持っているからこそ選出されるのである．多様な専門家の集団として，チームは異なる能力と経験だけでなく，異なる倫理的な視点も持っていることが期待されるであろう．個人コンサルタントと比べると，チームはより包括的な知識，能力，経験から援助を行うことが可能である．

　コンサルトチームを構成する方法はさまざまである．チームは病院倫理委員

会の委員のみによって構成されるかもしれない．あるいは，チームはある特定の状況で貴重となりうる個別能力のために選出されたメンバーを含むかもしれない．具体的に言えば，判断能力の評価と意見衝突の調停をした経験がある精神科医などである．どのように構成されようとも，コンサルトチームは，チームの活動内容を定期的に報告するなど，母体である病院倫理委員会に対して責任を負う．（コンサルトグループに関するより詳しい課題は，Smith et al. 2004 を参照願いたい．）

　どのコンサルテーションモデルが採用されるのであれ，コンサルトグループはコンサルテーションの目標について検討しなければならない．一般的には三つの目標が掲げられる．すなわち，問題の解明，意見衝突の解消，治療法の推奨の三つである．第一の目標は不可欠である．倫理的ジレンマは複雑で感情的な意見を伴うことがあり，その結果，当事者たちがそれについて明晰に考えることは困難になってしまう．ジレンマ解決への第一歩は，ジレンマの原因である相反する信念や価値やコミットメントを注意深く分析することである．分析を明確に行うためには，何かしらの方法や枠組みを作る方がよいだろう．たとえば，ケースに関する情報を収集し処理するときに踏まえるべきステップや考慮に入れるべき点のチェックリストなどである．（コンサルテーションの方法の例は第 4 章でシェルトンとジャナドッティアが提示している．彼らはジョンセン，シーグラー，ウィンスレイド（Jonsen, Siegler, and Winslade 2002）によって作られた「四分割法」を採用し発展させている．）コンサルテーションが効率的で信頼に足るものとなるには，倫理学上の概念や法律上の重要な事例に関するある程度の基礎知識も必要である．米国生命倫理学会（1998 年）が発表した・核・コ・ン・ピ・テ・ン・シ・ー（Core Competencies）のリストは，以上のようなケース・コンサルテーションの重要な目標にとって不可欠であるような知識や能力について便利な要約を提供している．

　時には分析と明確化で事足りることがある．とりわけ，意思決定を行う際に問題の原因となっていることが，知識や明瞭さや自信の欠如である場合にはそうである．また，ある時には，より根の深い意見の不一致もある．このような意見の食い違いは，矛盾した利害関心に基づいており，明確化を行ってもなかなか解決できるものではない．こうした論争を調停する際に，当事者たちが容認できるような解決法を促そうとすることで，より積極的な役割を担う病院倫理委員会もある．調停によって見解の不一致を解消することは，病院倫理委員

会の目標に不可欠である．各コンサルテーション・グループは，このような解決を試みる準備が整っていなければならない．功を奏するような調停は，当事者たち全員の自律を尊重し彼らの尊厳を守ることになると同時に，「お互いの利益となる」結果を生み出すことで，コンサルテーションが有用であることの証拠にもなるであろう．ケース・コンサルテーションが持つ調停の側面は，ダブラーとリーブマン（Dubler and Liebman 2004）がより詳細に論じている．

　コンサルテーションにおける三番目の目標は治療法の推奨である．これまでの説明で示唆されているように，病院倫理委員会は明示的な権限を付与されない限り，治療に関する決定を行うことはない．コンサルテーションはどのような時に，明確化と調停という比較的問題のない領域の外にあえて踏み出すのであろうか．より積極的な姿勢が求められるかもしれない状況は，少なくとも三種類ある．第一に，最も明らかな点であるが，コンサルテーション・グループは助言を求められる可能性がある．医師たちは医学的な相談を求めるとき，他の専門家の意見を求めている．たとえば，彼らは特定の処置が医学的に正当化可能かどうかを他の専門家に相談する．同じように，医師は，特定の手続きが倫理的に正当化可能かどうかについて病院倫理委員会に意見を求めることができるだろう．医師が抱えているものと同じ問題に関して，患者や家族が病院倫理委員会に相談することもあるだろう．病院倫理委員会がそのような求めに応じてはならない本質的な理由はまったくない．第二に，医師と家族間の意見衝突を調停しようとする試みは失敗するかもしれない．それでもなお，その場で可能な最善の倫理的推論を用いて，意思決定がなされる必要がある．コンサルテーションを行うグループがその問題について何かしらの意見を抱いているのなら，それを表明するのが適切だろう．最後に，最も物議を醸す点かもしれないが，コンサルテーションを行うグループは，意見衝突の調停を試みたものの，その結果が倫理的に見て支持できないと感じることもあるだろう．たとえば，医師と家族は，患者の重要な権利や利益に反するように思われる一連の治療法に同意してしまうかもしれない．このような結果に終わることはめったにないが，それでも確かに起こりうるのである．

　病院倫理委員会は，コンサルテーションの個人モデル，委員会モデル，チームモデルの中からどの形態を採用するのかを選択する必要がある．続いて，病院倫理委員会は，コンサルテーションから期待される結果の種類をおおよそ特徴づけた後で，コンサルテーションを行う際に特別な方法を用いるかどうかを

検討する必要がある．病院倫理委員会は共通の分析方法を作り上げるべきなのか．あるいは，そもそも病院倫理委員会は共通の分析方法を採用すべきなのだろうか．病院倫理委員会が用いる方法は，委員たちの自己教育の段階でおそらく見えてくるだろう．いずれにせよ，病院倫理委員会に初めて参加する委員たちは，委員会が採用を決定した分析方法について余すところなく教育される必要があるだろう．

3　病院倫理委員会とはどんなものか

　前述したとおり，JCAHO は，倫理的問題に対応するための「仕組み」をどのような方法で構成すべきかについて何の声明も出してしない．したがって，病院倫理委員会がどのような仕方で展開されるべきか——病院倫理委員会の運営部の拠点，役割，委員の選出——についての公式なガイドラインは存在しない．とはいえ，病院倫理委員会が病院にもたらしうる利益がどのようなものであるかを考察することで，委員会の設計図が浮かび上がってくる．

病院内での位置づけと役割
　病院倫理委員会に関して最初に決定しなければならないことの一つは，誰の委員会かという点である．施設内委員会はおしなべて特定の管理運営部門によって設立される．施設内委員会は何かしらの目的と役割を与えられ，母体となる部門に委員会の活動に関する報告を行う責任がある．従来，病院倫理委員会の大半は病院スタッフか病院の管理運営部門によって作られてきた．ただし，病院倫理委員会の中には病院の幹部会によって設立されたものもある．重大な決定とまでは言えないにしろ，病院倫理委員会が病院の管理運営部門に位置づけられることは，ある種の実践的な結果を伴うことがある．というのも，病院倫理委員会を構成し運営するためのガイドラインは，病院倫理委員会が責任を負うところのグループに応じて異なるかもしれないからである．たとえば，いくつかの病院では，医師たちが病院スタッフ委員会の委員長を務めなければならず，それゆえ，誰でも委員長という重要な地位に就けるわけではない．その一方で，この種の病院スタッフ委員会では，質の向上に余念がないため，病院倫理委員会の討議内容に法的問題が生じることを防止することは容易となるだろう．

いくつかの病院における組織された病院スタッフたちは，倫理委員会という考え自体に懐疑的であったり不信感を抱いていたりすることがある．そのような場合には，病院倫理委員会を病院の管理運営部門の一部として設置することが賢明であろう．ただし，病院倫理委員会が管理運営委員会の一つである場合，その目的が病院の円滑な運営であるという印象を与えてはならない．三つ目の可能性は幹部会の地位であるが，これには肯定的な印象と否定的な印象が伴う．一方では，病院倫理委員会は幹部に対してのみ責任を負う．この点で，病院倫理委員会は高い地位を付与されることになる．他方では，このような高い地位のために，病院倫理委員会の目的は医療上や運営上の決定を監督し，その決定に関する報告を行うことだ，という印象が伴うかもしれない．すると，病院倫理委員会は，援助の手を差し伸べる対象であったそもそもの人たちを遠ざけてしまう恐れがある．ところで，以上で述べたことは大雑把な見解に過ぎない．つまり，病院組織構造内における管理運営上の病院倫理委員会の位置づけに関して予想される問題をいくつか指摘しただけである．病院内のどの地位が病院倫理委員会にとって適切であるのかは，時と場所に応じて異なるような繊細な要素に依拠するだろう．

委員長

委員会は優れた委員長がいなければ力を発揮できない．したがって，間違いなく病院倫理委員会の委員長は決定的に重要な立場である．委員長は事実上の病院倫理委員会の顔となるだろう．また，委員長は，病院内の専門家全員から尊敬され信頼されている人物である必要がある．だが，委員長にとって最も重要な資質は，病院倫理委員会という考えにコミットしていることである．委員長は病院倫理委員会の使命を信じ，自分の立場を職務上の重要な部分と考えなければならない．委員長が有意義な議題を入念に練り上げない限り，会合はお座なりで非生産的になってしまうだろう．委員会が円滑に機能するには，ある程度の団結心が必要である．団結心は，活力に満ち，コミットメントを伴った委員長（と定期的な会合）によって生まれ育まれる．委員長は病院倫理委員会を代表し，病院倫理委員会の活動が残りの病院スタッフおよび管理運営部門によく分かるよう尽力し続ける．活動が不透明な病院倫理委員会は役に立たないからである．人々が病院倫理委員会に助けを求めてきたとき，対応の仕方を決定しなければならないのは委員長である．病院倫理委員会は，適切な対応を積

み重ねることによって，自分たちには有益な援助を提供できる力があると自信を持てるようになる．

　適任である委員長をどこで見つければよいのだろうか．他の条件が同じであれば，医師に病院倫理委員会の委員長を務めてもらうのがよいだろう．以上で説明した資質を備えている医師が見つかれば，そうしてもらうのが得策であろう．どちらかといえば，医師が務める委員長は，他の医師たちからすぐさま信頼を得られる．この点で，他の医師たちは病院倫理委員会に助けを請いやすくなるだろう．前述したとおり，ある病院においては，病院倫理委員会は病院スタッフの後援の下で運営されており，委員長の役割を担うことができるのは医師だけである．しかし，他の病院ではそのような決まりはない．こうした場合には，地域社会の人たちも病院倫理委員会の委員長になれることが知られている．そして，一般的な委員会の委員資格と同じように，委員長になるための厳格な決まりは存在しない．このため，委員会の設立者たちは，病院倫理委員会の委員長となるべき人物を選定するために，候補となりうる人材と病院の実務的側面を評価する必要がある．

委　員

　倫理委員会は，個人コンサルタントや病院管理運営者や法令順守委員とは異なり，委員たちがコンサルテーション・教育・指針課題に関わる多種多様な知識や視点を持ち込むことを許容する．それゆえ，第一に，倫理委員会は学際的でなければならない．つまり，委員会は，臨床上のケア（医師と看護師）とより広義の社会問題（たとえばソーシャルワーカーや倫理学者）に関する多様な専門的観点を持った委員から構成されねばならない．第二に，委員会はさまざまな専門知識を考慮に入れる．当然のことながら，委員は医療上の倫理的問題に広く精通していることが望ましい．このため，倫理的問題に関する教育を受けていたり，倫理的問題に深く関心を抱いていたりする医師や看護師は，明らかに委員候補者である．他方で，指針やケースは特定の部門に集中したり大きく影響を及ぼしたりすることが多い．したがって，たとえばICUでのケースが倫理的問題を孕んでいることが多い場合には，倫理委員会に集中治療の専門家を加えることが重要となるだろう．

　病院倫理委員会においては専門的知識が求められる．一方で，次のような三つの専門分野は物議を醸すことが多い．すなわち，法律，宗教，ビジネスであ

る．病院の弁護士（あるいはリスクマネージャー），チャプレン（施設付き牧師），病院管理運営者は倫理委員に任命されるべきだろうか．いずれの場合にも，利害衝突が第一の問題となる．倫理委員会は施設内の委員会ではあるけれども，審議の過程において「客観的」でなければならない．つまり，倫理委員会は，病院にとっての最善の解決策だけでなく，難しいケースや複雑な指針に対する最善の解決策を見いだす責任を負っている．この点で，病院管理運営者は病院の利益を中心に考えがちであるので十分に客観的ではありえない，と論ずる人もいるわけである．同様に，リスクマネージャーや病院の弁護士の仕事は，病院とその職員たちの法的利益を保護することである．法的利益はもちろん重要ではあるが，倫理委員会が焦点をあてるものであってはならない．倫理委員会は，何よりも問題となっている倫理的価値を考慮すべきなのである．

　チャプレンを倫理委員会に迎え入れるかどうかも微妙な問題となるだろう．チャプレンや地域の聖職者が病院に持ち込む特定の宗教体系と価値体系は，どちらかと言うと一般的なものではないかもしれない．また，独断的な説教師は委員会をがんじがらめにしてしまうことがある．とはいえ，チャプレンの多くは，宗教や価値に関して寛容であるだけでなく，倫理的推論にも精通している．いずれにせよ，チャプレンたちは，彼らが牧師を務める患者たちの倫理的問題にいち早く関与することになる現場での世話人である．彼らは倫理委員会の貴重な委員，あるいは，少なくとも協力者となる可能性がある．病院倫理委員会の委員になることは，倫理的問題に関するチャプレンたちの知識を増大させたり洗練させたりするのにも役立つだろう．もちろん，チャプレンたちの能力は次のような事実から制限されることがあるかもしれない．すなわち，彼らはチャプレンの役割を担っているために大半のケースにすでに関与しているかもしれず，ある意味では，彼らは問題となっているケースにおける利害関係者かもしれないという事実である．

　以上で触れた三つの立場のいずれか，あるいは，三つの立場すべてが倫理委員会に含まれるべきかどうかに関して，病院倫理委員会共同体で定まった見解はない．これは現実的な難問である．委員会は，自分たちが手を貸そうとしている人々を法的な問題に巻き込まぬよう，法的な制限範囲を認識する必要がある．また，委員会は，非現実的で不正義となりうるような助言を避けるため，病院の資源の限界点も認識しなければならない．さらに，委員会は，患者の意思決定の根底にある宗教的・文化的価値観をも認識する必要がある．これらの

認識なしでは，患者の治療拒否の理由を把握することができないだろう．その一方で，病院の弁護士や管理運営者がおそらくそうしがちなように，委員会は病院の利益を最優先してはならない．病院倫理委員会は宗教的・文化的な価値を考慮に入れつつも，そのような価値が真であると想定したり，それを共有しない人々に受け入れるよう強要したりしてはならない．残念ながら，委員会が法律に関する弁護士の意見，起こりうることに関する病院管理運営者の評価，適切なことに関する牧師の見解にしたがうことが多いのは事実である．以上のような問題は重要ではあるが，病院倫理委員会が考えなければならない問題全体から考えると，それらは氷山の一角にすぎない．おそらく，最善の解決法は次のようなものであろう．すなわち，委員会の知識と視野を拡げることに助力できると同時に，委員会の審議を私物化することも，その選択肢を制限することもない各分野の専門家たちを見つけてくることである．

　委員の選出に関する別の独特なカテゴリーは「地域社会から選出された委員」である．病院倫理委員会の多くは研究倫理委員会モデルに倣って委員会を構築していることだろう．公式には要請されてはいないものの，これらの病院倫理委員会は地域社会から選出された委員，すなわち病院と直接的な繋がりを持たない人たちを採用している．地域社会から選出された委員たちの役割は，万が一病院倫理委員会における病院の関係者たちが世間の人々の認識から懸け離れてしまったり，病院を守ることに専心してしまったりする場合に，ある種の矯正手段を提供することである．これは大変な役割である．今まで説明してきた専門家と同じように，この役割を担う人物を見いだすのは難しいだろう．実際のところ，この役割を担う人は病院倫理委員会の属する病院と何かしらの関係をもっていることが多い（元患者，元スタッフ，スタッフの配偶者など）．このため，選出された人が地域社会を代表する委員としての本来の役割を十分に満たしうるかどうかが問題となる．さて，以上で見た論議を呼びそうな立場すべてに向けて助言することはできるだろうか．おそらく，地域で得られる人材という観点から注意深く問題を検討し，この問題に定期的に立ち返ること，これが唯一可能な助言であろう．

　専門的知識と病院での立場に加えて，個人的資質の多くも病院倫理委員会の成功にとって重要である．病院倫理委員会の委員たちは委員会の仕事の重要性を信じ，この仕事に対してかなりの時間と労力を惜しむことなく捧げる必要がある．また，彼らは自己教育のための機会を活用しようと努力しなければなら

第1章　イントロダクション　　17

ない．そのうえ，病院倫理委員会が円滑かつ効率的に機能するために，委員たちは互いに尊重し合い，それぞれが示す多様な視点に敬意を払わなければならない．ある種の平等主義が委員会の仕事全体に浸透すべきである．病院組織内の立場の違いは，病院倫理委員会の会議室のドアを開いたときには消え去っていなければならない．肝要なのは，病院での立場ではなく議論の説得力であるからだ．病院倫理委員会の委員たちは互いに尊重し合う必要があるけれども，互いに遠慮し過ぎてはならない．そして，自分の意見に他者が服従することを期待している者は誰であれ，病院倫理委員会から外されるべきである．

委員会の内規

　活動中の他の各委員会と同様，病院倫理委員会には一連の内規ないし委員会の責務の細目が必要である．これは委員会に骨組みを与え，所定の方法にしたがって必要な変更を行うことを可能にするためである．委員長と委員のカテゴリーに加えて，倫理委員会の内規は委員選出規定や会合の頻度，さらには教育が担う三つの役割の範囲，指針の検討，コンサルテーションに関する取り決めを扱うものでなければならない．

　病院倫理委員会における委員の在任期間の長さも重要な問題であろう．在任期間が短く委員の入れ替えが頻繁になってしまうと，委員会が不安定になるし，委員の経験も十分に積まれないことになるだろう．しかし無期限の在任期間あるいは常在の委員を認めると，今度は，冷めた態度で非生産的な委員がいるために委員会に負担をかけてしまう恐れがある．最良の解決策は，たとえば再任の可能性を認めた，二年か三年の任期制といった妥協案であろう．委員会に関与したがらない委員たちは直ちに退任させればよい．他方，委員会にコミットした委員たちは，彼らが委員会に貢献する限り在任してもらえばよいだろう．

　会合の頻度は，内規が取り決めなければならないもう一つの項目である．定期的な会合は義務づけられた方がよい．たくさんの仕事を抱え込んでいる専門家たちが「必要なときだけ」という雰囲気に陥ることはたやすい．「必要なときだけ」とは，行うべきコンサルテーションがある場合にのみ顔を出すことを意味する．しかしながら，定例会がなければ，教育や指針の検討といった病院倫理委員会の「予防的」側面の仕事がないがしろにされてしまうだろう．また，自己教育や自己評価を行うことも軽視されてしまい，その結果，コンサルテーションの質に影響を及ぼすことになりかねない．それに加えて，病院倫理委員

会は，委員会が病院の存続にとって重要であり続けているという感覚も失うことだろう．最低限，四半期ごとの会合が継続性の感覚を維持するためには必要であるが，これよりも頻繁に会合を開く方が望ましい．

　内規においては，病院倫理委員会がその主要な三つの活動すべてにおいて担うことになる役割をできる限り明確に定義する必要がある．これらの活動のうち教育上の役割は，倫理委員会の手に完全に委ねられるであろう．その場合，倫理委員会は，自分たちの会合か部局での会合を通じて提供できるような教育プログラムを作り実行することになる（再度述べておくが，この目的のための予算のあることが望ましい）．しかしその一方で，内規では，委員たちに向けて行うべき倫理教育の基準も明記される方がよいだろう（第10章を参照せよ）．指針の検討については，病院倫理委員会はおそらく変更を加える役割を担うわけではないものの，指針の変更を病院の管理運営部門や医事委員会に促す役割を果たすことになるだろう．この点で言えば，病院倫理委員会の役割は他の病院内委員会の役割と同じである．というのは，一般的に言って，委員会は指針に関して最終決定を下すのではなく，むしろ助言を行うために設立されるからである．倫理委員会が「受け持ったり」定期的に検討したりする特定の指針がある場合には，これらの指針は内規の中で明記された方がよい．

　病院倫理委員会の内規で明記すべき一番重要な役割は，ケース・コンサルテーションである．なぜなら，それが明記されなければ，期待すべき結果がどのようなものなのかが不透明になるかもしれないからである．概して，委員会は他者に助言を行う役割を担う．しかし，委員会の中には事実上，個別のケースに関する拘束力のある決定を下すように構成されたものもある．たとえば，前述のとおり，研究倫理委員会は研究案を承認したり却下したりすることができる．他方，臨床上の意思決定は委員会ではなく，医師と家族の手中に委ねられるべきであるという，一般的な合意がある．にもかかわらず，倫理委員会がコンサルテーションを求められる場合に，委員会がケースの主導権を握ることになることについては，かなりの理解が得られることもある．内規において，病院倫理委員会が行うのは助言のみであり，患者のケアに関する意思決定は行わない旨を明記しておかねばならない．委員会の中には，委員会の権限に対する制限を明確にするために，その旨を委員会の名称で示しているものもある（たとえば「医療倫理諮問委員会（Medical Ethics Advisory Committee）」）．ごく少数のケースでは，病院倫理委員会が明示的に意思決定を行う権限を付与され

ることもあるだろう．この場合には，該当するケースを内規の中で入念に説明する必要がある．

4 結　論

　病院倫理委員会は今や米国内の病院で定着している．しかし同時に，複雑な制度がそうであるように，倫理委員会もその輪郭を形成する途上にある．ここ20年間ほどで，病院倫理委員会という考えは，それが担うコンサルテーションの役割に焦点をあてた数冊の書籍と無数の論文を含め，学術・専門文献で吟味されてきた．米国内のいくつかの州と地域では倫理委員会のネットワークもある．委員会を組織し教育を施す際に，または，消滅寸前の委員会に新しい命を吹き込む際に，病院を支援するための資源は存在するのである．しかし結局のところ，病院倫理委員会という一般的な考えは，各病院の個別的な仕組みや使命や規模に応じて適用されねばならない．また，同じくらい重要なことに，その考えは，病院内の専門家の人材や地域社会の資源に応じて適用される必要もある．本書は，考慮すべき主要な問題に関する最近の考察を示し，さらなる情報のための資料を紹介し，病院倫理委員会を各地域の状況に適合させるための方法を示唆する点で，きっと役に立つだろう．

注
1) この長期間にわたる研究については多数の論文が書かれている．歴史的な説明については次を参照のこと．James H. Jones, *Bad Blood : The Tuskegee Syphilis Experiment*, rev. ed.（NY : Free Press, 1992）．また近年の学術論文集は次を参照．Susan M. Reverby, *Tuskegee's Truths*（Chapel Hill : UNC Press, 2000）．
2) 大統領委員会が認めた一つ目の原則は福利（well-being）であり，それは当事者全員の最善の利益全般を促進することであった．大統領委員会は，患者の福利が第一の焦点に当てられなければならないと強調したが，倫理的に見て，患者の家族や介護者の福利，さらには地域社会の人々の福利も関連性があるとされた．二つ目の原則は自己決定ないし自律であった．第二の原則を尊重することは，患者たちに彼らの状態についての情報と可能な選択肢についての情報を与えること，患者たちが下す選択に敬意を払うことを意味する．また，第二の原則には患者たちのプライバシーの保護も含意されている．三つ目の原則は平等ないし正義であり，それは公正に，すなわち公平で非差別的な仕方で患者に対応することとされた．
3) 注意しておかねばならない点であるが，ニュージャージー州最高裁判所が倫理委員

会に与えた第一義的な役割は，根底にある倫理的問題を明確化したり，そのような問題を解決するのを助けたりすることよりはむしろ，患者であるカレン・クインランの予後を再検討することであった．

参考文献

American Hospital Association. 1986. Guidelines: Hospital committees on biomedical ethics. In *Handbook for hospital ethics committees*, ed. J. W. Ross, 57, 110-11. Chicago, IL: American Hospital Publishing.

American Society for Bioethics and Humanities. 1998. *Core competencies for bioethics consultation*. Glenview, IL: American Society for Bioethics and Humanities.

Beecher, Henry K. Ethics and clinical research. *New England Journal of Medicine* 274 (1966): 1354-60.

Dubler, N., and C. Liebman. 2004. *Bioethics mediation: A guide to shaping shared solutions*. New York: United Hospital Funds of New York.

Ethical and Judicial Council. 1985. Guidelines for ethics committees in health care institutions. *JAMA* 253: 2698-99.

Fox E., et al. 2007. Ethics consultation in United States hospitals: A national survey. *American Journal of Bioethics* 7 (2): 13-25.

Joint Commission on Accreditation of Healthcare Organizations. 1992. *Accreditation manual for Hospitals, 1993 edition*. Oakbrook Terrace, IL: Joint Commission on Accreditation of Healthcare Organizations.

Jonsen, A., M. Siegler, and Winslade. 2002. *Clinical Ethics: A practical approach to ethical decisions in clinical medicine*. 5th ed. McGraw-Hill. ジョンセン，シーグラー，ウィンスレイド『臨床倫理学――臨床医学における倫理的決定のための実践的なアプローチ』赤林朗・蔵田伸雄・児玉聡訳，新興医学出版社，2006年

President's commission for the study of ethical problems in medicine and biomedical and behavioral research. 1983. *Deciding to forego life-sustaining treatment*.

Smith, M. L., et al. 2004. Criteria for determining appropriate method for an ethics consultation. *HEC Forum* 16 (2): 95-113.

第 2 章

倫理学の「なぜ」「なに」

D・ミカ・ヘスター
（山本圭一郎訳）

1 「倫理」の意味

　最初に，医療における倫理学の「なぜ」「なに」について触れておくことは有益である．倫理にはそもそも多様な意味がある．このため，あなたが理解している意味次第では，倫理教育それ自体を考察するよう求められることが混乱と，さらには失望を招くことになりかねない．
　第一に，我々の日常会話における意味では，「倫理」とは各人の「正」「不正」，「善」「悪」の扱い方と関係する．我々は自分の個人的な倫理観について語る．また率直に言えば，全員ではないにしろ大半の人たちは，自分たちが「倫理」を持った善良な人間であると信じている．この意味での倫理は，価値や性格に密接に結びついている．
　第二に，我々は専門家の一員として，自分たちが「倫理」によって規定されているだろう，と認識している．この規定はしばしば「綱領」において明示されているが，専門家であることの意味――医療の専門家としての行動に伴う責任や義務――に関する我々の感覚にも根差している．この意味での倫理は，何が正しく何が不正であるのかについての判断と関係することが多い．
　第三に，我々には自分の価値観や利害関心がある．そして，我々は他の人々も彼ら自身の利害関心を持っていることを認識し始める．さらに言えば，我々が専門家としてだけでなく，家族の一員，友人，市民，宗教の信者（あるいは無宗教の者）として担う役割にも，それぞれ異なる責務が伴う．個人間の利害，

文化間の価値，そして専門家の義務と人間関係上の義務との間で，我々が他者や制度，さらには我々自身の多くの側面とさえも矛盾をきたしていることを見いだすのは珍しいことではない．このように利害関心が衝突することで，我々は真に追求すべき目的と，この追求に際してどのような手段が適切であるのかに関する問題にしばしば辿り着く．この意味での倫理は，善と悪を比較考量すること，すなわち，より善い・より悪いと比較考量することとして説明されうる．

　以上で述べた倫理に関する三つの意味はどれも蔑ろにされるべきではないし，またどれかが支配的になってもいけない．生態，成長，教育，あるいは他の手段によってそうなったのかは確定できないが，我々各人が「価値の担い手」であることは注目に値する．さらに，我々は実際，家族関係や職務上の関係などのような他者との関係性の中にいる．そして，これらの人間関係によって，我々は他者にコミットするようになり，我々が責任を負うところの他者の期待に沿うように促されるのである．最後に，我々は，個人や社会の利害関心が複合的であり，能力と資源に限りがあるこの有限世界においては，「何をすべきか」「なぜそうすべきなのか」という問いに直面することが多い．

　だとすれば，本書で取り扱われるような倫理とは，道徳的な生に関わるこれらの側面――価値（性格），義務（役割），善（目的）――すべてに関係する．

2　倫理教育は有益か

　ところで，あなたは次のような疑問を持つかもしれない．「なぜ私はこの章を読むのに時間を割かなければならないのか．第一に，私には十分な資質がある．私は倫理委員会の委員を務めているし，何だかんだ言っても結局，私は病院内の倫理に配慮している．第二に，実際のところ，医療の専門家たちには倫理綱領がある．だから，倫理的に許容可能な実践についてのガイドラインはすでにあるのだ．最後に，倫理的見解の不一致を解消するための専門的技能なんてものは実際に存在するのだろうか」．

　あなたの疑問には一理ある．実際，我々の大半は，道徳的に見て尊重するに足る拠り所に由来する価値に基づいて，道徳的に許容可能な選択を行う．さらに言えば，医療専門職には倫理的な実践に配慮してきた長い歴史がある．また率直に言えば，倫理的見解の不一致を解消することは必ずしも容易ではない．

たしかに，こうした難しさがあるために，倫理的に反省することがひときわ重要となる．しかし，倫理的に反省する場合，我々は眼前にある個別の見解の不一致という「境界」で留まることはできない．倫理的に考察する場合にはいつでも，単なるその場凌ぎではなく，「原則」にまつわる問題が生じ，その結果，自分たちの職務上の義務について再考することが促されることになるからである．しかも，我々が倫理的意思決定を行うとき，自分の個人的な価値観がそこに入り込んでしまう．そのうえ，我々の価値観や職務上の義務がこれまでの経験の産物である場合もある．だとすれば，一方では，過去の経験の産物であるがゆえに，自分たちの価値観や職務上の義務が，新たな状況に対しても明らかに適用可能かどうかは保証できない．他方では，我々の価値観や職務上の義務は，「適用可能性」の意味とは何であるかと疑問に付されるほどにまで一般化されてしまうことになる．

　例を挙げてみよう．あなたが「よく」育てられ「善い」価値観をもった「人格者」であると仮定しよう．さらに，あなたは医療の専門家として患者の最善の利益に基づいて振る舞う責務を負っており，また，一市民として殺人を犯してはならないと理解していると想定しよう．ある日，3回目の化学療法に失敗した65歳のがん患者が，自分の死期を早めてくれるようあなたに助けを求めた．その患者はあなたに対しこうはっきり述べた．自分の人生にもう耐えられないし，自分の尊厳を保っているうちに死ねることは自分にとって最も重要なことなのだ，と．あなたが「善い」人であり，自分の職務上の義務を認識しているという事実だけに基づくと，あなたはこれらの事実からどうやってその道徳的問題を解決するのだろうか．正直に言って，このような事実だけでは解決できない．ただし，だからといって，あなたが最善のことを行うよう決定する際に，これらの事実が役に立たないというわけではない．とはいえ，先の事実のみでは，あなたが最終的な決定に至ることはない．仮にあなたが自分の価値観や利害関心からその患者に力を貸したいと思ったとしても，患者の死期を早めることが最善であるのかどうか決定しかねるだろう．さらに，あなたが患者の自殺幇助を行うことは州法に反してしまうとしても，あなたの州法遵守の義務は，どのような種類の幇助が容認可能であるのかを教えてはくれない．しかも，法律そのものは倫理的ジレンマを解消してくれないのである．苦痛に苛まれている患者が死を望んでいる場合には，なおさらそうである．

　要点はこうである．人間には倫理的な能力がもともと具わっている．しかし，

このために教育が無益であると考えるのは問題である．誰であれ道徳上の真理をすべて手中に収めているわけではない．だが同時に，各人は道徳上の真理の一片を手にしているのである．他の教育と同様，倫理教育は，理にかなった活動を実行する習慣を作り上げることを目指す．このような活動を通じて，我々は自分の道徳的な洞察力の大きさだけでなく，その力の欠如をも判断するようになる．またこうした判断から，自分たちの価値観が予め別の人の価値観よりも道徳的に優れているわけではないと認識できるのである．さらに重要な点もある．各人の性格や各専門職の実践が（激変ではないにしろ）変化し続ける傾向にあることを考えると，ある程度の注意を常に心がけることも必要となる．すなわち，自分たちがどのような人になりたいのか，自分たちが何を進んで行うのか，自分たちの周りにいる人々とどのように関わるべきなのかについて注意を向けることが必要である．これを行う際には，教育に打ち込むための時間を確保することがとりわけ有益であろう．なぜなら，そうすることで，参加者たちは，臨床上のニーズやストレスに思い煩うことなく，反省するための機会を得ることができるからである．要するに，教育に専念することによって，知性が倫理的に反省し，審議し，意思決定を行う習慣に焦点を合わせるための時間が提供されるのである．

3　倫理的反省

　これまでに数多くの倫理理論や倫理学的な方法が展開されてきた．たとえば，アリストテレスの徳倫理学，カントの義務論，ミルの功利主義，ギリガンのケアの倫理，原則中心主義，決疑論，物語倫理などである．しかしその一方で，倫理理論と倫理学的な方法を扱う本格的な授業を受ける機会があまりないので，誰もあなたがこれらの理論や方法に詳しいとは期待していないだろうと思われる．ただし，だからといって，理論や方法が取るに足らないものだというわけではない．前述のとおり，我々の行為はどれも独立に為されるわけではないし，どのような指針も他と無関係に作られるわけではない．個別の状況を考慮するのであれ，院内指針を検討するのであれ，理由を挙げることと正当化を行うことは，倫理的意思決定における不可欠な要素である．さらに，倫理的な意思決定を行う際に一貫性を保つことも重要である．一貫した思考は正当化された原則に基づく立場に由来し，また，道徳的な生の探求という長いプロセスを経て

生まれてくる．ある問題に対する自分たちの振舞いの結果と他者に対する自分たちの職務上の義務を思い付くままに考えれば事足りる，というわけではない．我々は，審議や意思決定を行うとき，それらの根底にある方法や理論を使うことの妥当性について説明できなければならない．

より哲学に則して言えば，（1920年代のコロンビア大学哲学科の人たちの言葉に同調して）次のようにも説明できるだろう．すなわち，「倫理的に反省することで，ある種の進歩が可能である」と (Buermeyer et al. 1923, 323)．この進歩は以下の四つのタイプで説明できるだろう．第一に，倫理的に反省することは，我々が抱いている価値を明らかにする．こうした価値は「倫理的反省を行わなければ，看過されるかもしれない」ものである (323)．第二に，倫理的に反省することは，我々が自分の目的や願望を明確にするのに役立つ．第三に，倫理的反省によって，我々は価値あるものとそうでないものを区別できる．そうすることで，「我々はどのような問題が実際のところ一番重要であるのかを理解できる．こうして，我々は現実の解決策に近づくことができるのである」(324)．最後に，倫理的に反省することで，我々は「自分たちの行為をより完全に自分自身のものとし，また，慣習に黙従することなくより自発的な行為とする」ことができ，自分の行為へと至ることになる (324)．

本書には，倫理的推論（第3章）や実践的な方法（第4章）などに関するより詳細な議論が含まれている．ここでは，私が倫理的反省における基本的側面と思うものの概略を述べることにしよう．つまり，先に述べた四つのタイプの進歩へと確実に繋がりうるような側面について簡単に説明しようと思う．この説明はかなり大雑把である．というのも，ここでの一つの目的は，私の概略が他の章の著者たちによる詳細な議論と齟齬をきたさないようにすることだからである．そのうえ，この概略は，倫理的に反省することを要求するような医療上の問題だけでなく，さらに医療上の問題一般に関して我々が考える方法ともうまく調和するように意図的に書かれている．そこで，ここでの概略で示されるものは，倫理的反省に適用されるような「科学的」方法だと言える．そして，倫理的反省のための大きな枠組みは，倫理学的分析を行う際に役立つし，さらには，より特殊な方法に用いられる場合にも役立つことだろう．

1. **問題と直面する**（ケースからどのような問題が生じているのか）：あなたがあるケースについて話を聞くとき，あなたはどのような点で頭を悩まして

いるのか．どのような点が問題であると思うのか．どのような価値が表されているのか．どのような原則と原則とが緊張関係にあるのか．意見の不一致が生じている原因は何であるのか．意見の不一致はどのように生じているのか．意見の不一致はなぜ生じているのか．

2. **問題を確定する**（ケースでの中心的な問題は何であるのか）：直面しているケースで提示されている中心的な倫理的問題（あるいは問題群）はどのようなものなのか．あるケースについて倫理学的分析を行う際に，相当数の問題に取り組むことは不可避かもしれない．しかし，医師がどのように事を進めるべきかを知ろうとすれば，中心的な倫理的問題は，自分が取り組み答えをださなければならない第一義的な倫理的問題である．中心的な倫理的問題は，そのケースに関わる人々やその文脈によって引き起こされた倫理的ジレンマ・倫理的問題から直接的に生じるはずである．中心的な問題は複数存在することもありうる．

3. **問題について別の反応を提示する**（どのような応答が穏当か．どのような主張が答えとして提示されうるか）：中心的な問題（問題群）に対して利用可能な応答（つまり，精一杯の応答，理に適った応答）はどのようなものか．すなわち，先の2で提示された倫理的ジレンマに対する妥当な解決策として，どのようなことを穏当に主張できるのだろうか．

4. **代替策を通じて理由づけを行う**（何が最善の応答であるのか．なぜ最善なのか）：

    a. **第一ステップ**：あなたが先の3において提示した各応答を支持する最善の議論はどのようなものか．3で出された各主張には，どのような議論・保証・裏づけがあるのか．

    b. **第二ステップ**：あなたが述べる議論のどのような点が弱いのか．また，どのような点が本格的な反論を招きやすいのか．各主張を支持する議論を弱めてしまう，どのような制限・例外が存在するのか．反論を避けるために，議論を強化することができるのか．議論を強めることができるなら，どのような方法で強化できるのか．

    c. **第三ステップ**：あなたが4aと4bに取り組んでいるとしよう．中心的な問題（問題群）に対してどの応答（諸応答）が最善であるのか．また，なぜその応答が最善のものであるのか．

5. **提案された解決策を試す・実行する**（自分の解決策をどのように実行する

べきか．どのような・制・限・・例・外・を考慮に入れなければならないか）：・直・面・し・て・いるケースの具体的な詳細を考慮に入れると，あなたが中心的な問題について選び出した応答（4c）はどのような方法で実行されるべきか．あなたが中心的な問題に対する最善の倫理的解決策と決定したものを使用するために，対処しなければならない実践上・手続き上の問題は存在するか．

以上の倫理的反省の五つの「側面」は，教育的な目的のためにあえて順番に沿って挙げたものであることに留意して頂きたい．すなわち，考察を行うよい習慣を身につけてもらうのに役立つよう，これらの側面を列挙したのである（Dewey1910/1932を参照せよ）．しかし，日常の実践で十分に考えるには，事を進める中で判明した点に照らし合わせてプロセスを再評価し続けることが必要である．そのうえ，実践において反省するためには，プロセスを遡って，以前に考慮した点を再検討することも必要となる．たとえば，すでに確定された中心的な倫理的問題に対する可能な応答を捻出しているときに，実はその問題が間違って確定されたものだと分かったとしよう．その結果，出発点に立ち返り，中心的な倫理的問題（問題群）を再び確定する必要があると決定される可能性もある．（倫理的反省のプロセスの一部または全部を再検討する必要がありうることを示す事例は，枚挙にいとまがないだろう．）

参考文献
Buermeyer, L., et al. 1923. *An Introduction to reflective thinking*. Houghton Mifflin.
Dewey, J. 1910/1932, *How we think*. Heath and Co. 邦訳『思考の方法』（絶版）．

第3章

倫理学における推論

ナンシー・S・ジェッカー
(山本圭一郎訳)

キーポイント

1. 「倫理的相対主義」とは，倫理的言明の真偽は，その言明を述べている個人が属する文化に相対的であるとする立場である．
2. 倫理的相対主義への主要な擁護論の一つは，異なる文化には異なる道徳的信念があるという観察に基づいている．
3. 「熟慮の上での判断」とは，我々の道徳的能力が歪められることなしに十二分に発揮されそうな場合に下される判断である．
4. 「原則中心主義」とは，実践上の意思決定を支援する倫理原則に依拠した倫理的推論法の一つである．
5. 「決疑論」とは，類似したケースやそれに関連づけられる格率について考えることで，我々が倫理的に見てどうしてよいか分からない状況について考えることを助けてくれる倫理的推論法の一つである．
6. 「物語倫理」とは，批判的思考を行うためにフィクションを用いる倫理的推論法の一つである．たとえば，物語倫理は，道徳に関する選択や道徳的なルールが架空の登場人物の生活においてどのように展開されるのかを示すために用いられうる．

生命倫理に関する公での議論は，個別のケースを背景にして起こることが多い．最近では，テリ・シャイボのケースで何が為されるべきかが公共の場で議

論された．彼女は遷延性植物状態にあった女性である．このケースでは，彼女の夫は彼女の人口水分・栄養の補給停止を要求したが，彼女の両親は自分たちの娘を延命させるよう最善を尽くして欲しいと訴えた．この種の議論は，現場での急迫した事態と実際に意思決定を行う必要性から突き動かされている．その一方で，このような議論は，根底にある概念や価値について継続的に反省することなしに行われることが多い．たとえば，シャイボのケースに関する議論では，「医学的に見て無益」という概念や患者の自律を尊重するという原則に焦点が当てられることなしに，「医療従事者たちは彼女の人口水分・栄養の補給を停止すべきか否か」という手元にある選択肢に主眼が置かれた．同様に，治療目的のクローニングや「部分出産」中絶に関する議論を聴いてみると，問題の根底にある「人格」という哲学的概念が出てくることも皆無に等しい．代わりに，この種の議論では，たとえばクローン治療や部分出産中絶の実施が法的に許容可能か否かを決定することに焦点が絞られてしまうのである．

　以上で見た点に関連して，公での生命倫理の議論は，ある問題に関する異なる見解に折り合いをつけるよりはむしろ軋轢をもたらしている，という実情がある．中絶に関する議論を例に挙げてみよう．この議論では，妥協を促す立場が出てこないだけでなく，お互いに一歩も譲らないという現象，すなわち他者の見解に歩み寄ることなく自分の考え方に固執するという現象も見られるようである．たとえば，宗教的価値や文化的価値が引き合いに出されると，話し合いは途中で終わってしまうことが多い．つまり，個別の宗教的・文化的価値は，解釈や理由に基づく討論の対象となるよりはむしろ，決定的で有無を言わせぬ力を持ったものとして提示されがちなのである．

　以上のような頑なで一面的なアプローチを考慮に入れると，医療の専門家ではない人々が医療現場に足を踏み入れるとき，彼らが現場での倫理的意思決定の方法を往々にして知らないことは驚くに値しないだろう．具体的に言えば，彼らが，医療の専門家たちが倫理的意思決定を注意深く行い，倫理に関する助言に至る方法について知っていることは稀であろう．倫理学の方法は広く知られていないため，倫理学的な分析方法がなく，それゆえ，倫理について物議を醸すような状況における「正しい答え」も存在しないと想定されることが多いように思われる．つまり，倫理的問題に関する異なる見解が存在し，それぞれの見解は等しく妥当であると想定する傾向があるように思われる．こうした考えは，前述の頑迷固陋なアプローチの自然な結果であるようにも思われる．こ

のアプローチは，実践上の道徳的問題の表面的な部分からその問題の根底にある倫理的な価値や考え方にまで深く掘り下げてみることを妨げてしまう．

　倫理について時に不明瞭であったり混乱をきたしたりするのは，医療の専門家以外の人だけではない．医療の専門家たちも，自分たちが何をどのような方法で行うべきか，自分たちの結論の根拠はどのようなものなのかと疑問に思うことがある．結局のところ，医師や看護師たちは，倫理学の方法や原則に関する議論ではなく，臨床医や患者たちが抱いている実践上の心配事に対処するのに多くの時間を費やしているのである．

　本章では次のような問いを立ててみたい．倫理的意思決定を行う「方法」はどの程度まであるのだろうか．倫理理論と倫理原則は，もしそれらに何らかの役割があるとすれば，個別の倫理的意思決定を正当化する際にどのような役割を担うのか．病院倫理委員会や倫理コンサルタントによる助言は倫理的な議論によって裏づけされるのか．それとも，その助言はある地域の共同体で規範として受け入れられているものを反映しているだけなのか．本章はこれらの問いに答えることを目的とする．「倫理的判断は独立した基盤を持つわけではなく，代わりに個別の時代の個別の集団が信じているものに依拠して下される」という立場を考慮することから始めよう．本章は，まず，この立場の欠点を指摘し，次に，倫理的な主張がどのようにして正当化されうるのかという問いを扱う．本章で紹介するアプローチには原則中心主義，決疑論，物語倫理が含まれるが，利用可能な倫理学の方法は，これらのアプローチに尽きるわけではない．これらのアプローチを使用するのは，あくまでも具体例を挙げるためである．しかし，これらのアプローチは，一般的な倫理学的方法のいくつかを代表しているとも言える．つまり，それらは，倫理学者と他の人々が倫理的に困難な意思決定を手助けするときに「舞台裏」で作用している，より一般的な方法の類いなのである．本章全体の目標は，倫理に関する批判的思考力を育んでくれるアプローチを多くの方々に知ってもらうことである．

1　倫理は相対的か

　我々は，道徳が各社会において異なること，また，社会で是認された慣習を表す便利な言葉にすぎないことを認める．人類はこれまで「それは慣習である」よりは「それは道徳的に善い」という言い方を好んできた．そして，この言い方を好むと

いう事実は，倫理学という批判的学問にとっては十分に大きな問題である．しかしながら……これら二通りの言い回しは同義なのである．（Benedict 2006, 53）

なぜ「倫理は相対的である」という見解を検討することから始めるのか．たしかに，大半の人々はこのような見解を否定し，それをさらに検討するように促されることはないだろう．本章がこの見解から検討し始めるのは，我々がますます多元化しつつある社会に住んでいるからである．我々は自分の道徳的信念が正しいと納得していても，自分たちが多文化的状況の中で患者と関わっている，という事実を受け入れなければならない．なるほど，昔は事情が異なっていた．20世紀前半までは，アメリカ合衆国への移住者のほとんどがヨーロッパ系の白人であった．彼らは，当時の合衆国内で支配的であったユダヤ・キリスト教の伝統を共有していた．しかし，20世紀後半から現在に至るまで，極東や中東からの移住者が増え続けている．彼らは，ユダヤ・キリスト教の伝統とは異なるイスラム教，神道，仏教などの道徳の伝統や宗教的価値観を合衆国にもたらしている．我々はもはや，全員が同じ倫理的価値や倫理的原則を共有していると前提することはできないのである．代わりに，我々は，ある集団の価値観を別の集団に当てはめることがそもそも正当化されるかどうか，という問題に取り組まねばならない．この問題はさらに別の問題を引き起こす．すなわち，ある集団の道徳的信念は別の集団のものと同等であるのか，という問題である．我々は，この問題に取り組むために，倫理的相対主義という哲学上の立場を詳しく見る必要がある．まずは，この課題に取り組むことにしよう．

　我々は「倫理は相対的である」という主張をよく耳にする．この主張を言い換えると，道徳的真理は存在するが，その真理はあるものに対して相対的である，ということになる．この種の主張の問題はそれがあまりにも曖昧な点にある．この主張は「何に対して相対的であるのか」という別の問いを引き起こすからだ．もちろん，倫理的言明が「相対的」となりうるような，いくつかの異なる事柄がある．そうだとすると，倫理的主張の真偽には次のようなものが考えられる．

1. 状況に対して相対的である
2. 個別の個人に対して相対的である
3. 個別の文化に対して相対的である

第一の解釈から始めよう．この解釈では，(1)ある倫理的言明の真偽は個別のケースを取り巻く状況に依存している．違う表現を用いれば，「普遍的な道徳的真理」は存在しない．つまり，どのような状況でも真であるような倫理的言明は存在しない．このような見解は，多様に展開されている道徳哲学に取り込まれている．例を挙げると，状況倫理 (Fletcher 1966) や行為功利主義 (Smart 1973) といった道徳哲学上の立場である．(1)の見解は倫理的絶対主義を否定する．倫理的絶対主義とは，置かれている状況が変わっても適用される倫理規則や倫理原則は変わらないとする立場である．倫理的絶対主義者にしたがえば，嘘をつくことが不正ならば，嘘をつくことは状況とは関係なく常に不正である．対照的に，倫理的言明の真偽が状況に依存すると考える人は，「嘘をつくことが正しいか不正であるかは個別のケースを取り巻く状況に応じて異なりうる」という可能性を認める．

　次の点に注意して欲しい．倫理がケースを取り巻く個別の状況に相対的であるとする立場は，状況という点では当てはまるが，個別の文化や個人で信じられているものという点では当てはまらない基準に訴えることで，道徳的主張を正当化する可能性を残している．たとえば，嘘をつくことは，個別の個人や文化で信じられていることとは関係なく，ある種の状況下では常に不正だと主張できるだろう．それゆえ，倫理は(1)状況に対して相対的であるとする第一の見解を受け入れつつ，同時に倫理は(2)個別の個人に対して相対的だとする第二の見解と，倫理は(3)個別の文化に対して相対的だとする第三の見解を否定することができる．

　続いて，倫理的言明の真偽は(2)個別の個人に対して相対的であるという主張を考察しよう．この見解は「倫理的主観主義」と呼ばれる．倫理的主観主義によれば，倫理的な言葉は，その言葉を発している話者の主観的な状態の表出である．主観的な状態とは，たとえば話者の態度や信念である．倫理的主観主義の見解では，道徳的主張が真か偽であるとしても，その真偽はその主張を述べている個人の主観的な状態のみに依拠している．たとえば，誰かが「中絶は不正だ」と述べる場合を考えてみよう．倫理的主観主義によれば，その発話者が「中絶は不正だ」と信じていたり，中絶に否定的な態度をとったりするのであれば，「中絶は不正だ」という主張はその発話者にとって真である．そして，もしその発話者が「中絶は不正だ」と信じていなかったり，中絶に対して否定

的な態度をとらなかったりすれば,その主張は偽となる.

最後に,倫理は(3)個別の文化に対して相対的であるという主張を考察しよう.(3)では,かなり異なることが示唆されている.(3)によれば,倫理的言明の真偽はその主張を述べている個人が属する文化に依存している.厳密に言えば,この見解が「倫理的相対主義」と呼ばれる.倫理的相対主義の主張では,各文化にはそれぞれ独自の道徳的なルールがあり,また,どの道徳的なルールにも同等な妥当性がある.つまり,個別の文化にある道徳的なルールを吟味できるような基準は,それぞれの文化の外には存在しないのである.

倫理は状況に対して相対的であるとする立場については,決疑論と物語倫理の方法を論ずる際に触れるので,しばし脇に置いておこう.倫理的主観主義はかつて強力な立場であった.だが,この立場は扱わないことにする.倫理的主観主義は1940年代と50年代に出現し,A・J・エイヤー (Ayer 1952),C・L・スティーヴンソン (Stevenson 1944),R・M・ヘア (Hare 1952) に代表される哲学者たちによって広められたが,この立場は手厳しく批判された.今日では,倫理的主観主義はかなり評判を落としてしまったと言ってもよいだろう (Arrington 1989).すると,残る立場は倫理的相対主義だけとなる.倫理的相対主義は学術論文で継続的に議論されている (Wong 1984).そして,その影響力は,西洋の価値観に対する多文化的視点からの批判によって生じた論争がきっかけでようやく強まってきた.この批判にしたがえば,伝統的な倫理学は西洋文化寄りの考え方である (Sterba 2001).そこで,第三の見解である倫理的相対主義をこれから検討することにしよう.

2 倫理的相対主義の根底にある動機

人々が倫理的相対主義を受け入れるようになる動機はさまざまである.ひとつには,きわめて難解な倫理的問題を解決しようと試みた実際の体験に由来する動機が挙げられる.人は,この種の体験を積んでいくことで,答えを見いだすことも合意に至ることもできないのならば,答えなんて存在しないに違いないと感じ始めることだろう.これを一般化して,そのような結果は倫理的問題の「自然な成り行き」に過ぎないのだろうと思われるかもしれない.つまり,倫理的言明を正当化するようなものは,個別の個人や集団で信じられているもの以外には存在しないから,倫理的問題に対する答えは発見できないのだ,と

結論されるかもしれない．

　一見するとこのアプローチは魅力的に思われる．しかし，よく考えればその欠点が露呈する．結局のところ，思想に関する他の多くの領域でも，問題の答えを見つけることは困難である．しかし，だからといって，正しい答えがないとか，答えが個人や集団の信じているものにもっぱら依存していることにはならないだろう．たとえば，「7引く2の答えは？」と質問された就学前の子どもたちは，各人異なる解答を出すかもしれない．だが，この質問に対する正しい答えがないとか，どのような答えも等しく妥当であるということにはならないと思われる．同様に，物理学者たちは物質の最小単位を記述することが難しいと考えるが，だからといって，正しい記述が存在しないとか，あらゆる記述が同等に妥当だということにはならないだろう．同じように，意見の分かれる倫理的問題を解決することは困難ではあるが，そうだからといって，正しい答えがないとか，どのような答えも同じく妥当であるということにはならないと思われる．

　人々が倫理的相対主義を受け入れてしまう別の動機の由来は，次のような観察である．すなわち，我々は日常において，自分のものとは異なる見解に寛容な態度をとることを美徳と見なしている，という観察である．ひょっとすると，倫理的相対主義を受け入れることがこの美徳を促進すると考えられているのかもしれない．たとえば，我々の見解とは異なる見解が「間違い」ではなく等しく妥当であると考える場合，我々がその異なる見解を抱いている人々を尊重するのは自然であろう．同様に，我々が「すべての価値は等しい」という信念を抱くならば，自分自身の価値観に対して謙虚になり，他の価値に対して傲慢な態度をとらなくなるだろう．

　しかし，このアプローチに対して，倫理的相対主義に反対する人たちはこう指摘する．多様な見解への寛容な態度は美徳ではあるものの，この美徳には限界がある，と．たとえば，倫理的相対主義を否定する人たちは，ある集団を虐げたり，無辜の人たちを残酷な目に遭わせたりする社会に関して，このような社会を糾弾すべきだと主張する．この種の主張を行っているのは，たとえばスーザン・オーキンである．彼女は次のような事実に注意を促している．すなわち，文化的なものに基づく実践的な目的の多くは，女性を支配し男性の欲望や利害関心に黙従させることである，という事実である（Okin 1999）．オーキンの主張では，非西洋文化圏の人々が西洋的な自由の価値に同調することを拒み，

家父長的な価値を保持する手段として彼らの権利を求めるとしても，このような要求に対しては寛容な態度をとるべきではない．代わりに，女性と男性は道徳的観点から平等であり，性差別は不正である，と我々は応ずるべきなのである．

3　倫理的相対主義への擁護論

　以上で見た動機はさておき，倫理的相対主義を支持する最も強力な議論とはどのようなものだろうか．よくある擁議論の一つは，人類学などのような社会科学の諸分野から提示されている．この擁護論の出発点は，異なる文化の集団を詳しく調べてみると，振舞いとして何が「普通」であるかは文化によって決定される，という見解を裏づけるような観察である．そして，同じような仕方で，何が倫理的に正しく不正であるのかも文化によって決定される，と推論するわけである．この議論をより正確に定式化すれば，以下のようになる (Benedict 2006, 49–54).

1. 異なる文化には根本的に異質な実践がある．
2. それゆえ，異なる文化には異質な道徳的なルールがある．
3. したがって，ある文化の道徳的なルールは他の文化のものと同等である．

　反論として，この議論にはたくさんの難点があると指摘できる．第一に，前提2の主張は前提1から導かれるが，前提1が真でありうる一方で，前提2が偽であることは明らかである．つまり，異なる実践を受け入れている社会も基礎的な道徳原則を認めることが現実にあるかもしれない．たとえば，文化が異なる二つの社会でも「死者を敬え」という原則が認められうるだろう．ただし，その原則は根本的に異なる仕方で表現されるかもしれない．具体的には，死者を火葬することで死者への敬いを表現する文化もあれば，死者を食べることでそれを示す文化もありうるだろう．たしかに，これら二つの文化間には異質な実践が存在する．しかし，それぞれの文化の人々が心から遵守している，根底にある倫理原則にはまったく違いがない．結論として，倫理的相対主義者たちは，道徳の多様性という事実から根拠を持ち出すためには，異なる道徳的実践が根底にある価値の相違を反映していることを示す必要がある．

現在検討している議論の第二の難点は次のことに存する．すなわち，結論3が前提2から導出できると主張されてはいるものの，前提2が真であるとしても，結論3は偽となりうるのである．この点を理解するためにアナロジーを考えてみよう．歴史を通じて，異なる社会は異なる科学的信念を抱いてきた．したがって，ある科学的信念は他の科学的信念と同等である．すると，地球を宇宙の中心としたプトレマイオスの天動説は，太陽を宇宙の中心としたコペルニクスの地動説と等しくなってしまう．このアナロジーによって，次のような大きな点が示される．すなわち，あるトピックに関する意見の相違点は多くのことを示唆するものの，反対の意見が同等に妥当であることを必ずしも証明しないのである．のみならず，異なる見解は個別的な問題に関する真理が存在しないことを確証するわけでもない．それどころか，同じ行為が正しいと同時に不正であること，あるいは，同じ倫理原則が真かつ偽であることを論証するための立証責任は，倫理的相対主義者の側にある．

　以上で見た難点は脇に置くとしても，倫理的相対主義者たちの議論に対する決定的な反論がある．彼らの議論は前提で純粋に記述的な主張をしながら，結論で規範的な主張を導き出してしまっている．しかし，このように，経験的な主張から規範的な主張へと移行する推論は妥当ではないだろう．記述的主張にできることはと言えば，より一般的な記述的主張を帰納的に導くのが関の山である．たとえば，私は，100羽の白鳥を見てどの白鳥も白色だと分かれば，「すべての白鳥は白い」と結論するかもしれない．他方，私が行った観察によっては，「すべての白鳥は白色であるべきだ」とか「白い白鳥は他の色の白鳥よりも善い」などのような白鳥に関する非経験的・規範的主張はまったく支持されないのである．

　倫理的相対主義を擁護するためによく引き合いに出される議論の二つ目は，信念や実践の大半が文化における決まりごとに過ぎないと主張することから始まる．これらの信念や実践には，何かしらの道徳的信念や道徳的実践も含まれる．かくして，この議論は道徳的主張一般に当てはまると想定されるかもしれない．この種の議論は，古くは紀元前5世紀の歴史家であるヘロドトスにまで遡る．それは以下のような仕方で表すことができる（Herodotus 1986）．

1. ある特定の行為（たとえば，死者を火葬する行為，もしくは死者を食べる行為）が倫理的に正しいかどうかは，人が生まれ育った文化に依存する．

2. したがって，あらゆる倫理的言明の真偽は，人の属する文化に対して相対的である．

しかし反論として，もしこの議論が帰納的推論として理解されるならば（帰納的推論では，前提は結論をある程度は支持するけれども結論が真であることを必ずしも保証しない），それはかなり弱い議論である．代わりに，この議論が演繹的推論として考えられるならば（演繹的推論では前提がすべて真である場合，結論も必ず真となる），それは妥当な議論ではない．つまり，倫理的相対主義の二番目の議論については，前提を受け入れても結論を否定することができるのである．たとえば，死者を扱うべき方法を判断するための倫理的基準は文化に依存すると認めつつも，他の倫理的主張を判断するための倫理的基準は文化に依存しないと主張できるだろう．なるほど，道徳に関する領域の大半は文化によって決定されているかもしれない．しかし，だからといって，道徳に関するすべての領域が文化によって決定されていることにはならない．「倫理的相対主義」と呼ばれる立場を擁護しようとする人は，ある倫理的言明の真偽が文化によって決まっているだけでなく，さらに，あらゆる倫理的言明の真偽が文化によって決定されていることをも論証しなければならない．

最後に，倫理的相対主義を擁護して，次のような理由から，異なる倫理的主張は等しく妥当であると論じられることが多々ある．すなわち，普遍的な拘束力をもつ道徳的なルールを支持する一般に認められた根拠や基盤は存在しない，という理由である（Stace 1986）．

1. 普遍的な拘束力をもつ道徳的なルールが存在するのであれば，そのような規則への何かしらの根拠や基盤が存在するはずである．換言すれば，「指令は司令官を含意する」「義務は義務づけを行う権威を含意する」のである．
2. これまでのところ，普遍的な道徳的なルールがそれに基づくと認めうるような基盤は見いだされていない．
3. したがって，普遍的な拘束力をもつ道徳的なルールは存在しない．

これに対する反論は先に提示した議論で事足りる．つまり，ある問題に関する見解の不一致があることを示しても，あらゆる見解が等しく妥当であることを

論証するわけではない．最後の擁護論の場合，普遍的な道徳的ルールの基盤に関して見解の一致が見られないとしても，それを指摘するだけでは，そのような基盤が存在しないことを示したことにはならない．現時点では発見されていないものの，普遍的な拘束力をもつ道徳的なルールへの妥当な基盤がやがて発見され受け入れられるかもしれないのである．

4　倫理的推論の方法

　以上の反論が説得的であるならば，倫理的相対主義を支持するありがちな動機や理由のいくつかは，入念に調べれば根拠のないものだと分かる．言うまでもなく，倫理的相対主義に関する問題，並びに倫理的主張が正当化される方法にまつわるより大きな問題をもっと詳しく論じることもできるだろう．だが，ここでは，これらの問題にこれ以上立ち入るのはやめて，倫理的主張は正当化できるという想定の下で話を進めようと思う．さらに，倫理的主張の正当化は，その主張を行う個人の信念や態度に依存する（倫理的主観主義）のでも，その主張を行う人の文化に依存する（倫理的相対主義）のでもないと仮定しよう．代わりに，理由づけによって正当化に必要な道具が与えられると想定して，道徳的主張を正当化するために理性に訴えるにはどうしたらよいのかを考えることにしよう．そうすると，本章の冒頭で挙げた問いに立ち戻ることになる．すなわち，個別のケースでの倫理的判断を支援するために，臨床現場でどのような倫理学的分析と議論が用いられるのか，という問いである．

　医療の専門家と倫理学者たちは，臨床現場で批判的な分析のさまざまな方法を用いる．これらの方法を詳しく見る前に，まずは一歩離れて，倫理的推論に関するより一般的な思考法を紹介することが有益だと思われる．この思考法は「熟慮の上での判断」という考えに端を発する．ロールズによれば，熟慮の上での判断とは以下のような判断である．

　　〔熟慮の上での判断とは〕我々の道徳的能力が歪められることなしに十二分に発揮されるような判断である……熟慮の上での判断は単に，過ちを犯したことに対するありがちな言い訳や説明が通用しないような場合に下される判断である．……その基準は……恣意的なものではない．事実，その基準は，どんな熟慮の上での判断でも選び出すような基準と似ている．……それに関連

した判断とは，熟慮と判断一般に適した条件のもとで下されるような判断である．(Rawls 1971, 48)

この引用で示唆されているのは次の点である．我々は，ためらいながら下された倫理的判断，自分たちが自信をほとんど持てないような倫理的判断を却下する．のみならず，動揺していたり恐れ戦いていたりする場合に下される倫理的判断，さらには，何かしらの利益を受け取る立場にある場合に下される倫理的判断をも無効と見なす．これらの倫理的判断は誤る可能性があるし，自分の利益だけを優先して下される可能性もあるだろう．

個別の道徳的状況に関する我々の「熟慮の上での判断」がいったん確立されれば，その判断は，我々の倫理原則や倫理理論が一致せねばならない「事実」として機能できる．ロールズは，倫理原則や倫理理論を熟慮の上での判断と一致させるという目標に到達した状態を「反照的均衡（reflective equilibrium）」と呼んだ（Rawls 1971, 20）．反照的均衡とは「均衡」状態である．なぜなら，我々の実践上の倫理的判断と倫理原則が齟齬をきたすのではなく，むしろ最終的には互いに一致するからである．それが「反照的」であるのは，我々は自分の倫理的判断がどのような倫理原則と一致するのか，そして，倫理原則が導かれる諸前提がどのようなものなのかを知っているからである．反照的均衡に到達するために我々が最初に行うことは，個別のケースについて注意深く熟慮して判断を形成することである．次に，我々は熟慮の上での判断が示す倫理原則を限定する（この作業は既存の倫理原則を確認するだけかもしれないし，たとえば，ケースに適用するための新しい原則を作り出すといったより多くのことを要求するかもしれない）．最後に，実践上の倫理的判断と一般的な倫理原則とが調和した状態に至るためには，我々の倫理的判断か倫理原則のどちらか，あるいは，判断と原則の両方を修正する必要がある．このように理解すると，反照的均衡は安定した状態ではないことが分かる．というのも，均衡状態は，新しい道徳的ジレンマが生じ，我々の倫理的信念や倫理原則が改めて試されるときに崩れてしまう可能性があるからである．

熟慮の上での判断および反照的均衡という考えは，倫理的意思決定のさまざまな方法が批判的な思考を行う際にどのように役立つのかを理解するための土台を作る．倫理学的分析の方法を選び，それを個別のケースに適用するとき，その目標は実用的であると同時に哲学的でもある．実用的な点で言えば，我々

は個別のケースについて批判的思考を行い,何をすべきか決定を下したいと思う.哲学的に言えば,我々は,医療現場での意思決定と根底にある価値とを合致させ,自分たちの信念間に調和と「均衡」状態をもたらしたいのである.

原則中心主義

さて,これから三つの倫理学的方法を見ていくことにしよう.これらの方法は,以上で説明したロールズ流の枠組みにうまく適合する.第一のアプローチは「原則中心主義」として知られるものである.原則中心主義のアプローチでは,実践上の意思決定を支援する倫理原則に訴えることで,ケースについての批判的思考が行われる.原則中心主義を唱えたのは,哲学者トム・ビーチャムとジェイムズ・チルドレスである.この立場は四原則を掲げるのがふつうである.彼らの説明では,四原則の正当性は共通道徳と医学の伝統における熟慮の上での判断に由来している.四原則は以下のように述べることができるだろう.

1. 自律尊重原則:自律的な個人の選択は尊重されるべきである.
2. 善行原則:善をなし,危害を予防・除去すべきである.
3. 無危害原則:危害を加えることを回避すべきである.
4. 正義原則:等しいものは等しく扱うべきである.

原則中心主義にしたがえば,個別の倫理的判断が正当化されるのは,これら四つの原則のいずれかからその判断が導かれ,しかも四原則が我々の熟慮の上での判断と一致する場合である.たとえば,遷延性植物状態にある患者の人口水分・栄養補給を停止するという個別のケースを考えてみよう.このケースが正当化されるのは,(1)自律尊重原則に訴え,そして,(2)患者のリビング・ウィルを持ち出すことによってである.このリビング・ウィルは,患者が遷延性植物状態にあると診断される場合に,人口水分・栄養補給も含め,医師が生命維持のための治療を行わないことを指示するものである.

次の点に留意する必要がある.すなわち,原則中心主義は,反照的均衡に至るために,個別のケースか一般的な倫理原則のどちらかに関して,我々の熟慮の上での判断を修正する必要がある可能性を認めている点である(Beauchamp and Childress 2001, 398).原則中心主義によれば,倫理的主張の最終的な根拠は原則それ自体ではなく,熟慮の上での判断である.言い換えると,究

極的には，倫理は我々がかなりの自信を持っているような倫理的判断に基づくのである．たとえば，我々は，以下のような一般的な主張について大きな自信を抱いている．

1. 人種差別は不正である．
2. 宗教的不寛容は不正である．
3. 政治的抑圧は不正である．

加えて，我々がもっと特殊な主張にもかなりの自信を持っている点に留意して欲しい．たとえば，以下の特殊な主張である．

4. アメリカ合衆国南部での奴隷制度は不正であった．
5. 第二次世界大戦時のユダヤ人迫害は不正であった．
6. 旧ソビエト連邦にて行われた政治的意見の弾圧は不正であった．

このように，熟慮の上での判断は，最も特殊なものから最も一般的なものに至るまで，あらゆるレベルの主張について行うことができる．「具体的な倫理的判断はより一般的な倫理原則に訴えることで正当化される」という見解として原則中心主義を特徴づけることは誤解を招きやすいだろう．なぜなら，特殊な判断と一般的な倫理原則は両方とも，熟慮の上での判断によるテストに合格する必要があるからである．たとえば，患者の自律を尊重するという価値がますます意識されるようになった1960年代と70年代には，医療上の善行原則は制限つきの原則として見なされるようになった．別の例を挙げると，分配的正義に基づく問題によって，社会が医療に払える費用には限界があるという事実が明るみに出た1990年代には，自律尊重原則も無制約に適用されるわけではないと見なされるようになった．要約すれば，特殊な倫理的判断も一般的な倫理原則も，我々の熟慮の上での判断に一致するよう修正が加えられうる．このような仕方で，我々は均衡状態に到達することを目指す．そして，均衡状態に到達することで，我々の道徳的信念すべてが我々の揺るぎない道徳的確信に合致するような，渾然一体の状態がもたらされるのである．

決疑論

　次に，倫理学的分析への二つ目のアプローチを考察しよう．このアプローチは決疑論として知られている．決疑論のアプローチは原則中心主義とは異なる．というのも，決疑論は，我々が各ケースの特殊な事実に注意するよう促すからである．決疑論における批判的思考は，我々が類似したケース，すなわち道徳的に関連性のある仕方で類似したケースを見いだし検討することに関わる．ケースの比較を容易にするため，決疑論では「模範的な」ケースに基づいて個別のケースを整理する．「模範的なケース」とは，比較的分かりやすく単純な道徳的状況を示すものである．模範的なものから離れていくケースには，道徳的状況を分かりづらく複雑にしてしまう特殊な事情が入ってくる．ケースは何らかの分類表を用いて整理することができる．具体的には，最も分かりやすく最も単純な道徳的ジレンマ（模範的なケース）を示すようなケースから始めて，次に，特別な仕方で模範的なものから離れてしまうような特殊な事情を取り入れていくことで整理できる．

　「格率（maxim）」，すなわち十分に確立された倫理原則が，各模範的なケースに関連づけられる．格率ないし倫理原則は，ケースに関する専門家の意見に裏づけや正当化を与える．格率の由来はさまざまである．たとえば，アルバート・ジョンセンとスティーヴン・トゥールミン（Jonsen and Toulmin 1988, 253）は，ローマ法に基づいた「力をもって力を排す」，「機に臨み変に応ず」だけでなく，一般の人々が道徳的問題を論じるときに述べるかもしれない言葉を反映した「人の弱みにつけ込むな」などの格言を引用している．

　先に触れたように，模範的なものからかけ離れていくケースには複雑な事情が絡まってくる．「事情」には誰が，何を，どこで，いつ，なぜ，どのように，どのような手段でといった要素が含まれる．たとえば，乳がんの診断を受けた判断能力のある患者が，所定の化学療法と放射線療法を差し控えることを選択するとしよう．代わりに彼女は乳房切除のみを選択する．このようなケースでの格率は，判断能力のある患者にはどのような治療でも拒否する権利があるという命令として表現されうるだろう．類似した治療拒否のケースも，このような模範的なケースとそれに関連づけられた格率から考えることができるだろう．類似したケースの具体例を挙げれば，遷延性植物状態にある患者が，医師への事前指示という形で，そのような状態で人工呼吸器に繋がれたまま生き長らえたくないという明確で説得的な証拠を残していたとしよう．先に挙げた模範的

なケースと比べると，後者の例では，患者に意識がなく自分では話すことができない状態にあるという事実のために，少々複雑で分かりづらいケースとなる事情が入り込んでいる．また，ケースを複雑化する別の事情も加わることがあるだろう．たとえば，先の遷延性植物状態にある患者が事前指示を残していなかったり，家族が患者の意向に反して延命処置を要求したり，遷延性植物状態という診断がそもそも間違っていたりするような事情である．以上のような諸事情によって，模範的なケースに関連づけられる格率を新たなケースの諸事情に合わせるように条件を付け加えたり修正したりしなければ，その格率をうまく適用することはできなくなってしまう．

　先の例が示しているように，決疑論は，ケース間における相違点や類似点について高い感受性を要求する．この点で言えば，決疑論は，個人や文化にとって相対的という意味ではなく，ケースを取り巻く個別の状況に対して相対的という意味で「倫理は相対的である」ことを示唆しているとも言えるかもしれない．決疑論者の主張では，道徳に関する一般的な格率は，ある種の状況におけるある種のケースに適用される．決疑論は，模範的なケースから離れてしまう場合には格率を修正するよう要求する．歴史的に見れば，決疑論という言葉が近年見られるような軽蔑的意味合いをはじめて帯びるようになったのは，決疑論での格率が「一般化され誇張される」ようになってからである．「一般化され誇張される」とは，格率がもはや個別のケースや個別の状況に適用できないことを意味する (Jonsen and Toulmin 1988, 255)．

　決疑論は，前述した反照的均衡というアプローチと方法論上の類似性がある．ロールズ (Rawls 1971) は，確実性がかなり高いような倫理的判断（熟慮の上での判断）と，確実性が低い倫理的判断とを峻別した．これとちょうど同じように，決疑論者は，「蓋然性」という用語を用いてケースに関する倫理的判断に条件を付ける．決疑論によれば，ケースとそれに関連づけられる格率の蓋然性が最も高いものが，模範的なケースとなる．模範的なケースから類似したケースへと移り，そして，模範的なケースに関連づけられた格率から類似したケースに適用するために微調整された格率へと移行するときに，複雑な事情が入り込んでしまい，蓋然性はよりいっそう低くなってしまう．

　ちょうどロールズ (Rawls 1971) が道徳的信念間の一貫性を強調したように，決疑論者もケース間における倫理的判断の一貫性を保持するために，類似したケース間で比較を行う必要性があると強調する．さらに，決疑論者は，一般的

な倫理的判断と個別の倫理的判断とが調和するために，一般的格率がケースを取り巻く個別の状況という文脈に置かれるよう要求する．最後に，決疑論では（ロールズ流の反照的均衡のように），一般的格率と個別の判断は両方とも，我々が確信を抱いている信念に一致するよう修正されなければならない．決疑論にしたがえば，倫理的判断は単純明快なケース（模範的なケース）に伴う場合に高い蓋然性を得る．このように理解されれば，個別のケースから独立した状態にある一般化された格率には，高い「蓋然性」も低い「蓋然性」もないということになる．むしろ，格率の蓋然性は実用的なものに基づいている．つまり，それは格率が個別のケースでどの程度うまく機能するかによって決まる．かくして，蓋然性が最も高い格率とは，数々のケースで洗練され，それらにうまく適合することが示されたものである．たとえば，患者には「プライバシーの権利」「自分の身体に関する事柄に対する決定権」があるという趣旨の格率は，古くはカレン・クインラン事件やロー対ウェイド事件などの模範的な事例を含め，数多くのケースで試され洗練されてきた．たしかに，この格率については議論が続いているし，しかもそれがオレゴン州の尊厳死法のような新しい状況に適用可能かどうかは意見の分かれるところではある．しかし，我々が「自分の身体を所有する」ことやプライバシーの権利を持つとする格率は，確実性が比較的高いと示されてきた．格率がこのような地位に到達するのは，数多くのケースを積み重ねていくことによってである．これは格率に対してある種の累積的な説明を与える議論である．ジョンセンとトゥールミンはこの議論を要約しながら，決疑論を以下のように説明している．

〔決疑論は〕自分の支持する立場が引き立つように多種多様な議論を積み重ねる修辞的で常識的な対話に喩えることができる．決疑論的な見解の「重み」は，議論の論理的妥当性や単一の「証明」の整合性よりはむしろ理由の累積に由来するのである．(Johnsen and Toulmin 1988, 256)

物語倫理

最後に，倫理学的議論と分析に関する三つ目のアプローチを考察しよう．それは物語倫理である．物語倫理はさまざまな仕方で解釈されている．たとえば，物語倫理は次のような見解として解釈できるだろう．すなわち，患者を単なる「ケース」や診察業務に関係する者として見なすのではなく，病気や障害を自

分の人生の物語の一部として受け入れなければならない，語るべき物語と意味をもつ人として見なすよう促す見解である．この解釈にしたがうと，物語を語る手法は，医療従事者がより豊かで意義のある仕方で患者を理解し反応を返すように手助けする (Hunter 1991)．これと似た別の解釈からのアプローチは，医師であり文学者でもあるリタ・シャロンによって提案されている．彼女のアプローチでは，医療の専門家たちは患者を理解しお互いの結びつきを強化するために「物語を語る能力」を発達させるよう奨励される (Charon 2004, 862-64)．以上の物語倫理の解釈と微妙に異なるものは，ニーナ・ローゼンスタンドが提案している．彼女の解釈では，我々はフィクションを実験室のように用いるよう促される．そこでは，管理された状況の下で，倫理原則が「実験」されたり道徳的問題に適用されたりする (Rosenstand 2003, vii)．

　以上で確認した物語倫理に関する解釈はどれも，物語倫理を次のような倫理学的分析法の一つとする考えと矛盾しない．すなわち，物語倫理では，原則中心主義の基本構造が保持され，物語を語る手法が倫理原則を補う一つの方法として見なされる，という考えである (Arras 1997, 65-88)．これらの解釈はおしなべて，具体的な状況に焦点を置く点で決疑論と共通点がある．ただし，物語倫理はフィクションを用いる点で決疑論とは異なる．決疑論においては，ケースと模範的なケースとを比較し個別のケースで何をすべきかが判断される．他方，物語倫理では多様な仕方で倫理的判断が行われることになるだろう．

　第一に，物語倫理のアプローチにおいては，我々は，道徳的意思決定が架空の登場人物の生活においてどのような役割を担うのかを考えることになる．たとえば，フィクションを案出するとき，我々は「もしこの人物が異なる道徳的選択を下していたならば，その人の人生は違うものになっていただろうか」と問うことになろう．もしくは，読み手は物語に登場する人物を観察した後で，「私はこの人物のどの点に感心しているのか」「この人物のどこが嫌いで，どこを認められないのか」と問うことになるだろう．我々はフィクションに登場する人物について批判的に考えることで，現実の人々と現実の生活における模範的な人物に関してより慎重に考えることができるのである．

　第二に，物語倫理は，道徳的なルールや行動規範を説き，しかもそれらに疑問を投げかけるような物語を利用することによって，これらのルールや規範を判断するだろう．具体的に言えば，物語倫理のアプローチでは，ある道徳的観点を示した後で，この観点に疑問を呈し議論することになるような物語を用い

る．抽象的なものではなく，物語的な文脈で道徳的なルールや道徳的観点を吟味することの利点は，我々があるルールや観点にしたがうことの意味をより深く理解できることにある．たとえば，我々は「真実を告げよ」といったルールが，物語における架空の登場人物の生活でどのような展開を見せるのかを観察することができる．このようにして，道徳的なルールや倫理綱領は一生涯という文脈で検討されうる．

　最後に，物語倫理のアプローチは，我々が共感を持って他者の人生や選択を判断するよう促す．このアプローチによって，物語の読み手は架空の登場人物の人生をその人物の身になって送ることが可能となる．物語倫理のアプローチは，このような仕方で共感能力を涵養するために物語を用いるのである．たとえば，医学的なケースを考慮するだけでなく，レフ・トルストイの『イワン・イリッチの死』のようなフィクションを読んで考えた医学生は，患者の視点をより深く理解する可能性が高いだろうと思われる．しかし同時に，物語倫理は，物語が感情に強く訴えかける場合には，物語に対する我々の感情的な反応だけでなく，我々がその感情について理性的に考えることも強く主張する．ローゼンスタンドが指摘するように，人が異なれば状況に対する感情も異なるかもしれないので，「感情は操られる可能性があるし，感情に訴えても〔道徳的な〕見解の不一致を解消するわけではない」のである（Rosenstand 2003, 13）．

　前述した原則中心主義および決疑論の方法と同様に，物語倫理の方法は，道徳的信念を注意深くかつ体系的な仕方で検討するのに役立つ．物語が批判的思考を行うために用いられれば，それは我々が道徳的状況に関して熟慮した上で判断を下すのに役立つ．具体的に言えば，我々は，ある道徳的問題について異なる観点を提示するさまざまな物語を調べることで，道徳上の論争をより深く理解することができる．なるほど，物語倫理は，道徳的信念全体における調和ないし均衡状態に到達するというロールズ的な見解を重視するわけではない．しかし，もしかすると，物語倫理も均衡状態に至るために役立つかもしれない．というのも，煎じ詰めると，ちょうど決疑論が個別の格率への累積的な議論を展開するためにケースを利用するのと同じように，物語倫理も個別の道徳的教訓や生き方への支持を集めるために複数の物語を利用することができるからである．そのうえ，先に触れたように，物語倫理は倫理原則と平行して物語を使用することがある．こうすることで，物語は倫理原則や倫理理論に対する「テスト」のような役割を担うことができる．我々はこのような方法を採ることに

よって，一般的な道徳的信念が個別の倫理的判断と調和するかどうかを何度も見直して確認することができるのである．

5 結論

本章は一連の問いを立てることから始めた．最後に，これらの問いに立ち戻り，どのような答えが提示できるのか見てみよう．第一の問いは「倫理的意思決定を行う方法はあるのか」であった．これまでの議論で明らかになった点は，すでに確立されたさまざまな方法が倫理に関する批判的思考を支援するために存在することである．これらのアプローチは，道徳的選択を評価したり道徳的に不確実な点を取り除いたりする目的で，異なる倫理的推論の方法を用いる．本章で論じたように，「倫理的判断は個人や文化で信じられているものにもっぱら基づいている」とする見解は，一見したところ説得力を持っていない．反対に，我々は道徳的信念を吟味するための体系的なアプローチのおかげで，個人や文化で信じられているものを批判的に検討することができるのである．

本章の冒頭で挙げた第二の問いは，「倫理理論と倫理原則は，もしそれらに何らかの役割があるとすれば，個別の倫理的意思決定を正当化する際にどのような役割を担うのか」であった．この問いに手短に答えると，個別の倫理的意思決定に関連づけられる倫理原則や理論は，その意思決定の正当化において重要な役割を担う．もっと詳しく答えれば，倫理原則や倫理理論が果たす正確な役割は，倫理学的分析法のうちどの方法を用いるのかに部分的に依存している．たとえば，原則中心主義のアプローチでは，我々は特定の道徳的観点の根底に位置し，さらにその観点を正当化するような倫理原則を検討するよう促される．ただし，原則中心主義にしたがえば，倫理原則それ自体は修正が加えられる対象でもある．そのうえ，倫理原則の正当性は，個別のケースおよびより一般的な道徳的信念の双方に関する，我々の熟慮の上での判断から導き出される．かくして，倫理的主張を最終的に正当化するのは倫理原則そのものではなく，熟慮の上での判断なのである．

対照的に決疑論においては，我々は，道徳的に不確実な眼前の状況と確かな意見のある類似したケースとを比較するよう求められる．したがって，倫理的反省は，ケースを取り巻く個別の状況を調査し，その状況と似ている別の状況を比較することから始まる．その一方で，審議の次のステップに進むと，倫理

原則も関与してくる．次のステップとは，倫理原則が模範的なケースに関連づけられる「確定した意見」，すなわち「格率」となるような段階である．具体例を挙げると，自律尊重原則は，本章の冒頭で触れたテリ・シャイボのケースに関する決疑論的な分析に適用されるかもしれない．というのも，自律尊重原則は，ナンシー・クルーザン事件（Jonsen, Veatch, and Walters 1998a, 229-37）やカレン・クインラン事件（Jonsen, Veatch, and Walters 1998b, 143-48）のような他の模範的なケースでの確定した意見に取り入れられているからである．

　決疑論と同じく，物語倫理もケースに主眼を置く．しかしその一方で，物語倫理で扱われるケースはフィクションのケースである．フィクションのケースは，現実のケースよりも詳細で長い説明を伴うのがふつうである．決疑論と同様，物語倫理のアプローチも倫理原則を必ずしも否定するわけではない．むしろ，物語倫理は倫理原則を評価し「テスト」するために物語を用いる．つまり，我々は，倫理原則を物語の文脈に置くことで，ある原則にしたがって生きることがどのようなことなのかより深く理解できるようになる．このような物語倫理の解釈によれば，倫理原則そのものは，倫理学的分析において批判的思考を行うための一つの構成要素にとどまる．

　本章の冒頭で挙げた最後の問いは，「倫理委員会や倫理コンサルタントによる助言は倫理学的議論によって裏づけされるのか，それとも，ある地域の共同体で規範として受け入れられているものを反映しているに過ぎないのか」であった．この問いについては，医療現場では，本章で説明した体系的アプローチの類いを用いることによって道徳上の論争に取り組もうとする動きがますます活発になっていると言える．JCAHOによって，連邦政府の補助金を受けている病院や他の機関は倫理委員会を設置するよう求められた．病院倫理委員会の役割は，倫理的意思決定や指針が審議されること，それらが公正なプロセスを通して行われること，そして，それらが公然と説明されることを確実にすることである．なるほど，病院倫理委員会や倫理コンサルタントの助言は，医療専門職の規範を反映している．しかし，その規範は批判的思考法を用いて批判的に議論され解釈される．このプロセスは，病院倫理委員会の委員を対象とする倫理教育や倫理コンサルテーション活動の遡及的検討などのような質の保証手段をもっと活用することで，さらに磨きをかけることができるだろう．

　本章の冒頭ではまた，公での議論や論争の口火となる倫理的ケースや倫理指

針の具体例を挙げた．私は，これらの議論がしばしば一面的で頑なものだと指摘し，困難な道徳的選択についてより慎重に考えるための方法をいくつか提供すると約束した．本章で説明した各方法を用いることで，我々は目の前にある個別のケースを超え，ある状況で問題となっている価値をもっと一般的な方法から考えることができるようになる．本章で紹介した方法はすべて，我々が自己流の考え方から離れ，他のさまざまな観点を考察することを助けてくれる．最後に，本章で論じた方法はどれも，他者と道徳的合意に到達するために，一歩も譲らない姿勢を貫く戦略ではなく，理性の言語を用いる．より多くの方々にこれらの倫理学的分析法を知ってもらうことで，倫理学者（と他の人々）は，倫理的な難問を孕んだ状況について理性的な議論が行われるよう後押しすることができる．このことは，臨床現場における患者や家族にとって利益になるだけでなく，より大きな道徳共同体に住む我々にとっても役立つことなのである．

さらなる考察のために

1. 倫理的相対主義とは何か．倫理的相対主義は「倫理は相対的である」と主張する他の立場とどのような点で異なるのか．
2. 倫理的相対主義を擁護するための最も強力な議論として，どのようなものが考えられるか．この議論は成功しているのか．成功しているならば，なぜ成功していると言えるのか．失敗しているのならば，なぜ失敗しているのか．
3. 「反照的均衡」とは何か．「熟慮の上での判断」は反照的均衡に到達するプロセスでどのような役割を担うのか．
4. 倫理的推論の三つの方法を挙げよ．これらの方法はどのような点で似ていて，どのような点で異なっているのか．
5. 「模範的なケース」とはどのようなものか．決疑論において模範的なケースはどのような役割を果たすのか．
6. 倫理原則が個別のケースに関する判断と衝突した場合，「原則中心主義」の方法を支持する人にはどのような解決法があるのか．

参考文献

Arras, J. 1997. Nice story, but so what? *In Stories and their limits*. ed. H. Lindemann Nelson, 65–88. New York: Routledge.

Arrington, R. L. 1989. *Rationalism, realism, and relativism: Perspectives in contemporary moral epistemology*. Ithaca, NY: Cornell University Press.

Ayer, A. J. 1952. *Language, truth and logic*. New York: Dover. A・J・エイヤー『言語・真理・論理』吉田夏彦訳, 岩波書店, 1955 年

Beauchamp, T. L., and J. F. Childress. 2001. *Principles of biomedical ethics*, 5th ed. New York: Oxford University Press. T・L・ビーチャム／J・F・チルドレス『生命医学倫理』永安幸正・立木教夫監訳, 成文堂, 1977 年

Benedict, R. 2006. A defense of ethical relativism. Reprinted in *Conduct and character: Readings in moral theory*, 5th ed., ed. Mark Timmons. Belmont, CA: Thomson Wadsworth.

Charon, R. 2004. Narrative and medicine. *New England Journal of Medicine* 350 (9): 862–64.

Fletcher, J. 1966. *Situation ethics: The new morality*. Philadelphia: Westminster. J・フレッチャー『状況倫理――新しい道徳』小原信訳, 新教出版社, 1971 年

Hare, R. M. 1952. *The Language of morals*. New York: Oxford University Press. R・M・ヘア『道徳の言語』小泉仰・大久保正健訳, 勁草書房, 1982 年

Herodotus. 1986. Morality as custom Reprinted in *Right and wrong: Basic readings in ethics*, ed. C. Hoff Sommers, 132–33. San Diego, CA: Harcourt, Brace, Jovanovich.

Hunter, K. M. 1991. *Doctors' stories: The narrative structure of medical knowledge*. Princeton, NJ: Princeton University Press.

Jonsen, A. R., and S. Toulmin. 1988. *The abuse of casuistry*. Berkeley, CA: University of California Press.

Jonsen, A. R., R. M. Veatch, L. Walters, eds. 1998a. *Cruzan v. Director, Missouri Department of Health*: U.S. Supreme Court. In *Source book in bioethics: A documentary history*, 229–37. Washington, DC: Georgetown University Press.

――, eds. 1998b. *In the Matter of Karen Quinlan*: The Supreme Court, State of New Jersey. In *Source book in bioethics: A documentary history*, 143–48. Washington, DC: Georgetown University Press.

Okin, S. M. 1999. Is multiculturalism bad for women? In *Is multiculturalism bad for women?*, ed. S. M. Okin, 9–24. Princeton, NJ: Princeton University Press.

Rawls, J. 1971. *A theory of justice*. Cambridge, MA: Harvard University Press. ジョン・ロールズ『正義論』矢島鈞次訳, 紀伊國屋書店, 1979 年

Rosenstand, N., ed. 2003. *The moral of the story*, 4th ed. Boston: McGraw Hill.

Smart, J. J. C. 1973. An outline of a system of utilitarian ethics. In *Utilitarianism: For and against*, ed. J. J. C. Smart and B. Williams. New York: Cambridge University Press.

Stace, W. T. 1986. Ethical relativism: A critique. Reprinted in *Right and wrong: Basic readings in ethics*, ed. C. Hoff Sommers, 142–55. San Diego, CA: Harcourt, Brace, Jovanovich.

Sterba, J. P. 2001. The western bias in traditional ethics and how to correct it. In *Three challenges to ethics: Environmentalism, feminism, and multiculturalism*, 77–103. New York: Oxford University Press.

Stevenson, C. L. 1944. *Ethics and language*. New Haven, CT: Yale University Press. C・L・スティーヴンソン『倫理と言語 (増訂版)』島田四郎訳, 内田老鶴圃, 1976年

Wong, D. 1984. *Moral relativity*. Berkeley, CA: University of California Press.

第4章

倫理コンサルテーションと委員会

ウェイン・シェルトン，ディライフ・ジャナドッティア
(児玉聡訳)

キーポイント

1. 倫理コンサルテーションを必要とする種類の倫理的衝突はどのようなものか，議論せよ．
2. 臨床倫理コンサルテーションを行う際に取るべきステップ（手順）について述べよ．
3. 倫理コンサルタントとして働くために必要な資格と技能について検討せよ．
4. 倫理コンサルテーションに用いられるさまざまなモデルやアプローチについて説明せよ．

ここ40年の間に，医学的知識と技術は進歩し，それと共に，患者のニーズや希望に多様性があることがますます認識されるようになった (Lo 1987; Hollinger 1989; Fletcher and Hoffman 1994; Sugarman 1994; Kelly 2004)．その結果，臨床における倫理的ジレンマはより複雑になり，また，その取り組みにおいては特別な専門的技能が必要であることがますます明らかとなっている．驚くべきことではないが，倫理コンサルテーションは米国の病院では当たり前のものとして実践され，広く受け入れられている．ある報告によると，病院倫理委員会（HEC）の86％は，臨床倫理コンサルテーションを行うことにより，臨床上の意思決定の現場で一定の役割を担っている (McGee et al. 2001)．

HECの責任は，通常，倫理コンサルテーションの監視，実践，参加である．そこで，HECのメンバーは，倫理コンサルテーションのプロセスについて，基礎的な情報を理解しているべきである．これはHECのメンバーにとっては厄介なことかもしれない．それどころか，これはHECの仕事の中で最も厄介なことかもしれない．というのは，目の前にいる患者の医療に直接的に介入することが多いからである．ほとんどのメンバーは臨床経験があるとはいえ，臨床倫理学や臨床倫理コンサルテーションの正式な教育は受けていない場合が多い．だが，実際のところ，どのようなツールや，知識や，専門的技能が必要なのだろうか．

　本章では，HECのメンバーが倫理コンサルテーションを監視したり，場合によっては参加したりする際に役立つ，基礎的な実践的知識が提供される．特に，本章で意図されているのは，以下の問いに答え，さらに深く探究するための基礎を，HECのメンバーに提供することである．

・倫理コンサルテーションのサービスに回される種類の事例とはどのようなものか．
・倫理コンサルテーションのプロセスと方法にはどのような手順があるのか．
・倫理コンサルテーションに必要な専門的技能や資格はどのようなものか．
・倫理コンサルテーションのモデルにはどのようなものがあるか．
・紛争解決に用いられるテクニックにはどのようなものがあるか．

最初に，倫理コンサルテーションによく回されてくる種類の倫理的問題を代表するものとして，我々自身の倫理コンサルテーションのサービスの経験に基づく三つの事例を記述しよう．

1　倫理的衝突を伴う臨床ケース

ケース1
　高血圧とうっ血性心不全（CHF）の既往歴のある86歳の女性．自宅にいるとき，めまいでもうろうとし，車椅子から転落．自力で救急車（EMS）を呼ぶことができ，救急病棟（ED）に運ばれた．入院10日後，胃腸内の出血（GI）も治癒したため，女性の容態は安定しており，入院の必要はなくなって

いる．しかし，この女性の治療に関わっている人々は，女性が車椅子生活であるため，一人暮らしの自宅に帰る体力はないのではないかと心配している．女性には財産がなく，フルタイムの在宅介護者を雇うつもりもない．女性は，帰宅する前に1週間か2週間ほどリハビリを受けるようにと病院の介護者に強く勧められる．女性が直ちに帰宅すれば，また車椅子から転落するかして，さらに怪我をして入院が必要になるだろうと思われたからである．女性はリハビリを拒否し，自宅に戻って自活することを強く望んでいる．女性は耳がかなり遠いが，意識ははっきりしており，話好きである．

ケース2

激しい腹痛のため，介護施設から近くの救急病棟へ運ばれた80歳の男性．腹部大動脈瘤（AAA）破裂と診断され，直ちに外科的修復を行わなければ死ぬと考えられた．男性は覚醒しており，外科手術に同意したと報告された．しかし，患者はそのときモルヒネによる鎮静を受けていた．その後，患者はヘリで地域の中核医療施設へと運ばれ，腹部大動脈瘤の外科的修復は無事成功した．その後，患者は外科集中治療室（SICU）に収容された．現時点では，患者は意識がなく生命維持装置につながれており危篤状態だが，容態は安定している．患者の生存は不確実であり，もし助かったとしても，長いリハビリを必要とする．男性の3人の息子が，市外からSICUにやってきて，患者のリビング・ウィルと医療代理決定書類を提示する．患者は現在行われている治療を欲していないという点に関して3人は意見が一致しており，主治医に治療中止を検討するように依頼する．

ケース3

P夫人は末期の転移性虫垂がんでがん病棟に入院した36歳の女性．入院のおよそ9ヶ月前にがんと診断され，化学療法を受けたが改善しなかった．他にもいくつかの治療法を試したが，どれもうまくいかなかった．P夫人と彼女の夫は，信仰の篤いキリスト教徒であり，夫人が奇跡的に治癒するという信念を抱いている．彼らには3人の小学生の子どもがいる．夫人が入院する1週間前，彼女の体調は悪化の一途をたどっており，死は目前に迫っていると思われた．彼女は在宅のホスピスサービスを受けており，完全静脈栄養（TPN）と緩和ケアを受けていた．彼女が入院したとき，覚醒はしていたものの，まさに死につ

つあるように思われた．彼女は，やせ衰え，震えており，話ができず，ほとんど体を動かせず，知覚もほぼ失われているように見えた．彼女は自分で話す能力がなく，彼女の夫が主たる代理決定者であった．夫が近くの医療施設への搬送を頼んだのは，彼女がよりよい緩和ケアを必要としていると考えたからだった．しかし，夫人が一度入院すると，夫は心肺蘇生（CPR），人工呼吸器の挿管，ICUでの治療などを含む「あらゆることをする」ことも求めた．彼は，自分は妻の明示的な希望に基づいて治療の要求をしていると主張している．

―❖―❖―❖―

　上の各ケースにおいて，倫理コンサルテーションの依頼は，現場の医療従事者が正しい行為のあり方について患者や家族と深い価値観の衝突を経験するということをきっかけにしている．どのケースにおいても，医師は，自らの専門家としての患者への義務について，疑問を感じている．しかし，医師も人間であるため，医師の自分自身の感情や性格や価値観が，そのケースの特徴や患者の医療についての見方だけでなく，患者以外の人の依頼や利害関係についての見方にも影響を与える．臨床ケースに対する専門家および人間としての医師の対応は，患者とその家族や友人の意向や価値観と衝突する場合がある．たとえば，ケース1は，自由で自活していたいという患者の強い欲求に対して，弱者である患者の世話をして守るという善行に基づく義務が衝突している例である．それに対して，ケース2は，現在そして今後の治療による患者への負担を制限したいという，親身な家族によって表明された患者の意向に対して，治療を継続し良好な医療上の結果を期待するという，専門家の義務とされるものが衝突している例である．最後に，ケース3では，家族による治療の依頼は，患者に危害を加えないという医師の誓いを侵害することを強要するものではないのかという医師の深い心配を示す例である．これらの各ケースにおいて，また倫理コンサルテーションを必要とする多くの種類のケースにおいて，「問題の多い状況」と呼べる状況での価値観の衝突が生じている．

　問題の多い状況が生じるのは，1人あるいはそれ以上の個人が，ある事態に対して大きな懸念を示す場合である．その結果，普通の進め方あるいは暗に想定されている進め方に対する深刻な障害が生じるが，その場合，通常は，二つ以上の相対立する価値負荷的な見解が含まれる．それゆえ，問題の多い状況が解決されない限り，指示も進展も滞ってしまう．この難局を乗り切る方法はい

くつかあるが，それは当事者たちが自分たちの基本的な事実的および道徳的な想定について議論し共有でき，そしてお互いに同意できるような新しい選択肢を探求し交渉する心積もりがある場合に限られる．いくつかの衝突は解消不能で，好都合な結果が困難である場合もあるが，十分に訓練を受けた熟練の倫理コンサルタントならば，特定の問題の多い状況特有の特徴に基づいて，すべての関係者にとってより納得のいく結果を生み出すことが促進できる（Hester 2001）．

2　倫理コンサルタントのバックグラウンドと専門的技能

倫理コンサルタントとしての HEC は，このように，院内に設置され，価値観の問題について話し合いを持ったり，価値観の衝突の所在を明らかにしたり，またそのような衝突を解決する手段を開発したりするサポートをするのに役立つと考えられる．しかし，倫理コンサルテーションを通じてこうしたサポートを行うための方法論を説明する前に，誰が（上で見た三つのケースのような）衝突において倫理コンサルタントの役目を果たすのかという重要な問題について論じる必要がある．そのような個人が持つべき資格はどのようなものか．どのような専門的技能が必要か．これは大げさな問いであるが，倫理コンサルテーションを実施しているすべての病院において，それぞれの病院の状況に応じた明確で実践的な院内指針を作成するには答えが必要な問いである．

こうした問いは新しいものではなく，倫理コンサルテーションが最初に行われ出した頃に，それに必要な資格や専門的技能について相当の議論が行われた．こうした議論には，倫理コンサルタントの役割について，対立し時に混乱した見解がしばしば見られた（Yoder 1998）．よくある誤解の一つは，倫理学者は道徳の専門家であり，医師や看護師に対して実質的な道徳的助言を行うという考え，すなわち，倫理学の専門家は他の医学の専門家と同様に「正しい」答えを与えることができるというものであった（Noble 1982; Scofield 1993）．1990年代の半ばから終わりのころまでには，この分野も成熟し始め，その目的の性質についても同意が得られるようになり，そのような見方はずいぶん減った．1998年までには，倫理コンサルタントの役割は，倫理ファシリテーション（支援）と特徴づけるのが最善であるという合意が生じていた．倫理ファシリテーションとは，

自分自身の道徳的価値観に従って生きるという個人の権利と根本的に両立するものである。というのは、個人の意思決定の権限を奪ったり、コンサルタントの個人的見解に従わせたりすることはないからである。(中略) また、自分自身の道徳的価値観に従って生きるという個人の権利や、価値観の多元性の事実と両立するものである。(American Society for Bioethics and Humanities 1998)

　この分野の内部においては、今日、次のような共通了解があると言える。すなわち、民主的で多元的な社会、つまり価値観の対立する立場がそれぞれの考えを公にできる社会という文脈において、臨床倫理が理解されなければならないということである。したがって、臨床倫理コンサルテーションを行うのに必要な専門的技能の多くは、医師患者関係に含まれる既存の権利や義務に従って、また同時に法律や院内指針に基づいて、倫理的衝突への取り組みが行われるというプロセスを支援することに関係している。

　倫理ファシリテーションに関するこのような合意があるにせよ、倫理コンサルテーションには、やはり、倫理の理解と臨床の経験の両方に関係するスキルが必要である。そこで、一部の論争においては、倫理コンサルテーションを行うために必要な専門的技能を提供するバックグラウンドは何であるかということが問題になった。とりわけ、哲学のバックグラウンドと臨床医療のバックグラウンドの対比、すなわち哲学者と医師、大学研究者と臨床専門家という対比が問題となった。たとえばデイヴィッド・トマスマ David Thomasma は、哲学者であり倫理コンサルテーションのパイオニアの一人であるが、彼によれば、哲学者は、一度臨床経験を積めば、臨床倫理コンサルテーションにおいて価値の問題を見分ける洞察と手法を提供する人物として最適と考えられる (Thomasma 1991)。多くの人々は、トマスマの意見を聞いて、哲学者は他の人々より倫理の問題を考えるために必要となる分野で訓練を積んでいるものと理解し、哲学者ではない臨床家や、特に医師が、臨床の倫理的衝突において客観的な観察者であることは難しいと考えた (Marsh 1992)。他方、一部の人々、とりわけ医師の倫理コンサルタントは、臨床の専門家としてそれ固有の教育を受けているがゆえに、倫理コンサルテーションにおける臨床家の役割を強調し、倫理コンサルテーションの訓練を臨床医療の専門分野の一つとみなした (La Puma and Schiedermayer 1994).

　そのような議論や論争は，さまざまなバックグラウンドの利点や欠点を明らかにするのに役立つところもあったが，縄張り争いを生み出すことにもなった．そのような争いを克服または回避する一つの方法は，臨床倫理コンサルテーションを完全かつ最小限の言葉を用いて定義することであり，その際に倫理コンサルテーションの全プロセス——患者や家族や臨床スタッフとの直接の接触や，倫理的分析，また実際的な解決に向けた合意形成など——に使用される諸能力を枚挙することである．そのような定義によって，倫理コンサルテーションにおける専門的技能が実践的かつ理論的なものであり，臨床的な実地指導や経験から得られるさまざまな応用的な技能だけでなく，大学の教育から得られる知的な技能もまた必要であることが了解されるだろう．知的な技能に含まれるのは，倫理理論，倫理原則，倫理綱領，症例分析の方法，論理的分析や推論に慣れていること，などである (Jonsen et al. 2002)．応用的な技能とは，コミュニケーションとファシリテーション（支援）の基本的な臨床的技術に関するものであり，これは実際的な臨床上の結果を得るために患者と直に接するいかなる臨床家も持つ義務があるものと言える．こうした応用的技能は，倫理的に望ましい結果を促進するのに必要なものであるが，ほとんどの臨床的な医療従事者の標準的訓練と同様，専門家の指導の下で実践を通じて学ぶのが一番である．ちょうど哲学的倫理学のような学問分野で訓練を積んだ人は学問的な分析的技能に優れているのと同様に，看護師や医師のように，訓練を積んだ医療従事者は，まさにその訓練や経験のおかげで，臨床倫理コンサルテーションに必要な臨床上の技能の多くを持ち合わせている．しかし，新米の倫理コンサルタントは，両者の基本的技能に関する教育を受けていることが望ましいと言える．

　1998年，健康・人間的価値学会（Society of Health and Human Values：SHHV）と生命倫理コンサルテーション学会（Society for Bioethics Consultation：SBC）——こちらは今日，米国生命倫理学会（American Society for Bioethics and Humanities：ASBH）となった——という二つの学会の合同特別研究班によって，倫理コンサルテーションのための諸能力の包括的な枠組が開発された．『生命倫理コンサルテーションのための主要な能力 Core Competencies for Bioethics Consultation』(ASBH 1998) と題されたこの報告書では，倫理コンサルテーションに必要なすべての知識と技能について概説されている．これは最近改訂が行われたが，この報告書は，倫理コンサルテーションにおい

第4章　倫理コンサルテーションと委員会　　61

て必要とされる諸能力を判断するための基準を提供しているガイドラインとしては，専門団体によって承認された唯一のものである．生命倫理学という専門の内部では，この報告書の地位について専門的な論争が終息していないものの（主としてそうした論争は，そうした諸能力が専門家としての承認を得るための基礎となるべきかどうか，というものである），この報告書は，病院内において倫理コンサルテーションの基準を評価する際の有用な資料であることに変わりはない．

単純に言うと，さまざまなバックグラウンドの人々が，訓練を積めば優秀な倫理コンサルタントになることができる．我々の経験では，さまざまな学問分野や医療関連の分野における技能を持つ人々が，倫理コンサルテーションを専門家のレベルで行うのに必要な諸能力を，臨床経験と臨床倫理の専門的知識を学ぶことによって身につけてきた．今後，倫理コンサルテーションがより専門化するにつれ，専門的な学位と研修を条件とする最低限の資格が設定されることになろう．理想的には，医療機関は，倫理コンサルタントの役割を務める人に対して，最低限でも生命倫理学の修士号かそれに相当する一年間の正規の研究員のようなものと共に，医師，看護師，MSWといった臨床資格あるいは博士号のような専門の学位を課すべきだと我々は考える．倫理コンサルタントたちがさまざまな専門的バックグラウンドを有していることは，アイディアや物の見方に学際的な成熟をもたらすという目的のためには，まちがいなく利点となるだろう．

3 一般的アプローチとケース分析法の必要性

個々の倫理コンサルタントの専門的バックグラウンドや教育内容がどのようなものであるにせよ，倫理コンサルテーションを依頼しようかどうかと考えている人が直面する問いは，「訓練を受けた倫理コンサルタントによる助言は，訓練を受けていない素人の個人のものとどう違うのだろうか」というものである．医療現場において行われる，多くの技術的・科学的分野の専門家によるコンサルテーションの場合とは異なり，倫理は多くの人が関心と正当な権利を持ち，また当然，確固たる意見を持っている分野である．筆者らの見解では，資格を有する倫理コンサルタントのアプローチの特徴は，方法を知的に理解し，使用できることである．方法とは，倫理的事例における情報（医学的事実，価

値の衝突，倫理原則など）を体系的に収集し，分析し，解決するための明確な理論的構造のことである．そこで，方法が適切に用いられた場合，それによって倫理コンサルタントが戦略を用いて結論に至る際に公平かつ十分に考えたという保証が得られる．現時点では，倫理コンサルテーションを行うために普遍的に採用されている唯一の方法というものは存在せず，そのため，自分の好みでどの特定の方法を採用してもよいと思われるかもしれない．我々が有用だと考える具体的な方法を提示する前に，倫理コンサルタントがケースに臨床的に関わることを要請するほぼすべての方法の基礎となる一般的アプローチがあると思われるので，先にそれについて論じよう．

倫理ファシリテーションが倫理コンサルテーションの最も適切な一般的アプローチだという広い合意が存在する（ASBH 1998）．そこで，ファシリテーションは，倫理コンサルテーションを行うための一般的アプローチとして，倫理コンサルタントが臨床的に関わることを必要とするより具体的な方法の基礎とみなすことができる．ファシリテーション・アプローチの主要な特徴は，倫理コンサルタントが倫理的事例にアプローチする際に，倫理的衝突に関係する人々全員が納得する合意に到達するのをサポートするという態度で臨むという，オープン・エンドな（解決策があらかじめ決まっていない）手法である．ファシリテーション・アプローチは，倫理コンサルタントが最初に患者またはケースの中心人物となる家族の一員と面会する際に明らかとなる．たとえば，コンサルテーションは次のように始まるかもしれない．

> こんにちは，わたしは○○（コンサルタントの氏名）です．わたしは倫理コンサルタントです．あなたと相談するよう，××さん（コンサルテーションを依頼した人）から依頼がありました．わたしはいつも，どうしたら一番良いかについて難しい倫理的判断が求められるケースに関わっています．最初にお伝えしておきたいのですが，わたしは何が正しいか，何が間違っているかについて，あらかじめ決まった答えを携えてこのケースに関わろうとしているわけではありません．わたしの役目は，あなたとお話しして，あなたが選ぶことの出来る選択肢を検討するのをお手伝いし，なるべくあなたが納得して患者さんの最善の利益にもなるような結論に至ることです．一緒に話し合っていただけますか？

このような話し出しはファシリテーションに特徴的なものであるが，ここでは倫理コンサルタントは，あらかじめ用意された結論を支持するためにやってきた人ではなく，患者にとって何が最善かを決めるために可能な限り人の話を聞き，人と話し，人々をまとめるということができる人である．

本章におけるファシリテーション・アプローチは，倫理コンサルテーションを行うための最も一般的な方法で，より具体的な方法と両立するものと見なすことができる．このアプローチは，価値の衝突の性質を解明するためには重要な情報を集める必要があることを反映している．重要な情報が集まることにより，十分に確立された道徳原則と両立する構造化された手続き重視のプロセスを用いて，当事者たちは合意に至る機会が得られるのである．ファシリテーションのアプローチ全体ができるかぎり保証しようとしているのは，なんらかの結論へと導くコンサルタントの援助が，色の付いた仕方で表現される信念と価値観と，ケースの医学的事実とを公平かつ客観的な仕方で分析することを基礎にして行われることである．しかし，ファシリテーションを用いるためには，データの収集と分析の方法と，結論への至り方について，より厳密な方法論を採用する必要がある．

本章で用いる倫理的ケース分析のモデルは，ロバート・オー Robert Orr とウェイン・シェルトン Wayne Shelton によって開発されたものであり，臨床倫理コンサルタントと教育者としての彼らの共同作業に基づくものである．このモデルは，専門家の倫理コンサルタントが倫理的ケースを十分に分析し提示できることを示しており，そのようなものとして，実践において有用であり，その範囲も包括的なものである．

表 4.1　オー／シェルトン：臨床倫理ケース・コンサルテーション報告書のためのフォーマット

ステップ 1：ケースの基本情報

ステップ 2：コンサルテーションの依頼の理由
また，依頼者が倫理コンサルタントに尋ねたキークエスチョンは何であったか．

ステップ 3：情報提供者
倫理コンサルテーションの際に情報を提供した人は誰であったか．一覧を作成する

こと．

ステップ4：ケースの体系的記述
このセクションは，四つのカテゴリーに分類する必要がある．それらは，医学的適応，患者の意向，QOL（生活の質，生命の質），周囲の状況である．
- 医学的適応――ここ数日の状態，ベースラインの状態，現在の状態，治療の選択肢，予後．
- 患者の意向――患者は判断能力があるか，意向を述べているか，事前指示はあるか，代理人はいるか，など．
- QOL――現在の状態になる前のベースライン，ここ数日のベースライン，近い将来に予想されるベースライン．
- 周囲の状況――社会的状況・家族の状況，このケースに影響を与えるか，このケースが影響を与えるかする，宗教・法・患者が所属するコミュニティの価値観・介護者のバイアスといった他の重要な要因．

ステップ5：評価
ケースの体系的記述で提示された事実に基づいて考えると，患者の置かれている基本的な状況はどのようなもので，そこから生じる基本的な倫理的問題はどのようなものか．

ステップ6：考察と分析
あなたの評価に基づき，この事例における重要な問題と衝突について明らかにし，探求し，説明し，分析せよ．これを読む人が分かるように，倫理的な言葉を用いて何が問題かを説明せよ（権利や義務や価値観といった倫理的用語を必ず用いること）．関連する道徳原則に言及し，そうした原則同士がどのように衝突しているかを明らかにし，どの原則が優先されるべきかについて論じよ．また，自分の議論を明らかにするのに役立つと思われる，関連する先例，特に法律上の見解にも言及せよ．

ステップ7：助言
考察と分析から導かれる助言内容について，現場の医療者の倫理的義務が明らかになるように，明快で明確で実践的な仕方で手短に述べよ．

　もっとも，オー／シェルトンのモデルは，何もないところから生み出されたわけではなく，ジョンセン，シーグラー，ウィンスレイドの『臨床倫理学』という本に基づいている（Jonsen et al. 2002）．
　ただし，オー／シェルトンは，事実と価値の明確化と分析，価値の優先順位

表 4.2　ジョンセンらの四分割表	
医学的適応 一つ一つの医学的状態とそれに対して提案されている治療を検討せよ．次の質問を考えてみよ． ・その治療は医療の目的のいずれかを満たしているか？　どの程度の見込みでそうなのか？　そうでなければ，提案された治療は無益だろうか？	患者の意向 次の問いを考えてみよ． ・患者は何を希望しているか？ ・患者は判断能力があるか？　もしないとすると，誰が患者の代わりに決定するか？ ・患者の希望は，十分な説明のプロセスを経たものか？　理解はしているか？　同意は自発的か？
QOL 患者の QOL を患者の立場に立って記述せよ． ・予想される QOL に対する，患者の主観的な態度はどのようなものか？ ・QOL について，医療者 care providers はどのような見解か？ ・QOL は『最低以下』（＝質的に無益）か？	周囲の状況 当ケースの社会的状況・法律的状況・経済的状況・院内の状況で，次の可能性があるもの． ・治療方針の決定に影響を及ぼす，または， ・治療方針の決定によって影響を受ける（たとえば，治療費を支払えない，社会的サポートが不十分である，など）

付け，明確な助言を行うことができるより大きな枠組を提供している．我々はこの方法を，新米のコンサルタントがすべての手順を踏むことを保証するために用いることを勧める．また，熟練したコンサルタントにも，とりわけ，元々の倫理的衝突がどのように理解され，分析され，解決されたかを当のケースに関わったスタッフに説明し教育する方法として，これを勧める．そこで，以下は推奨される七つのステップを記述したものである．

※※※

ステップ 1：ケースの基本情報

　最初のステップは，ケースについての重要な基本情報が保存されるように保証することである．この情報によって，倫理コンサルタントは，現時点での使用と将来の使用のために，重要な関係者と，日付と，識別コードを記録しておくことが可能となる．当然ながら，これは非常に守秘性の高い情報であり，安全かつ閉鎖された区域に保存しておく必要がある．ただし，院内の倫理コンサルテーションがどの診療科で依頼を受けたのかとか，どの種類の問題が多発し

ているために院内で検討の必要があるかなどが明らかになるように，運用中のデータベースの一部として記録されるべきである．（もちろん，こうしたデータを用いた研究を公表する場合は，匿名化される必要があり，また研究倫理委員会（IRB）の認可を得る必要がある．）

ステップ2：コンサルテーションの依頼の理由

　第二のステップは，通常の場合，倫理コンサルタントがケースについて最初に入手する情報である．経験を積んだ倫理コンサルタントなら知っているように，依頼はさまざまなところからやってくるもので，思わぬところから依頼される場合もしばしばである．たいていの場合，コンサルテーションは患者の医療に実際に携わっている人，すなわち通常は看護師やレジデントや主治医といった現場の医療者からの依頼で開始される．しかし，時には，患者の家族が依頼したり，さらには患者自身が依頼したりすることもある．現状とコンサルテーションを依頼した理由について，依頼してきた人が正直に説明しているものと考えて対応するのが最善である．それと同時に，依頼者の視点は，多数ある視点の一つであることを覚えておくことも重要である．倫理コンサルタントには，最初の情報源の真偽を疑ってかかるべき理由は何もないと言えるが，ファシリテーターとして何より重要なことは，情報を収集し認知することである．コンサルテーションの必要性について最初に述べられた理由は，コンサルテーションのプロセスを開始する正当な根拠ないし基礎なのである．

　実際のところ，最初の理由，つまり発端となる倫理的な問いについては，常に倫理コンサルタントがさらに調査する必要がある．この調査によって，次の三つの方向に進む可能性がある．第一に，最初の問いは，それが十分に分析されたなら，現に答えを必要とする中心的かつ最終的な問いであることが判明する場合がある．第二に，事実の収集と分析によって，最初の問いを新しい視点から理解する必要が生じる場合がある．たとえば，原則の問題から，コミュニケーションの問題に置き換えられるなど，最初の問いが別の形に置き換えられる場合である．最後に，これは他に比べると頻度が少ないが，調査したところ，最初の問いが実は何の倫理的衝突も生み出していないと判明する場合がある．たとえば，単なる誤解であったことがわかる場合がそれであり，その場合，発端となる倫理的な問いは解消することになる．

ステップ3：情報提供者

　第三のステップでは，倫理コンサルタントはケースの情報提供者について記録しておくべきである．「情報提供者」とは，倫理コンサルタントが話し合いをもち，ケースに関連する情報を入手した人々のことである．たいていの場合，非医学的な事実の主な出所は，患者および／または家族であるか，恋人，友人，あるいは後見人である．医学的事実を明らかにして，ケースの全体像を豊かなものにするためには，ケースに直接関係する現場の医療者と話すことも重要である．看護師，ソーシャルワーカー，病院付き牧師，およびその他の医療チームのメンバーは，しばしば何物にも代えがたい価値を持つ．倫理コンサルタントはこうした主要な人物の中の誰かと，あるいはその全員と話す心構えを持つべきであり，また会話の内容を記録しなければならない．

ステップ4：ケースの体系的記述

　第四のステップは，ケースの体系的記述である．これは，全体の作業の大半を占めるものである．というのは，ケースを記述するためには，与えられた事実についてだけではなく，表明された価値観や暗に作用している価値観についても，注意深くまとめる作業が必要だからである．これは次の二つのうちのいずれかの仕方で行うことができる．(a)当該ケースに関連する医学的側面および非医学的側面の全体について，完全な記述的物語を作成することができる．あるいは，(b)完全さを保証するために，より規格化された構造を使用することも可能である．物語アプローチは，一部の経験豊かな倫理コンサルタントが使用しているものである．というのも，彼らはケースについて体系的に考えることに慣れているため，当該ケースにおいて倫理的衝突がどうやって生じたのかについて，物語的説明は有用なストーリーを伝えることができるからである．もう一方の，構造化アプローチは，とりわけ初心者の倫理コンサルタントには有用であるだろう．もっとも，非常に経験を積んだ倫理コンサルタントであっても，そのような構造を便利だと思うかもしれない．本章で推奨される構造は，ジョンセンらの「四分割」法に大きく依拠したものである（Jonsen 2002；表4.2を参照）．

医学的適応

　倫理コンサルテーションを依頼する最初の理由が定かになり，また倫理コン

サルタントが最善の努力をしてその理由の真偽を確かめ，その結果，倫理コンサルテーションが必要だと考えるに至ったならば，プロセスが開始される．価値の衝突を理解するために必要である基本的出発点は，ケースの医学的事実である．倫理コンサルタントが医学的事実を収集する役割を果たさなければならないということは，倫理コンサルタントは非医学的なコンサルテーションに必要な基礎的なレベルの医学的事実を理解し評価する能力を備えていなければならないということであり，また医療現場で信頼のおける医療チームの一員として働くことができなければならないということである．そこで，倫理コンサルタントは，患者のカルテを読むことができ，医療スタッフとの話し合いにおいては医学的事実について明確かつ基本的な理解を行うことができなければならない．そして，その結果，倫理コンサルタントは通常，患者の状態と今後の治療上の意思決定の目標に関して，全般的な物理的パラメーター（限界）を設定することになる．

　倫理コンサルタントが尋ねるべき最初の質問は，おそらく以下のごく当然な質問であろう．「患者の診断と予後はどのようなものか，また医学的な専門知識に従った場合，患者の治療に当たって，達成可能な医療上の目標は何か」．これらはみな，医学的なエビデンスに基づく，事実に関する質問である．注意しておきたいのは，「医療上の目標」は，いかなる意味でも医師の価値観に基づく意向と解釈されてはならず，医学的に達成可能なアウトカムについての評価と考えられなければならないということである．他にも，医学的事実に関わる多くの質問に対する答えが必要かもしれない．たとえば，「患者は治療に持ちこたえられるか」，「その場合，結果的に障害やなんらかの制約が残るか」，「緩和ケアも選択肢の一つか」，「医療上の目標が達成される見込みはどれくらいか」，「その達成に関して，ある程度の可能性はあるのか，あるいは不可能なのか」，などである．これらの情報はすべて，患者や家族に伝えることができるように，通常の非医学的な言葉で表現されなければならない．

　医学的事実の収集と分析が行われると，医学的な利益と負担の比率がより明らかになる場合が多い．言い換えると，患者にとって達成可能であるか，その可能性が高い潜在的な医学的利益（たとえば延命）は，医学的な負担（たとえば身体的苦痛，苦悩，障害）と比べて，どの程度のものであるのか，ということである．この評価は，できるだけ価値中立的なものとなるよう目指すべきであり，また，ケースに関連する主治医や他の専門的医療者による報告に従った

ケースの客観的・科学的な理解に基づくべきである．利益と負担の割合の理解が明確であればあるほど，医師は患者に善をなす義務（善行原則）と，患者に危害を加えない義務（無危害原則）をより良く果たすことができる（Beauchamp and Childress 1994）．

患者の意向

　倫理コンサルタントがケースに参入するのは，患者やその家族の希望や価値観と関連のある医学的事実について話を聞いたり話をしたりする時間を持つことにより，医師患者関係を援助したり，場合によってはその関係を修復したりするためである，と言えるかもしれない．倫理コンサルテーションのプロセスは，患者の視点から医療上の目標を明確にする機会となる．というのも，現代の医療倫理の基本原則は患者の自律（すなわち自己決定）の尊重だからである．簡単に言えば，これが意味するのは，患者の希望や意向がわかっている場合，それを聞き入れて，治療方針を実行する際の指針として真面目に受け取るべきだということである．患者や代理人には，医療上のある目標の方が他の目標よりも望ましいという何らかの理由があるかもしれない．患者の自律尊重原則は，自分の価値観や意向を表明する能力を現にもつか，またはかつてもっていた個人に適用される．これはすなわち，自分の個人的自律を表明することができない（もしくはこれまで一度もできなかった）小さな子ども（第9章参照）やその他の人々に対しては，自律尊重原則は直接適用されないということである．その場合，代理の意思決定者である親や後見人が，意思決定者としての道徳的権限を持つものとみなされるが，意思決定は患者の最善の利益という制約の枠内で行われなければならない（PSDA〔患者の自己決定権法〕1990；Beauchamp and Walters 1999）．

　患者に判断能力があり，自らの意向を直接言葉にできる場合は，倫理コンサルタントは患者と直接話すべきである（Fletcher and Hoffman 1994）．十分な評価の結果，患者に判断能力がないとされた場合（Buchanan 2004）は，倫理コンサルタントは患者の事前の意向が存在しないか確認する努力をしなければならない．患者は，判断能力を失った場合に自分に代わって意思決定を行う医療代理人を指名する権利があり，また自分が事前に表明した意向を尊重してもらう権利がある（PSDA 1990）．代理人となった人は，判断能力をうしなった患者の代わりに発言するが，その際，できるかぎり患者の価値観や意向として

知られているものと一致する仕方で発言する義務がある．しかし，実際には，正式な医療代理人を指名している患者はほとんどいないため，患者が判断能力を失うと，患者のことをよく知っていて患者の代わりに発言することができる人を見つける必要がある場合が多い．その際，その人は，あらゆる意味で，正式に指名された代理人と同等の道徳的権限を持つことになる（かならずしも同等の法的権限を持つとはかぎらないが）．ここでもまた，代理人の主要な倫理的役割は，正式に指名されたにしろそうでないにしろ，患者の価値観や意向を代弁することである．患者の事前の意向が知られていない場合は，代理人は患者の最善の利益に基づいて意思決定を行うべきである（Veatch 2003）．代理人が患者の代わりに意思決定する際の法的権限は，倫理コンサルテーションが実施される州の法律によって規制されている．州法は，判断能力を失った成人の代理人に適用されるばかりでなく，子どもや判断能力のない人のための意思決定者として行為する親や後見人に対しても適用される（Beauchamp and Walters 1999）．

　代理人と手短に話し合うことによって問題がすばやく解決することもあれば，かなりの時間を割かなければならない場合もあり，そのような場合に必要とされる時間を取ることは，多くの医師にとっては不可能であるか，あるいは気が向かないことである．代理人や家族との長時間の話し合いがとりわけ必要となるのは，彼らが罪の意識に苛まれていたり感情的なストレスを抱えていたりするなどの個人的ないし家族的なストレス要因を持つ場合であり，こうしたストレス要因は彼らが患者の代わりに医療上の意思決定を行う際の障壁となる．こういった状況においては，倫理コンサルタントは問題を明確にしたうえで，患者の意向や価値観を念頭にその問題について話し合うことを試みる．話し合いの目標は，代理人の話を聞き，援助を与えることであり，それと同時に，代理人の役割が持つ責任について明確な自覚を促進することである．

QOL

　近年，患者に選択可能な治療法の数が急速に増えたことによって，患者の潜在的な利益が増大しただけではなく，同時にリスクや負担の可能性も増大した．患者に判断能力がある場合は，ほとんど常に，患者自身が利益と負担の割合を評価して自分の価値観や意向に従ったQOLの判断を行う機会が与えられる．その例外となるのは，患者の決定が他人に不当なまでの影響をおよぼす場合で

あり，たとえば，判断能力はあるが高齢で常に介護を必要とする患者が，自宅に戻って障害を持つ配偶者によって介護されることを望む場合などである．一方，患者に判断能力がない場合には，代理人や医療チームやそれ以外の人々が患者の現在および今後の QOL の評価を試みる必要がある．その際，患者の事前指示が何らかの形で存在する場合にはそれに基づいて，患者の価値観や意向として知られているものを考慮に入れなければならない．患者の事前の意向や価値観が知られている場合，ほとんどのケースでは，それに従って意思決定が行われなければならない（ただし，一部の論者は，患者の疾患が実際には患者に大きな影響をおよぼしているために，患者はもはや同一人物とは言えない場合があると論じている．もしそうだとすれば，これによって事前指示は有効性を失うことになるだろう（Veatch 2003））．

　倫理的に最も難しいケースの一つは，患者が明確な意向を表明しているものの，判断能力の決定がきわめて困難な場合である．そのようなケースにおける倫理コンサルタントの仕事の一つは，第三者の視点を提示することである．患者が強い意向を表明している場合，たとえ判断能力が少ししかないか，もしくはその存在が疑われる場合でも，患者の意見を聞き入れて，できるかぎり尊重すべきである．実際のところ，判断能力の存在が疑われる患者が，患者の QOL 改善を目的とした医療上の選択――たとえば（一時的な栄養補助のための）経鼻胃チューブ――に強固に反対する場合は，その目的が達成される可能性は低くなる．であるから，実際的に言って，患者が治療に協力する意向や能力があるかどうかは，判断能力の有無にかかわらず，考慮に入れるべき事柄なのである．

　現場での団結した努力にもかかわらず，患者の価値観が知られていないか，もしくは知ることは不可能であると判断されたケースにおいては，意思決定は上述の最善の利益基準に従って行う必要がある．その際，法的な見解も含め，さまざまな見解を考慮に入れる必要がある．これは臨床倫理において論争の多い領域である（Buchanan and Brock 1989）が，HEC 委員が心に留めておくべき基本的な要点がいくつかある．たとえば介護施設の付添い人など，血縁のあるなしにかかわらず患者のことを少しでも知っている人がいる場合で，しかもその人が誠実に情報提供をしようとしている場合は，その意見を聞くべきである．また，患者の自律の基盤が存在しない状況においては，選択可能な治療方針の中でも，人道的な医療上の目標の促進と患者の QOL の向上を最も適切な

仕方で行うものに基づいた意思決定がなされるべきである．倫理コンサルタントは，患者が以前のベースラインとなる機能レベルに比べてどのような性質の不利益を蒙る可能性が高いかについて詳しく説明するとともに，すべての医療上の選択肢について，その潜在的な負担と利益を十分に説明することが求められる．明らかな不利益としては，短期間での死亡，不可逆的な意識喪失，精神状態に関する障害や異常，および麻痺などである．留意すべき重要なことは，QOLの評価は本質的に難しいということである．これは，医学的な予後の診断には不確実な要素が不可避的に含まれることと，少なからず関係している．

周囲の状況

　これは，情報収集が必要な最も大きな領域であり，マクロな状況からミクロな状況まで，ケースの状況に関するあらゆる問題について，倫理コンサルタントの想像力の及ぶかぎりで情報収集が行われなければならない．しばしば，個々のケースは，医師患者関係の外部にある要因によって影響を受けている．たとえば，医療チームに不和がある場合や，困難な心理社会的状況がある場合，複雑な家庭事情がある場合，文化的・宗教的集団に所属している場合，法的・経済的要因がある場合などである．また，個々のケースが，当該ケースの外部にある利害に影響をおよぼす場合もある．たとえば，病院の輸血用の血液あるいは他の希少資源の供給や，輸血やそれ以外の制約のある医療を必要とする他の患者を助ける能力に影響する場合などである．それぞれのケースには，それに固有の周囲の状況が存在するため，倫理コンサルタントはケースと重要な関係を持つ周囲の状況を記述するだけではなく，ケースが医療機関や医療制度における外的な要因とどのような関係を持つかについても記述する必要がある．劇的なものから，日常的なものまで，あらゆることが起こりうる．たとえば，患者の怪我の原因となった自動車事故を引き起こした運転手に対して行われるかもしれない訴訟の影響や，患者に末期であると告げることを拒否する家族の文化的伝統や，死につつある患者に輸血をすることで治癒可能な病気の患者に輸血ができなくなる場合，などである．

ステップ5：評価

　ケースの体系的記述が四分割表によって得られたことで，次に第五のステップに移って，当該ケースにおける患者の基本的状況と最も基本的な倫理的問題

を簡潔に評価することができる．このステップでは，倫理コンサルテーションの発端となった問いについて，当該ケースについて学んだ事柄に照らして，再度問うてみたり，別の仕方で問い直してみたり，あるいは問いが解消されないか考えてみたりすることになる．この時点でなされる評価は，当該ケースに関連する情報をできる限り徹底的に収集する試みがなされたあとに行われるものである．そこで，この評価は，「十分な熟慮と情報に基づく，中心的な問題ないし衝突についての陳述」と呼びうるものであり，それは最も簡潔な形で述べられる陳述である．

ステップ6：考察と分析

中心的な問題が陳述されると，第六のステップで十分な議論と分析を行うことができる．最初の課題は，価値の衝突が生じている諸要求を明確 clarify にすることである．たとえば，義務と権利（医師の善行義務と，患者が自律的に行為する権利）の間での衝突，権利と権利（医師が良心に従って行為する権利と，患者が自律的に行為する権利）の間での衝突，何が正しいかについての道徳的理解（医療上の目標についての考えが家族の成員間で異なる場合）の衝突．明確化するためには，これらの衝突する諸要求について同僚と一緒に辛抱強く反省し議論を重ねることが常に要求される．そのためには，主要な論点についてより具体的で焦点を絞った話し合いが必要とされたり，ケースにかかわる特定の人物や特別な知識や情報を有する同僚との話し合いや彼らの洞察が必要とされたりするかもしれない．できるかぎりの明確さが得られたならば，価値が衝突する諸要求を順位付けし，当該ケースに適用する必要がある十分に確立されたガイドラインに基づいて，その順位付けを正当化する必要がある．たとえば，患者に判断能力があるか，もしくはその希望や価値観が十分に知られている場合，患者が一定の道徳的権限を持つことが認められている自由な社会においては，価値の衝突する立場を分析し，どの立場が優先するかを決定することができる．そこで，倫理コンサルタントの主要な役割は，善行や無危害や正義といった他の価値や原則との関連で，患者の自律の限界を評価するのを手伝うことだと言える．だが，より多くの場合は，患者の希望として知られているものや，患者の最善の利益についての慎重な理解が，ケースの解決策を考えるうえで役立つだろう．倫理コンサルタントは，倫理理論・倫理綱領・倫理原則・専門的基準・法律などの手続的なプロセスをよく知っている者として，一つの価値的

な立場が他の立場よりも優先すると主張し，その理由を説明しなければならないだろう．また，選択可能な治療方針について，当該ケースの患者と上手に話し合うことができる必要がある．さらに，これが一番大事であるが，患者の基本的権利を侵害する選択肢など，倫理的に受け入れられない選択肢を除外できる必要がある．

ステップ7：助言

　ようやく，ケース分析の方法の結論（第七のステップ）に至り，ケースの最善の進め方について助言することができる．助言内容は，これまでのプロセスの論理的かつ実践的な流れに基づくものであり，また，さまざまな当事者たちに受け入れられているコンセンサス（合意）を反映するものである．助言内容は，具体的にどのような行為をとるべきかについて，簡潔に指示するものでなければならない．それはファリシテーション・アプローチを反映したものであるべきである．このアプローチは，ケースに関する事実に基づき，最も適切で有用なアウトカム（結果）は何であるかについての道徳的判断および意見のコンセンサスを目指すものである．また，助言内容は基本的な道徳原則や法律とも一致したものであるべきである．もし倫理ファシリテーションによって，衝突している関係者の間でのコンセンサスが得られない場合は，倫理コンサルタントはHECの他のメンバーたちに援助を求めるべきである．そして，ケースに関する事実と関連する倫理原則についての彼らの審議に基づき，倫理的に許容できる選択肢を，すべて，またそれだけを，十分に注意して提示すべきである．同時に，助言内容はできるだけ詳細かつ具体的なものであるべきであり，現場の医療従事者に対して，彼らの倫理的な義務に基づいてどのような行為をなすべきかを明確に指示するものでなければならない．たとえば，かりに結論が「延命治療を拒否する患者の権利を尊重すること」だとすると，このことが意味することを詳しく述べなければならない．たとえば，患者のDNR指示を作成すること，採血も含め緩和ケアを目的としないあらゆる介入を中止すること，および，呼吸機能の低下や死のリスクの増大という意図しない副作用を伴うにせよ，最大限の緩和ケアを行うことを医療上の目標とすること，などである．これによって，臨床家は，以下の助言に例示されているように（表4.3参照），患者に対する自らの義務を果たすために正確に何をすべきなのかを知ることができる．

最後に二つの点を強調しておく．一点目は，助言内容は，倫理コンサルタント個人の意見や見解に留まるわけではないということである．むしろそれは，HECも含めて，当該ケースに関与し，またコンサルテーションのプロセスの一部をなす人々の合意を反映したものでなければならない．二点目は，ケースについて抽象的に論じることは，臨床上の衝突について洞察を得るのに有用な活動ではあるものの，部外者としてケースを眺めることは，ケースを直接経験したりそれに関与したりすることとは決して同じものではないということである．衝突する諸価値の順位付けに関する判断は，衝突を経験している人々の現実の関係や，彼らが到達するコンセンサスのあり方によって，明らかに大きな影響を受けると言える．

　表4.3は，ケース1の詳細を用いて，上で述べられた方法に従ってケースを記述する方法を示したものである．これは，コンサルテーション報告書に記載されるような，最終的なものである．

表4.3　ケース1：倫理コンサルテーション報告

ステップ1：ケースの基本情報
患者の名前：マーサ・ドウ（Martha Doe）
誕生日　＊＊年4月4日　カルテ番号（MR＃）：＊＊＊1111000
依頼者：スミス医師（レジデント）
主治医：ジョーンズ医師
診療科：内科（病棟），ユニット：A-5
倫理コンサルタント：コンサルタント女史（Ms. Consultant）
日付：2003年10月10日

ステップ2：コンサルテーションの依頼の理由
コンサルテーションの依頼の理由，もしくは，依頼者が倫理コンサルタントに尋ねたキークエスチョンは何であったか．
患者を守る医師の義務は，この状況においてはどのようなものであるか．
患者が判断能力を持ち，自分の意思決定のリスクを理解していることは，どのようにすれば保証できるか．

ステップ3：情報提供者
患者
患者の兄弟

レジデント
看護師
ソーシャルワーカー
主治医

ステップ4：ケースの体系的記述
医学的適応
患者は86歳の女性．1989年1月20日，自宅にいるとき，めまいでもうろうとし，車椅子から転落．自分で救急車（EMS）を呼ぶことができ，救急病棟（ED）に運ばれた．患者には胃腸内の出血（GI）も見られた．大腸内視鏡検査をしたところ，重大な所見はなかった．胃腸内の出血（GI）は自然に治癒した．既往歴には，高血圧とうっ血性心不全（CHF）があった．現在，患者の容態は安定しており，入院の必要はなくなっているが，身体が弱っているため，退院に先立ちリハビリを受けることが望ましい．現時点では，女性が帰宅して一人暮らしを再開すれば，また車椅子から転落する可能性が高い．

患者の意向
患者の意識は十分にはっきりしており，見当識もある．ただし，耳が遠いため，コミュニケーションは容易ではない．患者は自宅に戻ることを強く望んでおり，介護施設に入れられることをひどく怖れている．患者はリハビリ施設に行くことも拒否しているが，それは，リハビリ施設に行くと，最終的に介護施設に行くことになるのではないかと怖れているためである．患者には自分で意思決定をする判断能力があるように思われる．

QOL
入院前の彼女のQOLは，たとえば車椅子を使用していたなど，いくらかの制約があったものと思われる．ただ，補助があれば買い物に行けたし，支払いなども自分で行っていたので，比較的良好な生活状態にあり，自分で自分の世話ができていたものと思われる．しかし，自足的生活をする能力はおそらく減退しつつあったと考えられる．自立的生活を維持することは患者のQOLに大いに役立つと思われるが，自分のアパートで自分自身の世話をするのが体力的にきつくなるにつれ，一人で生活していると怪我をするリスクが高まるため，QOLにマイナスの影響が生じる可能性もある．

周囲の状況
患者は入院前はアパートで一人暮らしをしていた．慈善団体による食事の宅配サービスを受けており，また定期的に在宅介護補助者がやってきていた．患者の最も近しい親族は，別の州に住む88歳の兄だと思われる．患者の兄に電話したところ，彼は患者と昨日電話で話したと言い，妹は以前より元気に話していたと言う．それ

だけでなく，彼は妹には判断能力があると思うとも述べ，妹は昔から頑固だったと言う．患者を一人で自宅に帰らせることについては，彼は「やらせてみたらどうですか」「他にできることもないですし」「妹の考えを変えることは無理です」と述べた．患者と密に連絡を取っている親族は他にはいないと思われる．患者は自宅の近くで開業している医師の言うことを信頼していると言っており，患者と話をする際にこの医師がいると有用かもしれない．

ステップ5：評価
この患者は体が弱いため，彼女の旺盛な自立心は称賛されるべきものであるが，患者の自律を尊重して自宅で一人暮らしをすることを認めると，患者の安全にリスクが生じる．

ステップ6：考察と分析
本ケースの医師たちは，自分たちには善行に基づく義務――すなわち，健康が衰え始め徐々に自立的生活ができなくなりつつある高齢の患者を守る義務――があるのではないかと適切にも感じている．この患者が自宅に戻って一人暮らしを再開すると，自分で怪我をする可能性が高いというのは正しいと思われる．同時にまた，患者は十分にコミュニケーションができ，見当識もあり，自分の価値観や意向を述べることができるため，判断能力は失われていないと思われる．患者は自宅に戻ると主張し，介護施設に入ることを拒否している．患者の兄も，患者が昔から非常に自立心が強かったため，彼女の希望を尊重すべきだと述べている．医師の心配は十分に裏づけがあるものの，パターナリスティックに行動して患者の意向を尊重しないことは正当化されないと思われる．彼女には十分な判断能力があるため，彼女の自律は尊重されるべきである．

ステップ7：助言
この患者に判断能力があることはみなが一致して認めていると思われるため，患者の希望が尊重され叶えられる権利が守られるべきである．しかし，患者の世話をしている医療者たちが彼女にリハビリを勧めるのも正しいことである．最終的には，患者が医師の助言に従うことを強く拒否するのであれば，患者の意向は我々が患者を自分自身から守る義務よりも優先すると考えるべきであり，患者は希望通り退院させられるべきである．

4　紛争を解決する方法

上述のケースにおける倫理コンサルテーションのプロセスの記述からも明らかと思われるが，倫理コンサルテーションの重要な要素は，第三者が紛争解決

に取りくむことである．HECの倫理コンサルタントは，紛争状態にある両サイドを合意へと導くのに役立つ有効な戦略を用いることができなければならない．伝統的には，第三者による紛争解決一般について，三つの役割が規定されている．それは，交渉，仲裁，調停（メディエーション）である．これら三つの役割はいずれも，HECの倫理コンサルタントが臨床現場で果たす役割と完全には一致していない．また，これらの役割の一つに限定してしまうと，存在しているジレンマを悪化させることになるかもしれない．とはいえ，これら三つの戦略の概略と，倫理コンサルテーションへの適用方法について，簡単に説明することは有用であろう．ただし，これら三つの役割の中で，倫理コンサルテーションに有効である場合が最も多いのは，調停者としての役割であり，その有用性と意義については先行研究でも論じられている（Bush 1989; Bush and Folgers 1994; Della Noce 2001; Moore 1996; Stulberg 1981; Dubler and Liebman 2004）．

　交渉の目的は，コンサルテーションを依頼した側の当事者に有利な結論に至るよう，紛争を解決に導くことである．一般的には，これはHECの倫理コンサルテーションの役割としては不適切である．というのは，倫理コンサルテーションのプロセスは，データを収集し，すべての側の話を聞き，合意を形成するために，開かれた心で行われなければならないと定義されているからである．したがって，純粋な意味での交渉というのは，おそらく，倫理コンサルタントが行うこと（もしくは行うべきこと）と，最も一致しない役割だと言えるだろう．とはいえ，交渉の対象となる選択肢が倫理的に問題のないものと考えられる場合には，交渉が戦略として有用な場合もある．たとえば，多臓器不全の患者の生命維持装置をいつ中止するかについて，終末期の意思決定を患者の家族が医師と相談するような場合である．倫理コンサルタントは，他の現場の医療者と共に，予後は理解しているものの感情的に治療中止をまだ受け入れられない家族に対して，時間枠について交渉することができる．その目的は，治療中止という大きな意思決定を行う前に，何日間臨床的な変化をモニターするかについて，意見の一致を図ることである．いつ治療を中止するかについては，倫理的にあらかじめ設定された時点というものは存在せず，また唯一の目標は，患者の最善の利益や家族の同意と一致した決定を生み出すことである．したがって，交渉して時間枠を設定することにより，家族は差し迫った患者の死に対して心の準備をする数日間の猶予が得られると共に，最終的な決定が慎重にな

されたものであることを確認するための一層の根拠が得られることになる．

次に，仲裁という役割においては，倫理コンサルタントは，両サイドの当事者の依頼に基づき，裁判官としての役目を果たすことが要請される．仲裁人は，最初は不偏不党な見地から情報を収集するが，プロセスの最後では結論に至ることが期待される．両サイドの当事者は，その結論を受け入れる義務がある．倫理コンサルタントがこのような権威を持つことはまれであり，そうあるべきだとも言えない．ただし，仲裁が交渉のプロセスの一部になる場合がある．それは，現場での経験を積んだ倫理コンサルタントが，仲裁人として認められるよう紛争の両サイドと交渉して合意を得た場合に，その役割を果たすことで臨床上の紛争に解決をもたらすような場合である．

最後に，調停者としての役割は，紛争当事者たちが受け入れ可能な解決方法を見つけて合意を得ることを手助けすることである．そのために，調停者は和解に至るための以下のプロセスを提供する．すなわち，質問をしたり答えたりすること，回答を明確にすること，情報を提供すること，難しい問題について別の見方を提示すること，思いやりを示すこと，である．調停人は裁判官の役割を担うことはなく，むしろ，十分に議論を促し共通の理解が得られれば，共通の土俵は常に見つかるものだという前提に基づき話を進めようとする（Orr and deLeon 2000）．

ナンシー・ダブラー Nancy Dubler とキャロル・リーブマン Carol Liebman は，臨床現場における生命倫理メディエーションのための有用なガイドラインを開発している．そこには以下のものが含まれる．

- 関係者たちの，明言された利害関心と，隠された利害関心を理解すること
- 当事者たちに紛争をもたらす元となる，権力・知識・スキル・経験の格差が最小となるよう，公平な環境を作り出すこと
- 当事者たちを手助けして，彼らの利害関心の所在を明らかにし，共通の土俵を探し出し，紛争解決のための選択肢を最大化すること
- コンセンサス（合意）が，「原則に従った解決方法」として正当化可能であることを保証すること．すなわち，解決方法は，生命倫理の諸原則や患者と家族の法的権利と一致するものでなければならない．（Dubler and Liebman 2004）

ダブラーとリーブマン（Dubler and Liebman 2004）のガイドラインに従うと，調停のプロセスは常に，ケースの結果がどのようなものになるべきかに関して不偏不党なスタンスから出発する．また，HEC はそのようなスタンスを貫けるよう，医療機関からのサポートを受ける必要がある（第15章参照）．調停者の主な目的は，結果に関して利害を持つすべての人々の意見を聞くことができる中立な雰囲気を生み出すことによって，原則に従った解決方法に至る可能性を最大化することである．時間枠の交渉の例（上述）では，調停が適切と考えられる別のシナリオを考えることができる．すなわち，医師が家族との時間枠について交渉に失敗したために，倫理コンサルタントが呼ばれて，治療中止の適切な時点についての意見の不一致によって生み出された難局を解決しなければならない，というケースである．このようなケースでは，倫理コンサルタントの目標は，調停を通じて紛争当事者たちをサポートし，治療中止に関する意思決定のための時間枠について合意を得ることである．

5　倫理コンサルテーションを行うためのいくつかのモデル

倫理コンサルテーションを提供する各医療機関は，専門的技能と資格の問題に加えて，このサービスを提供する際に用いるモデルの種類について考える必要がある．ここで「モデル」というのは，誰が倫理コンサルテーションの提供に責任を持つのかを規定する制度的メカニズムのことである．上述の「アプローチ」や「方法」はこれとは異なり，コンサルテーションが行われる際のプロセスと関係するものである．とはいえ，以下で明らかになるように，ある種の「モデル」においては，ある種の「方法」が採用される，もしくは採用されないという対応関係がある．HEC がどのモデルのコンサルテーションを採用すべきかという問いは，多くの場合，どのような種類の資源（リソース）が利用可能かということに帰着する．そこで，HEC のメンバーは，自分の医療機関において，どのモデルが最適であるかを評価できなくてはならない．通常用いられる倫理コンサルテーションのモデルは，三種類ある．すなわち，(1)個人コンサルタント，(2)全員参加の委員会，(3)小チーム，である．

個人コンサルタントは，倫理コンサルテーションが頻繁に必要とされる大規模病院においてより多く見られるものである．当然ながら，そうである理由の一つは，個人の倫理コンサルタントの方が，緊急な取組みを必要とするケース

において，すばやく援助と助言を行うことができるためである．彼らは，他の臨床コンサルタントと同様に，いつでも呼び出し可能なようにポケベルを携帯しており，必要に応じてすぐに対応することができる．倫理コンサルテーションの依頼が来ると，個人コンサルタントはケースが生じたユニットと直接に対応し，カルテを検討して関係者と話し合いを行う．多くの場合，対話を通じて形成されたコンセンサス（合意）によって問題が解決する．しかし，コンセンサスが得られず問題が解決しない場合，とりわけケースが法的な措置に至りかねない根深い紛争を孕んでいる場合，責任ある倫理コンサルタントは，院内あるいは院外の他の倫理コンサルタントに相談すべきである．根深い論争を孕むような価値のジレンマについて助言を行う責任を，一個人が一方的に背負うべきではないというのが大前提である．すべての関係者の意見が検討された上で妥当な助言が行われていることを保証するためには，他の人からの批判的なフィードバックが不可欠である．

　個人コンサルタントの対極にあるのが，全員参加の委員会である．HECはさまざまな個人から成り立っているため，より多くの見解が得られ，それにより倫理的ケースにおいて生じた価値の衝突を客観的に分析する能力が高まるものと期待される．HECのメンバーのほとんどは，医師，看護師，チャプレンなどの臨床に携わる病院のスタッフであり，通常は地域社会から選出された委員が少なくとも一人いる．しかし，HECによっては訓練を受けた倫理学者が参加している場合もあるものの，メンバーたちの倫理教育のレベルには大きな格差がある．多くの場合，メンバーに対する臨床倫理教育は，HEC自体が開発した非公式のプログラムによるものである．そのような自前の教育は，問題となる可能性がある．というのは，自分自身，教育が必要かもしれない人々が，教材の選択を行うからである．とはいえ，倫理コンサルテーションを行うモデルとして全員参加の委員会を使用する利点は，チェック機能とバランス機能が内蔵されていることにある．また，メンバーたちによる複数の視点を検討する機会も与えられる．もちろん，マイナス面もある．第一に，HECはさまざまな個人によって成り立っているため，大人数の専門家たちをすばやく招集して，一つの部屋に集めることが難しい場合もある．第二に，問題についてコンセンサスを形成したり，推奨される方針について意見の一致を見たりすることが困難な場合もある（委員会に関するこれ以外の問題については，第15章で枚挙されている）．

両者の妥協案と考えられるのが，小チームモデルである．通常これは，看護，医学，パストラル・ケア，哲学などのさまざまな専門的バックグラウンドを有する個人からなるものであり，臨床倫理の領域での彼らの資格のゆえに HEC が任命するものである．そこで，この方式は，委員会方式が持つ複数の視点という固有の特徴を維持している．これにより，配慮が必要で紛糾の可能性がある価値負荷的な衝突ができるだけ客観的に扱われて，一個人による一方的な指令とはならないように保証する，チェック機能内蔵のプロセスが提供される．しかも，全員参加の委員会とは異なり，小さいチームであるため，差し迫った状況にすばやく対応することができる．サルマジー Sulmasy が指摘するように，このアプローチの利点は，「直ちに対応可能で，臨床に足場を持ち，医療チームや患者と家族にとって大いに役立つ可能性があることである．また，コンサルテーションに際して正当な専門的技能が存在することも保証されている．というのは，ポケベルを携帯する人々は一定の基準の資格を備えているものと考えられるからである」(Sulmasy 2001, 101)．他の何人かの論者も小チームアプローチの利点を認めており，これは米国の病院における倫理コンサルテーションサービスの共通モデルとなりつつある (Swenson and Miller 1992; Fox et al. 1998; Orr and deLeon 2000; Sulmasy 2001)．

　第1節で挙げたケース1，2，3が実際に起きた病院では，最初は個人コンサルタントが要請に応じるという形で開始された．しかし，そのいずれのケースにおいても，個人コンサルタントは，同僚の倫理コンサルタントの助言とコメントを求めた．特にケース2と3については，小チームで問題を話し合い，客観的かつ十分に議論したことを保証する必要があった．両方のケースとも，生と死についての意思決定が問題となっていたため，緊急かつ深刻な問いが生じていた．個人コンサルタントモデルは，ケースに直ちに対応して事実の収集を開始することを可能にするが，ケース2や3のような場合は，小チームが最適である．全員参加の委員会はときに有用であるかもしれないが，それは十分な時間がある場合に限られるため，緊急の難しいケースが持つそもそもの性格からして，典型的とは言えないであろう．

6　結　論

　本章では HEC のメンバーに対して倫理コンサルテーションのプロセスの基

本的な概要を提示した．これにより，彼らが倫理コンサルテーションサービスの監視を行い，場合によっては参加するという責任を果たす準備ができるものと期待される．この概説で提示されたのは，以下の事柄である．すなわち，典型的な倫理的ケースのサンプルの記述，倫理コンサルテーションに必要な専門的技能の性質，ケースの報告を作成するための方法を用いる際のステップ，紛争解決に用いられる技法，倫理コンサルテーションを行う際のモデル，である．我々が自分たちの医療機関で学んだのは，HECが積極的に活動すると，倫理コンサルテーションに対する関心と，それを受け入れる雰囲気が高まるということである．我々の希望は，HECのメンバーたちがこの基本的情報を用いて倫理コンサルテーションの適切な使用を促進してくれることである．それは単に，臨床のスタッフをサポートするという目的からだけではなく，患者とその家族や友人に対するケアの質を高めるためにも，そうしてもらいたいのである．

倫理コンサルテーションという分野は急速に発展しているものの，今後なされるべき事柄はたくさんあり，HECのメンバーが重要な役割を果たすことは疑いのないことである．生命倫理の認証プログラム，修士コース，研究員制度など，HECのメンバーが倫理コンサルテーションについてさらに学ぶ機会はたくさん用意されている．

さらなる考察のために

1. 臨床現場における倫理的衝突の原因にはどのようなものがあるか．
2. 倫理コンサルタントは，価値の衝突の解決をどのような仕方で手助けするのか．
3. 何が「よい」結果と見なされるのか．
4. 倫理コンサルテーションをする資格がある人とはどのような人か．
5. 倫理コンサルタントが遵守する責任を負う専門職基準があるべきか．

注

　本章を執筆するに当たり，ミッシェル・キルガロン Michelle Kilgallon による優秀な編集上の助力があったことを記して謝辞を表したい．

参考文献

ASBH. American Society for Bioethics and Humanities. 1998. *Core competencies for bioethics consultation*. Glenview, IL: American Society for Bioethics and Humanities.

Beauchamp, T., and J. Childress. 1994. *Principles of biomedical ethics*. Oxford: Oxford University Press.

Beachamp, T., and L. Walters, eds. 1999. *Contemporary issues in bioethics*. Washington, DC: Kennedy Institute of Ethics and Department of Philosophy, Georgetown University, Wadsworth Publishing. T・L・ビーチャム／J・F・チルドレス『生命医学倫理』永安幸正・立木教夫監訳，成文堂，1977年.

Buchanan, A. 2004. Mental capacity, legal competence and consent to treatment. *Journal of the Royal Society of Medicine* 97: 415-20.

Buchanan, A., and D. Brock. 1989. *Deciding for others: The ethics of surrogate decision making*. New York: Cambridge University Press.

Bush, R. A. B. 1989. Efficiency and protection, or empowerment and recognition? The mediator's role and ethical standards in mediation. *Florida Law Review* 41: 253.

Bush, R. A. B., and J. P. Folgers. 1994. *The promise of mediation: Responding to conflict through empowerment and recognition*. San Francisco: Jossey-Bass.

Della Noce, D. J. 2001. Mediation as a transformative process. In *Designing mediation: Approaches to training and practice within a transformative framework*, ed. J. P. Folger and R. A. B. Bush, 71-84. New York: New York Institute for the Study of Conflict Transformation.

Dubler, N., and C. Liebman. 2004. *Bioethics mediation: A guide to shaping shared solutions*. New York: United Hospital Funds of New York.

Fletcher, J. C., and D. E. Hoffmann. 1994. Ethics committees: Time to experiment with standards. *Annals of Internal Medicine* 120 (4): 335-38.

Fox, M., et al. 1998. Paradigms for clinical ethics consultation practice. *Cambridge Quarterly of Healthcare Ethics* 7: 308-14.

Hester, D. M. 2001. *Community as healing: Pragmatist ethics in medical encounter*. Lanham, MD: Rowman & Littlefield. pp. 26-27.

Hollinger, P. C. 1989. Hospital ethics committees required by law in Maryland. *Hastings Center Report* 19 (1): 23-24.

Jonsen, A., et al. 2002. *Clinical ethics: A practical approach to ethical decisions in clinical medicine*. 5th ed. McGraw-Hill. ジョンセン，シーグラー，ウィンスレイド『臨床倫理学——臨床医学における倫理的決定のための実践的なアプローチ』赤林朗・蔵田伸雄・児玉聡訳，新興医学出版社，2006年.

Kelly, D. F. 2004. *Contemporary Catholic health care ethics*. Washington, DC: Georgetown University Press.

La Puma, J., and Schiedermayer. 1994. *Ethics consultation: A practical guide*. Jones and Bartlett.

Lo, B. 1987. Behind closed doors: Problems and pitfalls of ethics committees. *New England Journal of Medicine* 317 (1): 46–50.

Marsh, F. H. 1992. Why physicians should not do ethics consults. *Theoretical Medicine* 13 (3): 285–92.

McGee, G., et al. 2001. A national study of ethics committees. *American Journal of Bioethics* 1 (4): 60–64.

Moore, C. W. 1996. *The mediation process: Practical strategies for resolving conflict*. 2nd ed. San Francisco: Jossey-Bass.

Noble, C. N. 1982. Ethics and experts. *Hastings Center Report* 12 (3): 7–9.

Orr, R., and D. deLeon. 2000. The role of the clinical ethicist in conflict resolution. *The Journal of Clinical Ethics* 11 (1): 21–30.

PSDA. Patient Self-Determination Act of 1990. *Omnibus budget reconciliation act of 1990*, Pub. L. No. 101–508 4206,44751 (codified in sections of 42 U.S.C., in particular 1395cc, 1396a (West Supp. 1991).

Scofield, G. R. 1993. Ethics consultation: The least dangerous profession? *Cambridge Quarterly of Healthcare Ethics* 2 (4): 442–45.

Stulberg, J. 1981. The theory and practice of mediation: A reply to Professor Susskind. *Vermont Law Review* 6：85.

Sugarman, J. 1994. Should hospital ethics committees do research? *Journal of Clinical Ethics* 5 (2): 121–25.

Sulmasy, D. 2001. On the current state of clinical ethics. *Pain Medicine* 2 (2): 97–105.

Swenson, M. D., and R. B. Miller. 1992. Ethics case review in health care institutions; Committees, consultants, or teams? *Archives of Internal Medicine* 152 (4): 694–97.

Thomasma, D. C. 1991. Why philosophers should offer ethics consultations. *Theoretical Medicine and Bioethics* 12 (2): 129–40.

Veatch, R. M. 2003. *The basics of bioethics*. 2nd ed. Upper Saddle River, NJ: Prentice Hall. ロバート・M・ヴィーチ『生命倫理学の基礎』品川哲彦・後藤博和・伊藤信也・岡田篤志，メディカ出版，2003年.

Yoder, S. D. 1998. The nature of ethical expertise. *Hastings Center Report* 28 (6): 11–19.

第5章

臨床現場における責任
臨床倫理コンサルテーションにおける
インフォームド・コンセントと参加

スチュアート・G・ファインダー，マーク・J・ブリトン
(山本圭一郎訳)

キーポイント

1. インフォームド・コンセントは，医療における中心的な倫理的問題であり続けている．そのうえ，生命倫理学は，患者のケアという文脈におけるインフォームド・コンセントの必要性を率先して強く主張してきた．しかしその一方で，患者やその代理人は倫理コンサルテーションの開始前にインフォームド・コンセントをしなければならない，というわけでは必ずしもないのが現状である．その理由には一般的な要因と特殊な要因がある．一般的な要因とは，臨床の文脈は倫理的に複雑であることである．他方，特殊な要因とは，どの現実の臨床現場においても，その場に置かれた他の参加者たちは実際には当の患者以上により大きな倫理的負担を課されると同時に，より弱い立場に置かれてしまう場合もある，ということである．
2. 倫理コンサルテーションが，ある臨床現場で起こる一連の倫理的問題を発見し対処することを目指すものとして理解される場合，次のような問題が出てきてしまう．すなわち，臨床現場での倫理コンサルテーションにおいて，患者，その代理人，その家族をコンサルテーションのプロセスに参加させることは適切か否か，という問題である．誰に参加してもらうべきなのかを決定するためには，主として，具体的な臨床の現場で何が起こっているのか，そして，潜在的な参加者たちにとって何が倫理的に問題となっているのかを考えなければならない．

「誰が倫理コンサルテーションに参加すべきであるのか」「倫理コンサルテーションを拒否できるのか」「倫理コンサルテーションが開始される前にインフォームド・コンセントは必要であるのか」「インフォームド・コンセントが必要であるなら，誰からコンセントを得るのか」．これらは，病院倫理委員会の委員，並びに臨床倫理コンサルテーションを行う人が直面するより実践的な問題の一部である．彼らは臨床倫理を実践する際に，責任を伴うこれらの問題に出くわしてしまう．残念ながら，これらの実践的問題に対する確実な答えは存在しない．なぜなら，従来，学術的な生命倫理学の文献がこれらの問題を直接的・明示的に取り扱うことは稀だったからである．事実，生命倫理学の文献が責任と臨床倫理に関するトピックを扱うときには，次のような一連の一般研究だけに焦点が絞られることが多かった．すなわち，倫理コンサルタントへの適切な教育と指導，倫理コンサルタントの役割の範囲と限界，倫理コンサルテーションの妥当な方法や進め方や目的などに関する一般研究である．さらに，こうした研究には，倫理コンサルテーション実施の評価面，たとえば，コンサルテーションの成功・効果・質の保証などの評価をいかにして行うのかといったものも含まれていた．このように研究の対象が限定されていただけでなく，これらの一般研究はまた，もともと学術的・理論的・政治的な観点から行われてきた．しかし，これらの観点だけでは，病院倫理委員会の倫理コンサルテーションが「臨床」の文脈において行われていることと，それが「臨床」の文脈で生じる状況に焦点を当てることを正しく認識できない．そこで，重要なのは，倫理コンサルテーションが臨床的であるという事実なのである．

　第一に，臨床現場は一連の独特な対人関係で成り立っている．たとえば，特定の患者と特定のケア提供者たち，特定の患者とその家族，特定の家族と特定のケア提供者たち，特定のケア提供者たち同士などの対人関係である．加えて，このような人間関係は，専門家や病院側の見解に含まれる一般的側面からも影響を受けることになる．その一般的側面とは，経済的・政治的・宗教的な観点や他の観点，さらに歴史・規範・コミットメントなどによって形成されると同時に，これらの点を反映しているような側面である．その結果，現実の臨床現場では，多様な参加者たちの間に見られる人間関係の力学は，単一的でもなければ完全に一般的なものでもない（Zaner 1993）．

　さらに，臨床の文脈には，絶え間ない変化（Cassell 1991），臨床現場に付き

物の不確実性（Pellegrino 1983），（たとえば，あまり知らない人に対してしばしば見られるような）不可避的で複雑な信頼関係への依存といった特徴が見られる．これらの特徴は，そのような文脈において選択し行動しなければならない各人の日課や期待や経験に影響を及ぼしている．結果として，臨床上の各選択や意思決定の意味，そして，それらに続く行動の意味は，具体的な状況に参加している個人間の文化的・社会的な人間関係という，複雑で動的な網の目の中に深く埋め込まれている（Bliton and Finder 1999）．

　そのうえ，もっと顕著な点と思われるが，臨床の文脈を特徴づける別の力学として，時間の制約がある．ただし，これは，ある出来事が起こり，それに対する意思決定が決まった粗筋に沿って下されるような良くできた物語上の時間ではない．なるほど，よくできた物語のように，臨床上の出来事にもはっきりとした始まりと終わりがある．また，事後的に見れば，始まりと終わりを結びつける出来事や決定は，臨床上の特定の時間で然るべく起こったものとして見えるかもしれない．しかし，現実の臨床的状況の最中で直面する場合，時間は，必然的に特定の結末に辿り着くよう前もって決定されたものとして経験されることはない．むしろ，臨床現場で体験される時間は刻刻として迫ってくる．そして，臨床現場では，一刻を争う事態になることが多いのである．さらに，特定の臨床現場に参加している人の大半は，いわば現在進行している時間の中で行動している．そのうえ，こうした現在と何度も再評価される過去を結びつけるものは，現実に下された選択，現実に下された意思決定，現実に行われた行為である．つまり，臨床の文脈というものは決して受動的でもなければ，静的なものでもない．この点で，臨床における重要性は実現可能なもの，すなわち，際立って実践的なものに置かれる．この意味で，理論や抽象的な議論は（特定の行為に至る途中で）行為一般に指針を与えたり方向づけたりするのに役立つ場合を除いては，臨床現場では無用の長物なのである．

　我々が抱いている倫理観はどれも，我々の生活・行為・他のコミットメントに対し要求を突きつける可能性があるだろう．しかしその一方で，臨床倫理コンサルテーションの課題の一つは，ある状況を隈無く調べることである．なぜなら，ある状況で何が問題になっているのか，また，なぜそれが問題になっているのかを調べる必要があるからである．次に，臨床倫理コンサルテーションは，その状況下にある各人が明らかに抱いているコミットメントに対して妥協を強いることなく，何が為されうるのかを調べる必要もある．そのうえ，この

種の発見と明確化は，その状況下に置かれている人々と接触することで達成されなければならない．というのも，意思決定を迫られ，下した意思決定によって生じた結果を甘受して生きなければならないのは，他ならぬ臨床現場にいる人たちだからである（Zaner 1988）．それゆえ，生命倫理学上での責任にまつわる一般的論争に決着をつけるための広義の方法とは別に，臨床倫理コンサルテーションを実施する者たちにとって大切なのは，文脈依存的な意味における重要性と変化，さらに，そのような意味を形成する人間関係の力学に注意を払うことなのである（Bliton and Finder 2002）．

本章では，以上で触れた点を考慮に入れて，ある臨床現場にとって最も道徳的に関連性のある問題を発見し明確化するために，そして，責任を引き受けるための重要なステップとして次の点が主張される．すなわち，臨床倫理コンサルタントおよび病院倫理委員会の委員は，臨床の文脈に伴う多種多様な力関係を調停できるような慎重かつ審議的なプロセスが必要である，と．かくして，現実の倫理コンサルテーションは，（その臨床現場で事情を複雑にしている要因に関して）慎重に質疑を行い，暗黙のうちに隠されているものを明示化することを試みつつ，（与えられる回答）注意深く耳を傾ける必要がある，というのが本章での主張である．このように焦点を絞ることで，本章で扱う問いの一つを立てることができる．その問いとは「誰が倫理コンサルテーションに参加すべきであるのか」である．

この問いを立てることで，倫理コンサルタントと病院倫理委員会の委員の資格や指導や専門的技能を論ずるわけではないことに注意して頂きたい．代わりに，先の問いで焦点となるのは，倫理コンサルタントや病院倫理委員会と接触することを通じて，倫理コンサルテーションへの参加を求められるかもしれない他の人々である．つまり，主眼が置かれるのは，患者と家族，担当医や他の医師，看護師，セラピスト，技師などである[1]．誰に参加してもらうべきかを決定することは，実践において重要である．本章で論ずるように，臨床倫理コンサルテーションが行われる具体的な状況における実質的な倫理的特徴を考慮しなければ，この問題に答えることはできない．

第一の問いが道徳的に重要であることを示すために，別の問いにも目を向けるのがよいだろう．すなわち，「倫理コンサルテーションへの参加にはインフォームド・コンセントが必要であるのか」という第二の問いである．結局のところ，臨床倫理学の文献で第二の問いを扱っているものは皆無に等しい（Veatch 2001).第二の問いが文献で扱われる場合でも,「インフォームド・コンセントは必要である」という同じ結論がほぼ例外なく繰り返されるだけである (Veach 1989 ; Wolf 1991 ; Fletcher 1992 ; Arnold 1994 ; Robets et al. 1995). 本章では,臨床倫理コンサルテーションに実際に関与する時に,第二の問い自体がきわめて実践的な重要性を帯びてくる場合もあることを示し,従来の結論に異議を唱える.

1 文脈設定:四つのシナリオ

簡単な注意点と説明

以下では四つのシナリオを扱う.これらのシナリオの目的は,前述した,倫理コンサルテーションの文脈におけるコンセントと参加に関わる議論,並びにそのポイントを具体化することである.留意して頂きたいが,四つのシナリオは無作為に選出した具体例ではない.むしろ,それらは,臨床倫理コンサルテーションを行う人たちが遭遇しそうなよくある種類の問題の基本的な三つのカテゴリーを代表する(一番目と二番目のシナリオは異なるものではあるがどちらも同じ第一カテゴリーに属する).三つのカテゴリーは,コンサルテーションの事例がおしなべて該当するような決定的な枠組みとしてではなく,問題の解決法を発見するための有益な道具として提示されるだけである.

とはいえ,ここでは「臨床倫理コンサルテーション」として見なされるもの,そして,それによって意味されるものが多様な仕方で概念化されているだけでなく,これらの概念化が互いに相容れない場合もあることも認識している (Aulisio et al. 1999). しかしながら,終末期の状況は,医療の専門家と地域社会の人々の大半にとって,ある種の模範的なケースとなる.この点には異論の余地が少ないように思われる.したがって,本章で提供されるシナリオは,終末期の意思決定にまつわる状況を中心にして展開する.

1. 個人間の人間関係の力学——家族と患者 - 医師間

数日前,骨盤と脊椎に転移してしまった原発性肺がんに対する長期にわたる化学療法(つい最近,臨床試験が行われている治療法)を行った後,ジャニス・ペアの担当医である,がん専門医のトム・マクミラン医師は,彼女の家族にこう告げた.手は尽くしましたが,もう残された治療法はありません.奥さんは来

月の53歳の誕生日まで生きられないでしょう，と．そのうえ，マクミラン医師は，彼女が一週間も持ち堪えられない恐れもあると付け加えた．ジャニスには夫であるジェイムズと，28歳になる子どものラリーと25歳のケンがいる．彼らは，ジャニスを長期間にわたって率先的に介護してきた．病院のスタッフたちは，ジャニスへの彼らのコミットメントと献身さを賞賛した．家族はマクミラン医師の告知に嘆き悲しんだが，心の準備はできていると述べた．

　そのような悪い知らせを受けとめることが家族にとってどんなに困難であるのかを察して，マクミラン医師は翌日にもう一度，家族と話し合うための手筈を整えた．翌日の会合のときには，マクミラン医師，ICUの勤務医であるリチャード・ワーシントン医師，主任看護師であるメイガン・ジョンソン，そして，ペア夫人の家族が同席した．話し合いでは，ペア夫人に最後まで可能なかぎり快適に過ごしてもらうために，ケアの重点を治療から緩和へとシフトさせることで，皆の意見が一致した．会合後，メイガンはペア夫人の家族と一緒に会議室に残った．これは，家族がこの先どうなるのかとさらに質問したい場合に備えるためであり，また，必要があれば家族に心のケアを提供するためであった．

　その次の朝早く，メイガンが夜勤の看護師と交代した直後に，ジェイムズ・ペアが彼女に近づき，今し方出ていった夜勤の看護師は彼の妻に睡眠薬を与えすぎだと激しく罵ったのは驚きであった．そのうえ，彼はどうやら次のように想定しているようだった．医師たちが匙を投げた今となっては，看護師たちはジャニスの死期を早めようとしているに違いない，と．彼は，自分が病院側の非倫理的な対応と考えることについて，病院の関係者と話がしたいと言い張った．

　メイガンは他の看護師たちから深く尊敬されており，ICUの医師たちにも一目置かれている．彼女はそのような自分に相応しい仕方で，ペア氏にこう伝えた．私は，奥様に降り掛かっていることに対するあなたの失意をよく理解できますし，あなたの懸念を周りの病院スタッフにも必ず伝えるように致します，と．皮肉にも，ペア氏はメイガンの反応を彼の懸念を蔑ろにするものだと捉えてしまった．なぜなら，彼はメイガンに「問題は私の不満にあるんじゃない，妻を殺そうとしている君や仲間の看護師たちの方にあるんだ！」と言い放ったからである．彼はさらに続けて，「君や病院のスタッフたちは私のジャニスが最後まで闘う人だと理解していたと思っていたのに．でも，君も残りの連中と

変わりゃしないんだ！」とまくし立てた．そして，ペア氏は怒ったまま部屋を出て行ってしまった．

　ショックのため少し震えてはいたものの，メイガンはこのやり取りを個人的には取らなかった．ペア氏の憤慨は妻の死を見届けなければならない夫の苦しみの現れにすぎない，と彼女は信じた．それでも，彼女は，ペア氏の懸念を然るべき仕方で病院側に伝えなければとも思った．それで，彼女はすぐさま倫理コンサルテーションを要請するための手筈を整えた．彼女はまた，ワーシントン医師と顔を合わせたとき，ペア氏に関する状況と倫理コンサルテーションの要請について彼に伝えた．メイガンが落胆していないことを確かめた後で，ワーシントン医師はメイガンのとった行動に賛同すると言った．その一方で，ワーシントン医師は，メイガンがまだマクミラン医師と話をしていないことを知り，怪訝そうな顔をして次のように言った．「ペア夫人の担当医はマクミラン医師です．ICUのチームではなくて，彼こそが，何をすべきかについて最終的に責任をとることになるのです」．

2. 個人間の人間関係の力学：家族間

　3年ほど前，85歳の誕生日を迎えたときに，ビリー・フリーマンは17年間の付き合いになるかかりつけの医師にこう言った．先生がもう手の施しようがないと結論し，私が自分で自分のことを決められないようなときがやってくれば，私は積極的治療を続けてもらうことも，老人介護施設に入るのも遠慮したいんです，と．代わりに，彼は自分の子どもたちに面倒を見てもらいたいと述べた．実際，フリーマン氏は弁護士に頼みこの旨を書面にしてもらった．そのとき，フリーマン氏は，自分の5人の子どもたち全員に，自分の意向に賛成し自分の事前指示を実行するよう誓約書に署名してもらった．

　今やフリーマン氏は88歳となり，彼が自力で自分の世話をすることはほとんど出来なくなっていた．彼の身体は老衰に加え，糖尿，腎不全，うっ血性心不全，慢性閉鎖性肺疾患，間接リウマチ，目の不自由，難聴などを含む病によって衰弱していた．彼の精神力もじわじわと進行している認知症のため衰えていた．彼はここ6ヶ月間，入退院を5回も繰り返していた．入院の度に積極的治療を施されたにもかかわらず，彼の健康状態全般は芳しくなかった．彼はつい先日も，今年で3度目の肺炎の発作を起こし，うっ血性心不全と急性腎不全，さらに精神機能の低下をきたし入院することになった．現在，彼は小康を保っ

ており退院できそうである．フリーマン氏の担当医は決断の時がやってきたと思う．フリーマン氏は家に戻るのではなく，家族に見守られながら残りの人生を病院で過ごすべきだ，と．

残念ながら問題もある．フリーマン氏の長女であるジョアンナは煙たい感じの人で，病院では一日中，看護師や担当医，はたまたフリーマン氏に関係する他の病院のスタッフたちにいちいち細かく指図している始末である．そのジョアンナが，今度はフリーマン氏を自分と夫のフランクの家に連れて帰ると言い出したのである．フリーマン氏の次女であるレネは，現在のフリーマン氏に必要な介護の負担とジョアンナの性格を考えると，ジョアンナが父親の面倒を見きれるはずはないと考えている．このため，レネはジョアンナの家ではなく，長男のビリー・ジュニアの家に引き取られるべきだと提案する．レネの言い分では，長男のビリーの家はレネやジョアンナの家よりも市の中央部に位置しているし，彼は二人と比べ経済的にも豊かである．子どもの頃からそうしてきたように，長男のビリーはジョアンナの反感を招きたくないので，二人の姉のどちらの提案にも乗らないことにする．末娘でフリーマン氏の四番目の子どもであるケリーは，この種の兄弟姉妹げんかにはうんざりしていて，残りの誰かがどうするか決めればいいと投げやりに言う．最後に，末っ子のティムがいる．ティムは55歳のいい大人であるが，兄弟姉妹たちからは未だに「ティミー」と呼ばれている．というのも，彼はケリーと8歳近く離れているし，ジョアンナと比べると16歳も年下だからである．ティムは自分たちの母親の闘病生活だけでなく，父親の再婚相手の闘病生活の間にも，父親を助けるために全力を尽した．それゆえ，ティムは，父親の面倒をしっかり見ることができるのは自分だろうと考えている．しかし，家族が未だにそう見なしているように，ティムはそれでも「幼いティミー」である．ケリーとティム以外の兄弟姉妹たちは，ティムが父親の面倒を十分に見られるはずはない，という点で見解が一致している．

以上の点を鑑み，フリーマン氏の担当医は担当の看護師を呼び，病院倫理委員会に連絡しどうすべきか助言をもらうよう頼んだ．

3. 病院側の考慮事項：院内指針，ガイドライン，規律，法律

レイチェル・ウィリアムズは17歳の若い女性である．12週間前，彼女は，通常の化学療法プログラムが一定の効果をもつ種類の骨肉腫を患っていると診

断された．かくして，彼女は8週間前から化学療法を始め，現在までに2回の化学療法を受け，今週には3回目を行う予定になっている．しかし，彼女の治療に伴う合併症が継続的に起きており，しかも増悪している．たとえば，最近の彼女には軽い紅斑性発疹，粘膜炎，間欠性の鼻血，軽い下痢，熱などの症状が見られる．このため，彼女は入院することになった．

　これらの症状は望ましくはないものの，ある程度は予想された症状である．なぜなら，これらの症状は，レイチェルが現在受けている化学療法プログラムのよくある副作用だからである．それに，彼女は，適切な処置が行われれば，これらの一時的な「障害」を乗り越えることができると期待されている．しかしながら，レイチェルを担当しているがん専門医のジャン・ロバーツ医師は不安を隠し切れない．なぜなら，レイチェルと彼女の母親（母親は離婚し，父親は別の州で暮らしている）がエホバの証人の信者だからである．そして，二人がロバーツ医師と治療についての話し合いを始めた頃，母親はレイチェルへの輸血を拒否する意向をはっきり伝えてきた．この会話が交わされたとき，同席していたレイチェルも輸血拒否の意向を伝えた．彼女は，仮に生きるか死ぬかの状況に陥り，そのときに輸血によって肉体的な命が救われるとしても，輸血を拒否するつもりであると述べた．彼女によれば，輸血を受けることで，彼女の魂が永遠の苦しみを受けることになるからである．彼女はさらに，自分が今やエホバの証人の一人前の信者である以上，自分の母親でさえも彼女の選択を覆すことはできないとも述べた．

　現時点では，輸血は取り立てて問題とはならない．ただ，レイチェルのヘマトクリット値は下がり，彼女の白血球数は増加している．ロバーツ医師は，万一レイチェルの状態が悪化すれば，輸血するかどうかは重大な問題となるだろうと思うことがある．ロバーツ医師は，エホバの証人の子どもたちに関する過去の状況から，必要な場合に輸血を行う法的権限を得るために裁判所命令を求めることができることを知っている．しかし，ロバーツ医師は，裁判所命令を要求した場合，自分が輸血を行う責務を負うのかどうかよく分からない．そのうえ，ロバーツ医師は同僚に関しても一抹の不安を抱いている．レイチェルがエホバの証人の信者であることは周知のことであるから，たとえ自分が裁判所命令を得るとしても，同僚の医師や看護師たちの中には，レイチェルに対して輸血を強行することに反対する者もいるかもしれない，と．

　ロバーツ医師が病院倫理委員会に倫理コンサルテーションを要請したのは，

まさに以上のような状況のためだった．

4．道徳的混乱：患者以外の人のケア，意思決定と選択，後遺症を背負いながらの生

　スタン・カーミッチェルは約2週間前，住宅の火災で負傷し，やけど治療室に運ばれてきた．彼が重傷を負ったのは，手と前腕への広範囲熱傷であった．明らかに，これらの熱傷は彼が落ちてくる天井から身を守ろうとしたときに負ったものだった．このことを考えると，彼が目に重傷を負った一方で，顔の熱傷は思ったほど重症ではないことも合点がいく．

　だがその一方で，スタンの担当医が最も懸念を抱いたのは気道熱傷であった．スタンの手が回復するには，ある程度の拘縮は避けられそうにもない．ただし，スタンは十分なリハビリテーションを行えば，基本的なセルフケアに必要な能力をいくらか回復できるだろう．そのうえ，たとえ彼が失明するとしても，顔のやけどの方は皮膚移植で何とかなるはずである．しかしながら，肺は別問題である．火傷被害者の大半がそうであるように，スタンの肺の損傷は救急科に居る間にも急速に悪化し，入院して5日ほど経つと急性呼吸促迫症候群となってしまった．

　これらの問題はあるものの，スタンの熱傷専門医は楽観視していた．彼女はこれまで，もっと重度の広範囲熱傷を負った患者を見てきた（スタンを最初に診た救急救命士は，当初，スタンのやけどが彼の体表面積全体（TBSA）の60％に及ぶと述べていたが，現在では，彼の体表面積全体の25％ほどに過ぎないと思われている）．そして，肺の損傷度の予想が困難なことは周知のとおりである．実のところ，熱傷専門医の彼女は，スタンが入院して1週間経った後に，彼の肺機能の回復があまり見られないとしても，次のように予想していた．4週間から6週間後に（現在のペースで回復が続くと想定すれば）スタンは人工呼吸器を抜くことになり，その2週間後にはICUから出て，さらに2週間ほどリハビリテーションを行った後に退院となるだろう．その結果，彼の場合は10週間ほどの入院となるだろう，と．

　それゆえ，スタンが入院して8日目に，彼の3人の兄弟たちが彼の生命維持処置を差し控え，彼を死ぬにまかせて欲しいと要求したとき，ICUで彼を担当している病院のスタッフたちは面食らった．このため，ICUの勤務医，スタンを担当している熱傷専門医，スタンのチャプレンたちは，それぞれ個別に

スタンの家族に会い，なぜ現時点でそのような要求をするのかと尋ねた．その結果，家族は病院側の3人に対して同じ理由を述べた．その理由とは以下のとおりである．スタンは今回の住宅火災で亡くなったとある紳士に「ケア・パートナー」として仕えてきた．しかし実際には，スタンはあまり仕事を要求されず，その紳士の面倒を見ているというよりはむしろ仲の良い仲間であった．スタンを担当している医師や看護師たちが抱いている彼のイメージとは異なり，スタンは不安感と鬱に悩まされていただけでなく，高校のときに知能指数が境界線IQと診断されたこともあった．スタンが仕えていた男性は，スタンの両親の親しい教会仲間であった．その男性の妻が亡くなった後，彼はスタンを引き取ることを提案した．彼は家事を手伝ってもらう見返りとして，スタンに部屋と食事を与えることを約束した．それは，スタンの両親が息子に望んでいた絶好の環境であった．というのも，年老いつつあるスタンの両親は，自分たちがやがてこの世から去る時が来たら，スタンは一体どうなってしまうのだろうかと心配し始めていたからであった．

　さらに，スタンの兄弟たちは，2年ほど前に両親が立て続けに亡くなって以来（母親は乳がんで亡くなり，父親はその2ヶ月後に重度の心筋梗塞で亡くなった），彼らがいかにしてスタンの親代わりをしてきたかを語った．彼らは，スタンが助力を必要とするような雑用なら何でも手助けし，単に彼の様子を確認したりするために，1週間に3,4回ほどスタンを交代して見に行った．それでも，両親が亡くなったことで，スタンは数ヶ月間ほど鬱状態に陥ってしまった．スタンが仕えていた男性は親切にも彼を引き取ったわけだが，その男性の親切心はスタンが鬱状態になったときも変わることはなかった．というのも，男性は鬱状態にあるスタンが自分の家に留まることを許したからである．そして，スタンの兄弟たちは，最終的には男性の所に居ることがスタンにとって一番だろうと考えた．依然として，スタンは両親を失ったことに関して鬱病の発作を起こすことがあったものの，両親の友人であった男性といつも一緒にいることで，彼はやがて鬱状態から脱することができた．

　しかし今や，その男性も失ってしまった．そこで，スタンの兄弟たちは，仮にスタンが回復したとしても，男性が亡くなったことを知れば，スタンは破滅してしまうのではないかと恐れたのである．彼らはまた，スタンの身体がかなり弱ってしまった——手も使えず，失明し，肺の機能は低下し弱っている——ので，彼をなおさら苦境に追い込んでしまうのではないかと心配した．加えて，

兄弟たちの理解では，スタンが現在の病状から回復したとしても，彼にはリハビリテーションはもちろんのこと，皮膚移植や血管再開通術などのために形成外科医のもとを何度も訪れる必要もあるだろう．兄弟たちはスタンのこれまでの人生を見てきたし，彼が自分の人生にどう向き合ってきたかを知っている．このため，彼らは，スタンが自分の置かれている状況に情緒的，心理的，精神的にも耐えられないだろうと考えている．そこで，兄弟たちはスタンの生命維持処置を差し控えるよう要求したのである．最後に彼らは次の点も付け加えた．一番よくスタンと彼の反応の仕方を知っているのは，兄弟である自分たちである．自分たちはスタンの価値観と信念を理解している．そして，スタンは現在の治療に伴う苦痛だけでなく，仮に生存できるとしても，やがて受けることになる治療に伴う苦痛にも耐えられないと言うだろう，と．

　この話を聞いたチャプレンとICUの勤務医はこう思った．スタンの兄弟たちは心からスタンの幸福を考えており，隠された思惑もなければ，何かしらの利益を得ようと企んでいるわけでもない，と．さらに，チャプレンと勤務医は，兄弟たちが話したスタンの人生の描写が正確ならば，彼らの要求にも一理あると考えた．だが，スタンを担当している熱傷専門医は同意しかねた．たしかに，彼女はスタンの兄弟たちの視点を理解したし，それに共感さえも抱いた．しかし，彼女は次のような問題を頭から振り払うことができなかった．すなわち，自分が今すべての治療を停止することに同意する場合，自分は正しいことをしていることになるのか否か，という問題である．ここ数日間，彼女は双方の議論を再検討した．彼女は，治療停止が適切である理由と治療の継続が正当化される理由について何度も考えてみた．にもかかわらず，彼女は途方に暮れてしまった．その熱傷専門医は，スタンの肺の状態が悪化し，飽和度を80台後半に維持するために換気補助を強化する必要が生じる事態になるとしても，スタンへの治療を差し控えることは不正かもしれない，という考えを振り払うことができなかった．

　スタンが入院して13日目に，彼を担当している熱傷専門医は倫理コンサルテーションを要請した．

2 臨床倫理コンサルテーションにインフォームド・コンセントは必要か

　本章で取り上げた第一の問いは，臨床倫理コンサルテーションの文脈におけるインフォームド・コンセントにまつわる問題である．「インフォームド・コンセント」という用語は（その中心概念ではないにしろ）米国の法的文脈に由来する（Faden and Beauchamp 1986）．だが，それ以来，インフォームド・コンセントに関する問題は，生命倫理学における主要な検討材料の一つであり続けている．なぜなら，インフォームド・コンセントは，究極的には責任の問題に関わるからである．患者は疾病や怪我のため，また，助けが必要なために，ケアを求めて医師，看護師，医療機関に多くの基本的な点で依存している．インフォームド・コンセントは，とりわけ，この認識を踏まえた責任問題に関わるのである．患者は弱い立場に置かれてしまうので，意図的ではないにしろ，搾取されやすい．かくして，患者を尊重するための最善の方法は何か，患者の弱い立場を改善するにはどうしたらよいのか，ということが重要な倫理的問題となる．事実，患者の意向を尊重すること，患者の弱い立場を改善すること，そして，患者が搾取される可能性をなくすことにまつわる実践的問題は，倫理コンサルテーションを要請するきっかけとなることが多い．

　したがって，生命倫理学の文献で，次の問題にほとんど注目が向けられてこなかったのは，皮肉ではないにしろ，特筆すべきことであるように思われる．すなわち，患者とその代理人たちは臨床倫理コンサルテーションを拒否できるのか否か——あるいは，控えめに言えば，患者たちは倫理コンサルテーションが進められる前にその旨を通知されるべきか否か，という問題である．しかも，生命倫理学の文献において，この問いに対する答えが「いいえ」だと論じる者は皆無に等しい，ということも注目に値するだろう（Bemis 1994；Finder 1995）．もしかすると同じくらい印象的な点かもしれないが，生命倫理学に携わる人の中には，公然と主張しているわけではないにしろ，次のように想定している人もいるようである．すなわち，担当医は，自分の患者の一人をめぐって倫理コンサルテーションが進められる前に，コンサルテーションを許可する必要がある，と（Purtilo 1984；Perkins and Saathoff 1988；LaPuma et al. 1992；Simpson 1992）[2]．

しかし，中でも注目すべき点は，患者による拒否や医師による許可の問題においては，ある個人（患者もしくは医師）の役割に基づいて個人が重要視され優先されることである．こういった個人の役割は，その状況下にある当人にとって問題であるかもしれないもの，あるいは，その当人にとって実際に問題であるものとは別に扱われる．そこで，その役割を担う人なら誰であれ，その問題に最も重要な利害関係をもつとされるわけである．そうすると，患者か医師のどちらか，あるいは両者ともその役割によって，他の人々が彼ら自身の役割に応じて行為する仕方だけでなく，彼らがその状況を理解し経験する仕方をも決定するような権限を付与されると想定されてしまう[3]．

　こういった仕方で役割を優先することに関する問題点は，四番目のシナリオにおけるような，ケア提供者の「道徳的体験」が問題となる状況を考慮する場合になおさら顕著になる．四番目のシナリオの状況において，スタン・カーミッチェルの家族の行動によって，病院倫理委員会が目の前にある選択肢に関する自分なりの道徳的理解に苦しんでいるスタンの担当医を支援できないとすると，その家族の行動がどのような根拠によって妥当だと結論づけられるのか想像することはきわめて困難となる．実際のところ，スタンの家族にそのような権限を与えることは，患者の弱い立場を改善し，患者が搾取される可能性をなくすための，患者とケア提供者間における人間関係上のパワーバランスの必要性という考え自体を台無しにしてしまう．この必要性はインフォームド・コンセントの中心的な基盤である．そのうえ，スタンの家族に先の権限を与えることは，パワーバランスの必要性という考えに付随する立場，すなわち，患者は医師，看護師，他の医療従事者によって治療を受けることを強要されることがあってはならない，という立場をも無力にしてしまう（同じような議論が，医師は倫理コンサルテーションを許可する必要がある，という主張を反駁するために用いられる．これについては Wolf 1991; Fetcher 1992 を参照せよ）．

　もっと端的に言えば，どの現実の臨床現場においても，各個人にとって問題であるものなら何であれ重要なのである（すなわち，活動，体験，情報，理解など）．現実の臨床現場にいる個人の役割が，当該の問題への接点としての機能を果たすのは確かである．そのような接点によって，現在，当事者は特定の状況下に置かれているわけである．加えて，こうした個人の役割は，その個人が自分自身や自分と関係する他者に対して起こっていることを経験し理解し意義を見いだす仕方を制限したり形成したりする．しかし，「何が問題なのか」，す

なわち，各人にとって何が重要であるのかは，当人の道徳的アイデンティティや自己理解と結びついたより根本的で実存的な道徳的側面と関わる．また，その側面には，ある個人のコミットメントが，特定の知識や人間関係や価値などに対してその人が抱く関心にどの程度まで行き渡っているのか，という点も含まれるのである．

　スタンの熱傷専門医の場合で言えば，彼女が自分の選択肢を熟慮するとき，彼女は専門職の基準や治療法ガイドラインなどの問題を考慮に入れるかもしれない．これらの考慮はすべて，「医師」の役割に焦点を絞ったものである．しかし結局のところ，行為しなければならないのは彼女なのである．たしかに，彼女は医師として行為しなければならない．だがその一方で，自分自身や他者に対する道徳的含意が専門職の基準や治療法ガイドラインで定められたものを上回るならば，彼女が医師としての役割だけで行為するとは限らない．つまり，彼女は，医師ならば何をすべきであるのかと気にしているのではない．むしろ，彼女は，自分が何をすべきで，自分の置かれた現実の状況でどのようにそれを行うのかを理解しようとしているのである．だとすれば，要点はこうである．すなわち，倫理的考慮に配慮するかどうかを個人が受け入れたり拒否したりするに当たって，第一義的な基盤として機能するのは，「患者」や「医師」の役割だけではない．ある役割を担う特定の個人も非常に重要なのである．

　以上で触れた点から，より根本的で重大な問題が提起される．倫理コンサルテーションが，ある個人の道徳的体験（四番目のシナリオ）や，患者のケアが行われる際の広義の倫理的枠組み（三番目のシナリオ），具体的な臨床の文脈における個人的人間関係の倫理的側面（一番目と二番目のシナリオ）に注意を向ける場合，当事者はそのような注意が向けられることを明示的に拒否できるのだろうか．いくつかの理由により，この問題はかなり厄介である．

　第一に，ひょっとすると一番重要な点かもしれないが，倫理コンサルテーションを要請するきっかけとなった理由は，その臨床現場において最も急を要する倫理的考慮事項と分かるものと一致するとは限らない．倫理コンサルテーションを開始するときに，一体誰からインフォームド・コンセントを求めるべきなのかを結論づける試みはすべて時期尚早となる恐れがある（ただし，患者は必ずインフォームド・コンセントを与える必要がある，という前提が単純に断定され，本章の冒頭で挙げた実践上の道徳的考慮が無視される場合を除く）．第二に，倫理的考慮事項が一番目と二番目のシナリオで見られるような類い（すなわち，

主として個人間の人間関係の力学に関わる倫理的考慮事項）ならば，同じ臨床現場に参加している他者への配慮からあたかも切り離されるかのように，一個人だけに努力が向けられるわけではない．換言すれば，問題が人間関係上のものであるなら，一個人が決定的な発言力を持つわけではない．他方，他の人々が参加に同意している一方で，関係者の一人が参加を拒否するとすればどうなるだろうか．倫理コンサルテーションへの参加を拒否する一個人を参加するよう強要することはできるのだろうか．

　臨床現場における複雑性という問題それ自体を主として検討する必要が生じるのは，まさにここなのである．これはなぜなら，ひとつには次のような現実があるためである．倫理コンサルテーションを拒否する個人は，参加に同意している他者の利害関心や問題に注意が向けられることを阻止する力を与えられるわけではない．同じように，ある人が参加に同意するからといって，参加を拒否する他者が倫理コンサルテーションに参加するように強要されるわけではない．そこで，倫理コンサルテーションで同定された諸問題が人間関係の力学において生じ，また，それらの問題が人間関係の力学に集中している場合，諸個人が参加を拒否しうることは理に適ったことである．だがその一方で，肝要な点は，彼らの参加拒否が彼ら自身の参加の有無という範囲を超えてはならないことである．彼らが参加しなくても，倫理コンサルテーションのプロセスは進められることだろう．

　以上で述べたことに関連して，さらに明確化しなければならない点がある．倫理コンサルテーションの要請が病院倫理委員会に届くのは，その状況に直接的に関与する個人によってである．病院倫理委員会はその要請に基づいて，要請を行うきっかけとなった当人やその状況で何が起こっているのかを発見するプロセスを開始する正当な理由を得る．つまり，倫理コンサルテーションの要請それ自体が，少なくとも要請者からのある種の同意として機能するのである．同じ状況に関わる他者について言えば，病院倫理委員会の委員のような病院側の人とそうでない人（患者や家族など）との間には相違点が存在する．というのも，病院側の活動においては，ある程度団結しながら病院側の役割を担うさまざまな個人を認める多種多様な想定があるからである．この想定の一部には，さまざまな仕方ではあるものの，病院側の各人が「同僚」と呼ばれることになる次のような考え方がある．すなわち，病院側の各人は目的を達成する際に互いに協力し合っており，共通の目標も持っていると感じている，という考え方

である．この見解は，病院側の各メンバーが行う多様な仕事や活動を通して日々実践されている．少なくともこの範囲で言えば，〔病院側には〕ある種の推定上の同意があり，その同意は，何が起こっているのかを発見する初期段階におけるシステムの中に組み込まれている．何をすべきかを決定することに関わりつつ，同僚としての同僚たちが互いに信頼を置き，暫定的な自由裁量を認める限りは，そうなのである．

しかし，同じことが病院側に「属さない」患者や家族にも当てはまるとは言えない．信頼が患者と医師間，患者と看護師間などの人間関係において本質的である一方で，また，患者が特定の病院でケアを受けている一方で，患者は病院側のメンバーではない．実際，患者や家族がどれほど定期的に病院と関わりを持つとしても，臨床上の接触はそのつど新たな焦点を要求する．つまり，患者や家族がその度に同意するとは仮定できないため，患者や家族は臨床上の接触のたびに同意を求められる必要があるのである．

要約すると，倫理コンサルテーションに関する第一カテゴリーの複雑性——個人間の人間関係の力学に焦点を置いた複雑性の問題——が道徳的体験に不可欠な次の論点を浮き彫りにする，という点に注意することが肝要である．すなわち，具体的な状況において人が担う役割だけが，道徳的体験を特徴づけたり制約したりするわけではない，という論点である．したがって，一番目のシナリオにおけるメイガンの体験に対するワーシントン医師の懸念は正当なものであり，マクミラン医師の権限によって制約を受けるものではない（他方，ICUのチームがその状況に関与することの他の側面は，マクミラン医師の権限によって制約を受けるかもしれない）．同様に，具体的な状況下にある誰か（医師や看護師も含む）は，正当にも，苦痛（道徳的考慮事項の主要なものの一つ）に対して配慮するかもしれない——ただし，そのような配慮は，何らかの職務上の規律に含まれるわけではないのだが．かくして，こうした問題に遭遇する倫理コンサルタントや病院倫理委員会の委員は，個別の状況で現実に起こっていることに対して慎重かつ特別な注意を払うのが賢明である．

三番目のシナリオで見られるような，病院側への配慮に焦点を置く倫理コンサルテーションについてはどうだろうか．病院倫理委員会がロバーツ医師の懸念に対処するために，レイチェルあるいは彼女の母親に質問をする必要があると言うのは頷けることであろうか．ロバーツ医師は裁判所命令についてもっと知りたいと思い，さらに，仲間のスタッフたち（医師や看護師）と意見が食い

違ったり決裂したりする場合に，どのように対処したらよいのか助言を求めている．臨床の文脈がほんの少しだけ変わるとしたらどうだろうか．たとえば，レイチェルが輸血を拒否するエホバの証人の信者であるのみならず，彼女が外科的介入を受ける可能性に直面しているとしよう．そして，ロバーツ医師は裁判所命令の代わりに，輸血なしの手術，すなわち具体的に言えば，失血を抑える異なる技法を試みる場合の悪影響について知りたいとしよう（また，手術後の病院スタッフとの接し方に関する助言も求めるとしよう）．以上のような場合に，ロバーツ医師がこれらの問題について問い合わせる前に，レイチェルまたは彼女の両親にインフォームド・コンセントを求めることは有意味なのであろうか．ロバーツ医師の問い合わせは，彼女がレイチェルに提示する選択肢という点で，したがってまた，彼女がレイチェルのケアを進める方法という点で，違いをもたらすかもしれない．とはいえ，レイチェルの同意または彼女の両親の同意にまつわる問題が出てくると想定するのは難しい．言い換えれば，重要な問題は，ロバーツ医師の懸念のきっかけ，そして，最終的には倫理コンサルテーションを要請することになったきっかけが，レイチェル本人だけに集中しているわけではないことである．レイチェルがエホバの証人の信者であり，輸血を断固として拒否していることが動機となっているけれども，ロバーツ医師の問い合わせはレイチェルの状況に限ったことではない．ロバーツ医師による問い合わせは，そのカテゴリーの中にレイチェルと彼女の状況が含まれるかもしれないような，ある特殊なカテゴリーに関するものである．つまり，それは，生理学的に見て血液製剤が当人にとって何かしらの利益となりうるのに，血液製剤を拒絶している未成年のエホバの証人の信者，という特殊なカテゴリーである．そして，最も重要な点はここにある．すなわち，特殊な状況はより一般的なことを示唆しており，このようにして，特殊な状況はより一般的な問題を調べる契機となる．この点を踏まえると，インフォームド・コンセントの問題はまったく当てはまらない．それは現段階では問題ではないのである．

　倫理コンサルテーションを要求する側の道徳的体験に焦点を当てたコンサルテーションに立ち戻ると，今まで論じてきたあらゆる点との結びつきが分かるだろう．たとえば，四番目のシナリオにおける熱傷専門医の体験の類いを理解するために，病院倫理委員会がスタン・カーミッチェルの兄弟たちと会うのは有益かもしれない．しかし，そのような会合は必要だろうか．答えは「いいえ」である．その熱傷専門医本人と会い，彼女が自分の体験を語りそれを順番

に処理していくのに時間を設ける方がもっと大切であろう．それに応じて，人間関係の力学を中心にして展開する倫理コンサルテーションの場合と同じように，スタンの家族を巻き込むことが有益かもしれない．もしそうならば，病院倫理委員会との話し合いに参加する意志があるかどうか，スタンの家族たちに尋ねるべきである．しかし，スタンの家族たちの回答のために，病院倫理委員会が担当の熱傷専門医との議論を進めることに制約が課せられるわけではない．先に示唆した点と同じく，ちょうど道徳的体験が何らかの職務上の規律や病院内の役割の範囲内に収まるものとして理解できないのと同じように，ある役割を担ったり，ある職務上の規律を遵守したりするどの個人も，その状況下にある他者の道徳的体験が扱われるべきかどうかを決定できない．

本章の冒頭で触れたように，インフォームド・コンセントにまつわる問題は，生命倫理学における試金石となる検討材料として見なされることが多い．そして，インフォームド・コンセントにまつわる問題の文脈は明らかに臨床的である．しかしながら，以上で論じてきたことは，インフォームド・コンセントが生命倫理学だけでなく，特定の臨床倫理コンサルテーションの現実の文脈においても非常に重要な問題であるにもかかわらず，それが該当しない場合もあるということを示す．決定要因は臨床現場における現実の状況であるだろう．したがって，臨床倫理コンサルテーションを開始する前にインフォームド・コンセントを取得する必要があると要求する院内指針や手続きを堅持することには，次のような問題がある．すなわち，問題となっている個別の状況を明確化し，倫理コンサルテーションが求められる契機となる問題を引き起こすような臨床的要素そのものを蔑ろにすることになりかねない，という問題である．

3 参加の促進：参加は多ければ多いほどよいのか

倫理コンサルテーションに関連するさまざまな活動に誰が含まれるべきなのか，したがってまた，倫理コンサルタントや病院倫理委員会と一緒に誰が臨床倫理上の交流に参加すべきなのかという問題は，1990年代半ば以来，臨床倫理学の文献ではほとんど注目されることがなかった．なぜ注目されなかったのか．なぜならそれは，臨床倫理コンサルテーションが正当な実践であると文化的・社会的に広く受け入れられるようになったからである，と示唆する者もいる．その結果，現実の病院倫理委員会や臨床倫理コンサルテーションの活動に

関する実践的・政治的ニーズを満たすために，臨床倫理学の方法論，倫理コンサルテーション・チームの構成，質の保証と評価，プロセスの書面化などの問題が重視される（Rubin and Zoloth-Dorfman 1994）．換言すれば，誰が参加すべきであるのかという問題は，もっと差し迫った関心事によって先送りにされてきたのである．

　この問題は，次のような事実のために，その辛辣さをも失ってしまったのかもしれない．すなわち，自律の重視を強調する自己決定権という法的概念は，臨床倫理学の企ての中心にあるとしばしば考えられてきた，という事実である（Agich and Youngner 1991）．（判断能力のある）患者または（患者に判断能力がない場合には）患者の代理人が参加することを許さないプロセスは，患者の自律を尊重するという受け入れられているニーズと矛盾すると見なされてきた．

　これらのうちどれが正確な説明なのかはさておき，参加にまつわる問題がすでに解決済みであると考えられてきたことは明らかである．何年も前から，その問題はもはや注目に値しないとされてしまった．しかし，この問題はもはや関連性がないとする姿勢を貫くと，臨床の文脈において現実に遭遇するものを説明できなくなってしまう．そのうえ，ある種の初期設定として患者の自律を持ち出すことは，患者と家族の両方またはいずれか一方が，臨床倫理コンサルテーション状況のたびごとにインフォームド・コンセントを求められる必要があるとする立場と等しい．しかし，インフォームド・コンセントの問題と同様に，誰が参加すべきなのかという問題は，現実の臨床倫理コンサルテーション状況において何が誰にとって問題であるのかという点に依存するのである．

　こうした「何が誰にとって問題であるのか」という考え方が，どのような点で重要な方向性を示すのかを理解していくために，四番目のシナリオを再び考察してみよう．四番目のシナリオにおける重要なテーマは個人の道徳的体験である．この種の状況では，現実の具体的事実を注意深く調査することがしばしば必要となる．こうした注意深い調査は，倫理コンサルテーションの要請者（四番目のシナリオではスタン・カーミッチェルの熱傷専門医）が直面する道徳的考慮事項の範囲を理解する手段として必要である．これらの詳細な事実を知ることは，多数の個人と会話を交わすことを要求するかもしれない．四番目のシナリオで言えば，これには，スタンの兄弟たちとまではいかなくとも，スタンのチャプレン，ICUの勤務医，ICUの看護師たちとの対話が含まれることであろう．しかし，そのような会話はあくまでも状況の適切な背景を知るための

ものである．たとえ関係者全員がこれまでの状況の背景を病院倫理委員会に示すために集まるとしても，その会合の正当な理由は，スタンの熱傷専門医が倫理コンサルテーションを要請する際に病院倫理委員会に求めているものと同一視されるべきではない．

　その熱傷専門医は，スタンのケアに携わる他の人々の観点を理解するし認めもする．というのも，それは彼女の関心事ではないからである．しかし，彼女が言うには，彼女はスタンの治療を断念することが正しいことではないかもしれないという考えを振り払えなかった．彼女は，自分なりの理解と自分なりの観点について自分が抱いている疑問を話し合うために，倫理コンサルテーションを要請したのである．この意味で，彼女はスタンのケアにおいて次のステップに進むことができるように（次のステップがどんなものになろうとも），自分にとって何が重要なのかを自分自身で理解しようと苦しんでいるとき，ある種の弱者体験をしている．この医師の弱い立場は無視されてはならない．なぜなら，それは病院倫理委員会に提示された中心的な倫理的問題の一部だからである．したがって，彼女と共に倫理コンサルテーションに参加すべきなのは誰であるのかという問いに答えるためには，実質的には，こうした弱い立場を理解し評価し考慮に入れることが必須となる．

　実践上では，これは多くのことを意味するかもしれない．たとえば，もしこの医師が話し合いの中で参加者たちに自分の体験を打ち明けるよう求められる場合，彼女はもっと心理的に不安定になるばかりか，ひょっとすると傷つくこともあるかもしれない．もちろん，現実では必ずしもそうなるとは限らないし，皆でよく話し合えば，彼女は必要とする支援を受け取ることもあるだろう．どちらの場合もありうる．そして，どちらの場合も，参加にまつわる問題がこの医師にとって決定的かつ実質的に重要であるという事実を浮き彫りにする．

　しかしその一方で，同じことが，スタンの兄弟たち，ICUの医師，ICUの看護師たちに関わる状況においても当てはまるとは言えない．彼らにとっては，スタンの熱傷専門医による彼女自身の道徳的コミットメントの理解は，もっぱら，この医師が取ってきた行動とこれからの行動という点で関連性があるに過ぎない．たとえば，スタンの兄弟たちの観点を想像してみよう．彼らの目的は，自分たちの兄弟が熱傷の負担から苦しみ続けないようにすることである．この目的の下での彼らの目標は，スタンから生命維持装置を取り外してもらい，彼が適切な苦痛緩和治療を受け，彼を死ぬにまかすことである．この目標のため

に，これらが為されるべきことであるという趣旨の指示をスタンの熱傷専門医に書いてもらう必要があるのなら，彼らの望みはそうしてもらうことである．彼らとスタンの熱傷専門医との協力関係は，彼らがスタンにとって最善であると考える仕方で治療が進められることへの彼らのコミットメントに依拠している．そのコミットメントこそが彼らにとって重要なのである．つまり，スタンの熱傷専門医の道徳的体験は，おそらく彼女に対するある種の共感を除いては，彼らにとって直接的な問題とはならない．彼らが関心をもつ問題は，彼らが適切だと信じる仕方でスタンをケアしてもらうことである．そして，この関心から言えば，スタンの医師が何を考え感じ理解するのかは，彼らにとっては関連性がない．彼らにしてみれば，スタンの体験の方が彼の担当医の体験よりも重要なのである．したがって，スタンの兄弟たちが倫理コンサルテーションに参加すべきか否かという問題は，参加することが彼らの目標の達成に役立つ限りで，彼らにとって関連性をもつに過ぎない．そして，彼らの目標はこの医師の懸念とは異なる（たとえスタンの担当医が彼の治療を差し控えるという行動をやがて取ることになり，そのために彼女が彼らの目標にとって関連性を持つとしても，そうである）．

　他の人々についても同じように想像してみることができるだろう．彼らにしてみれば，スタンの熱傷専門医の目標や利害関心とわずかに関係しはするものの，彼らのそれぞれの目標と利害関心は，この医師自身による道徳的体験の理解の仕方よりも優先する（ただし，彼女の理解の仕方が彼らの目標の達成に影響を及ぼさない限りではあるが）．その結果，倫理コンサルテーションの目標がスタンの熱傷専門医の懸念に対応することであるのならば——彼女が求めたのはこれである——，誰がこの倫理コンサルテーションに参加すべきであるのかに関する問題は，もっぱら次の点に依存することになる．すなわち，「現段階で治療を制限したり差し控えたりすることは正しいことなのか」という問題に取り組むときに，何がその熱傷専門医にとって最も有益なのか，という点である．より一般的に言えば，道徳的体験に第一義的な焦点をあてる倫理コンサルテーションにおいては，道徳的体験が考察の対象となる当人に限定して参加を求める方が最良だろう．このように参加を限定するのは，少なくとも最初の時点では，当事者が直面している道徳的側面を発見するためだけでなく，他者が関与すべきかどうかを見極めるためでもある．そして，このことは，病院倫理委員会が本人以外の誰も臨床倫理コンサルテーションに参加させないという選択肢

を用意しておかなければならないことを意味する．

　同様に，患者のケア状況に含まれる人間関係の力学に注意を向けるような倫理コンサルテーションを検討している場合には，より多くの参加者を含める理由もあるかもしれないし，参加者を絞る理由もあるかもしれない．そのような決定は，臨床現場における具体的事実の詳細，倫理コンサルテーションを求める契機となったそもそもの原因，倫理的に問題であると判明した事柄に依存する．たとえば，一番目と二番目のシナリオを考察してみよう．

　ジャニス・ペアを取り巻く状況のもと，彼女の夫であるジェイムズは倫理コンサルテーションを要請した．というのも，彼は看護師たちが彼の妻の死を早めようとしていると信じているからである．彼がそう信じる理由には何通りもの説明がありうる．ペア氏は自分の妻が死に瀕しているために取り乱しており，自分の苦悩を看護師たちに向けているだけかもしれない．あるいは，彼は会合のときにマクミラン医師が述べたことを誤解してしまったので，看護師たちの最近の行動についても誤解しているのかもしれない．はたまた，彼の信念は，夜勤の看護師が治療計画を無視していることを正確に反映しているのかもしれない．どの説明にしろ，看護師に対するペア氏の非難と，彼の倫理コンサルテーションへの要望が説明されうるだろう．しかし，彼の懸念に対応するためには，病院倫理委員会はペア氏と話す必要がある．病院倫理委員会がそうするのは，彼の理由に該当するのが以上の説明のうちのどれであるのか，あるいは，これら以外の説明であるのかを見極めるためである．そうする際，病院倫理委員会は，ペア氏こそが瀕死の妻を見守っている当事者であること，したがってまた，彼がとりわけ弱い立場に置かれているかもしれないことを認識する必要がある．それゆえ，病院倫理委員会は，彼がさらに困惑しかねないような会合や話し合いのための文脈を作ろうとは思わない．彼は会合や話し合いの中で，病院や医師や他の病院関係者がもつ権力と権威に圧倒されかねない．それらは，最近の彼の複雑な体験と密接に絡み合ってしまっている．同時に，マクミラン医師，ワーシントン医師，メイガン，他の看護スタッフの代表者たちを含むケア・チームのメンバーが話し合いに加わる手筈がされていることも重要であろう．これは，彼らが質疑に応じたり，説明を与えたり，そして，もっと重要なことと思われるが，ペア氏が語ることに耳を傾けるためである．彼らケア提供者たちにとって問題であるかもしれないこととは別に，彼らが出席することは，病院倫理委員会がペア氏の状況を真剣に捉えていることを示しうる方法の一つ

である．かくして，彼らが出席することは，ペア氏が倫理コンサルテーションを要請した当の問題に対して，責任を持って取り組むための努力の一環なのである．

またその際，病院倫理委員会の要請について事前に知らされなかったことに対するマクミラン医師の反応に関して，対処する必要のある重要な考慮事項もあるかもしれない（たとえば看護師たちの責任の範囲や限界など）．病院倫理委員会は要請を受けた時にはこのことを知らなかったわけだが，倫理コンサルテーションが求められた明示的な理由に注意を向けるプロセスの中で発見することだろう．ただし，そのような考慮事項はペア氏のケアそれ自体に関わるわけではない．それどころか，それはどの患者，どの家族にもありうることである．そして，個別の医療現場の状況は多種多様にいくらでもありうるし，依然として先のような考慮事項が出てくることもありうるだろう．言い換えれば，特定の患者や家族に関連する，彼らにとって固有な詳細はおしなべて，医師の反応に関わるような考慮事項での問題にとってはあまり重要ではない．

これらの点（さらに，病院側の活動に関する複雑性と含意すべて）に取り組むためには，いくぶん異なる着眼点が必要となる．すなわち，ペア氏の懸念を吟味する際に，ペア氏本人，マクミラン医師，ワーシントン医師，メイガンや他の人々全員が参加するよう招かれる場合に提起されるものとは異なるような視点である．実際のところ，ペア夫人の家族，ワーシントン医師，メイガン，ICUの担当看護師たちを出席させる正当な理由はほとんどない．しかしその一方で，たとえば看護管理部門といった病院の他の部門からの代表者たちは出席する必要があるだろう．要するに，必要と思われるのは，マクミラン医師や他の人々が互いに直接的かつ具体的に話し合えるようなフォーラムを設けることであろう．それは，彼らがこの臨床現場における具体的な事柄によって不必要に制約されることなしに話し合えるようなフォーラムである．たとえその特定の臨床現場こそが，現段階におけるそのような考慮事項を顕在化させているものだとしても，こうしたフォーラムは必要と思われる．ここでのポイントは，明確化され議論される必要のある諸問題と，これらの問題に焦点を合わせる特定の臨床上の出来事とを区別することである．すると，特定の臨床現場の具体的な事柄に優先する考慮事項に取り組むときに，参加者を限定する方が好ましいかもしれないのは，まさにこのような理由によるのである．

フリーマン氏の家族を巻き込む二番目のシナリオに関して言えば，その主要

な問題は，彼の子供たちに見られる緊張関係と複雑な兄弟姉妹関係を中心に展開している．このことは，ケア提供者たちが退院後のフリーマン氏をどこに預けるべきかを決定しようとするとき，彼らにとって厄介な問題となる可能性がある．明らかに，このような文脈においては，フリーマン氏の子供たち全員を同席させる必要がある．これは，彼ら家族内部の権力争いがどのようなものであれ，こうした争いを差し当たり中断させるためである．それはまた，ケア・チームが，フリーマン氏にとって何が最善なのかを見極めることを病院倫理委員会が助けるためでもある．結果として，フリーマン氏の担当医以外のケア提供者たちを参加させる正当な理由はほとんどない．この担当医が参加すべきなのは，フリーマン氏の意向について彼と数年前に具体的に話し合ったことがあるからである．しかしながら，倫理コンサルテーションにおけるこの医師の役割は，フリーマン氏の家族たちが彼らの人間関係の力学に身を任せてしまうのを避け，氏のケアを家族たちの関心の中心に据えるよう助けることである．重要なことは，フリーマン氏の意向という点で，彼にとって最善であるものを考えることである．彼の意向は，彼の子供たちも以前から知っているような意向である．というのも，フリーマン氏は自分の事前指示の草稿を書くときに，子供たちを同席させていたからである．

　これまで論じてきた一番目，二番目，四番目のシナリオはそれぞれ，倫理コンサルテーションにおける参加者の異なる配置が必要であることを示唆している．以上で論じたことはすべて次のような点を裏づける．すなわち，誰が倫理コンサルテーションに参加するべきなのか，という問いに答える方法を理解し正確に評価するために関連性があるのは，臨床現場の具体的な事実の詳細である，という点である．

　他方，誰が倫理コンサルテーションに参加するべきなのか，という問題を考える場合に，三番目のシナリオで見られる状況は，他のシナリオのものとは微妙に異なる．なぜなら，他の三つのシナリオとは異なり，三番目のシナリオにおいては，「何が誰にとって問題なのか」を特定化することは，先の三つのシナリオにおいて示唆されている類いの詳細に深く依存していないからである．むしろ，重要となる詳細は，個人的な問題よりも特定の種類とされる状況に密接に関係している．そこで，三番目のシナリオで見られる状況を思い出して欲しい．

　ロバーツ医師は，レイチェル・ウィリアムズに輸血を行うためにやがて必要

となるかもしれない裁判所命令の位置づけについて疑問を抱いている．未成年であるレイチェルは彼女の母親と共に，自分の宗教上の信念に照らし合わせて（彼女はエホバの証人の信者である），血液製剤の投与を望まないと明言している．ロバーツ医師は，自分がレイチェルに輸血を行うべきかどうか決めかねている．その一方で，ロバーツ医師は，もし自分が輸血を行うのであれば，裁判所命令が必要となるだろうと認識している．したがって，ロバーツ医師は，万が一自分が裁判所命令を要請することになる場合を考え，裁判所命令の取得に関わる範囲と限界について自分が理解していることを確認したいと思っている．このロバーツ医師の関心で言えば，その状況における具体的事実の詳細は重要ではない．こうした詳細は，レイチェルが問題となっている患者であること，レイチェルと彼女の母親が輸血拒否の意向を表明していること，レイチェルのケアに関与している看護師や医師の中には彼女の意向を支持する旨を述べている者がいること，ロバーツ医師がレイチェルに輸血するかどうか決めかねていることなどである．これらの具体的な事実の詳細が問題とならないのは，輸血を行う法的な許可を与える裁判所命令の範囲と限界はそれ自体，これらの詳細とは関係ないからである（注意して頂きたいが，以上の具体的な事実の詳細は，他のシナリオを検討するときには関連性のあった類いのものである）．

　たしかに，裁判所命令にまつわる問題は，（たとえこの問題が直ちに対処する必要のあるものではなくても）何がこの状況で最善であるのかに関する実質的な問題を考えるための中心点となる．そのうえ，何がこの状況で最善であるのかという問いに答えていくことは，レイチェルにとって最善のこと，彼女の母親にとって最善のこと，そして，レイチェルのケアと母親への支援を提供する際の医師や看護師のスタッフたちにとって最善のことを多角的に検討することが含まれる．すると，ロバーツ医師は裁判所命令について解明していくことで，法律の解釈だけに関心を寄せるのではない．ロバーツ医師は，やがて必要となるかもしれない裁判所命令にまつわる潜在的な法律的含意を考慮に入れつつ，レイチェルを支援する環境を確実に整える方法にも関心を払うのである．そして，これはレイチェルや彼女の母親や他の人々と無関係ではない．それゆえ，ロバーツ医師の関心は臨床現場の具体的事実の詳細に密接に結びついているように思われる．

　とはいえ，たとえロバーツ医師がレイチェルを支援する環境を確実に整える方法に配慮するとしても，そのこと自体は，輸血がレイチェルにとって最善か

否かという実質的な問題ではない．この実質的問題こそが，三番目のシナリオにおいて重要なのである．第一義的な問題は，裁判所命令を取得することによって（それが実際に行使されるか否かに関わりなく）引き起こされる実質的な影響である．それゆえ，ロバーツ医師以外の関係者たち——レイチェル，彼女の両親，他のケア提供者たち——にとっても，裁判所命令の取得に関する範囲と限界を理解することが必要である，という事実は関連性のあることなのである．しかし，彼らにとって関連性があるのは，彼らに固有なもののためではない．彼らでなくても誰でもよいのである．つまり，裁判所命令を取得する際に重要になることは，特定の臨床現場における具体的な事実の詳細に依存していない．むしろ，問題になるのは，裁判所命令が臨床の文脈において機能し，いわば，臨床医療が行われるところの枠組みの一部として機能する仕方である．現段階での第一義的な問題はまさにこの状況なのであって，それに参加しているだけのこれらの個人ではない．実際のところ，患者や家族の意向に反して治療行為を許可する可能性を秘めた裁判所命令が求められる状況であれば，さまざまな役割——患者，家族，看護師，医師——の下で活動しているどんな諸個人が居ても構わないのである．というのも，この種の裁判所命令の範囲や限界はともかく同じだからである．

　こうした諸々の詳細がこの状況に結びつくという事実は，関連性を持つようになるかもしれない．しかし，ロバーツ医師が倫理コンサルテーションを要請しただけの現段階では，問題は裁判所命令の範囲と限界一般に関するものである．そして，この情報はその状況下にある全員に該当する．それは，彼らが，エホバの証人や輸血やレイチェルの具体的なケアに関して偏見を個別的に抱いているとしても，彼ら全員に該当するのである．しかも，この状況下に置かれた人全員が倫理コンサルテーションに参加すべきなのは，まさにこの理由のためである．より一般的なポイントは次のことである．ガイドライン，院内指針，規律などは，特定の状況に巻き込まれる個別の参加者の誰に対しても該当する．それゆえ，これらの決まりごとは，その状況下にある主要な参加者たち全員にとって関連性がある．したがって，倫理コンサルテーションがこうした類いの事情のために要請される場合，プロセスを開始するときに倫理コンサルタントが取るべき姿勢は，その状況下にある主要な参加者全員をコンサルテーションのプロセスに含めるというものである．

　誰が臨床倫理コンサルテーションに参加すべきであるのか，という問いに答

えるのは容易ではないし，それに対する単一の答えがあるわけでもない．むしろ，前節で指摘した点と似たようなことが本節での議論にも当てはまるだろう．前節で指摘した点とは，倫理コンサルテーションが行われる具体的な臨床現場における現実の諸事情のために，インフォームド・コンセントが該当しない場合もあるかもしれない，ということだった．同じように，本節で論じてきたことは，誰に臨床倫理コンサルテーションに参加してもらうべきなのか，という問題がもっぱら次のような二つの考慮事項に依拠している，という点を示すことであった．すなわち，一つは，問題となっている状況において何が実際に起こっているかである．もう一つは，その状況全般に対して，そしてより具体的には倫理コンサルテーションに対して，潜在的な参加者がどのような利害関係をもっているか，である．したがって，どのような個人の参加も，個人が担う個別の役割――「患者」「家族」「医師」「看護師」など――に基づくべきものではない．それゆえ，インフォームド・コンセントと倫理コンサルテーションにまつわる問題と同様に，誰に参加してもうらうべきかを決定する場合にも，倫理コンサルテーションを要請する契機となった問題を引き起こし，個別の状況を明示しているような臨床的要素を蔑ろにしてはならないのである．

4 結 論

臨床倫理コンサルテーションへの同意と参加に関する以上の議論の大半は，最終的には本章の冒頭で触れた，臨床の文脈の顕著な特徴に見られる実践的含意に基づいている．すなわち，不確実性，絶え間ない変化，押しつけられた信頼性，時間的余裕のなさである．その理由は，当然ではあるが，医学と看護の実践と同じく，臨床倫理コンサルテーションの実践もこれらの特徴によって制約を受けるからである．これらの特徴を正しく理解できないとしても，それらの関連性や影響力が否定されるわけではない．結局のところ，臨床倫理コンサルテーションが臨床的であるという認識がきわめて重要だと分かる．なぜなら，病院倫理委員会は交流することになる諸個人と同じく，実際の結果を伴う現実の意思決定を行う必要性に直面しているからである．そして，病院倫理委員会が下すこうした意思決定に照らし合わせて，後の多くの（未だ知られず行われていない）意思決定や行動が意味やメリットを得るのである．

たとえば，倫理コンサルテーションを進める前に患者や家族からインフォー

ムド・コンセントを取得することは不可欠であるとか，患者への臨床医療に直接的に関与している人は誰でも倫理コンサルテーションに参加すべきであると主張する立場を考えてみよう．そもそも，こうした立場を堅持することは，臨床医療の倫理的次元を形成する骨組み自体を解体してしまう．理由はこうである．そのような主張や結論の根拠は，現実の臨床的生活における人間関係の力学に存するのではなく，学術的・法律尊重主義的議論や立場における抽象化され構成された姿勢に基づいている．しかし，臨床倫理コンサルテーションを行う人々にとっては，倫理コンサルテーションが要請されることになった，現実の臨床現場において遭遇するような現実の具体的事実に基づく要求は単なる構成物ではない．臨床現場における現実の具体的事実は反応を求める．そして，この理由のため，こうした事実はかなりの注意が払われて然るべきものなのである．

　最後になるが，どの特定の臨床現場にも見られる無数の具体的事実の詳細に対して実際に注意を払うことは困難な仕事であることが多い，ということを認める必要がある．それに応じて，誰が特定のコンサルテーションの場面に参加すべきかを決定したり，参加者からインフォームド・コンセントを求めるべきか否かを決定したりすることは，難しいかもしれない．しかし，解決するのが困難であるからといってこれらの問題を無視しても，こういった意思決定を行う必要性がなくなるわけではない（同じように，臨床の文脈には不確実性や絶え間ない変化などがあるという事実を無視しても，これらの側面を否定することにはならない）．こうした意思決定を行うことは，臨床倫理コンサルタントや病院倫理委員会の委員を務める場合には避けて通れない．これらの問題が道徳的にも重要であることは，次の点への別の理由となるに過ぎない．すなわち，臨床倫理コンサルテーションは，病気と健康，けがと回復，生と死の問題に関して，他者と共に参加することに伴う大きな責任への尊重と適度な謙虚さをもって，取り組まれ実践されねばならない，という点である．

さらなる考察のために

1. 「臨床倫理コンサルテーションにインフォームド・コンセントは必要か」の節では，次のことが提案された．すなわち，諸個人が倫理コンサルテー

ションへの参加を拒否することは理に適うかもしれない一方で，その拒否は彼ら自身の参加という点を超えてはならず，倫理コンサルテーションのプロセスはそれでも進行されるだろう，と．参加拒否をする個人が(a)患者，(b)患者の配偶者，(c)担当医，(d)担当の看護師である場合に，倫理コンサルテーションが実際どのように進められうるのかを議論せよ．まず，(a)から(d)それぞれの場合を本章で紹介した四つのシナリオの文脈から検討し，次に，あなた自身が関与した最近の倫理コンサルテーションと結びつけて検討しなさい．

2. 誰が倫理コンサルテーションに参加すべきであるのか，という問題への応答として，次のことが提案された．まず，我々は，具体的な状況下にある主要な参加者たち全員を含める必要があるという観点から始めるべきである．次に，我々は，その状況で実際に起こっていること，並びに，具体的な状況下にある主要な参加者たちにとって道徳的に関連性のあることに照らし合わせて調整を行う必要があるかもしれない，と．これらの点を念頭に置き，第一に，本章で紹介した四つのシナリオを用いながら，後で進行される倫理コンサルテーションにおいて誰が含まれ，誰が除外されるのかという問題に変化をきたすようにするには，各状況でどのような点を変化させればよいのかを議論しなさい．第二に，あなた自身の倫理コンサルテーションの経験から具体例を引きながら，同じような練習をしなさい．
最後に，患者，患者の家族，医師や看護師などのスタッフが倫理コンサルテーションに含まれるべきかどうかを前もって評価しうるような実際の方法について議論しなさい．

注

1) 倫理コンサルテーションへの参加にまつわる問題は，1980年代中葉から1990年代初頭にかけてある程度扱われたものの，病院倫理委員会の役割と機能に関するより一般的な議論の一部として扱われただけである (Randal 1983; Fost and Cranford 1985; Lo 1987; Cohen and d'Oronzio 1989; Stidham, Christensen, and Burke 1990; Agich and Younger 1991)．やがてこの動きは，臨床倫理コンサルテーションの方法論と評価に関する議論が目立つようになった後に，生命倫理学の文献から姿を消してしまった．

2) 生命倫理学の文献において，次の二つの問題が扱われてきた（または扱われてこなかった）理由は多種多様であるだろう．すなわち，患者は倫理コンサルテーションを

拒否できるかどうか，というそもそもの問題と，担当医はコンサルテーションを許可する必要があるかどうか，という関連した問題である．しかし，より重要な点は，臨床の文脈に伴う現実の人間関係力学の検討が不十分であるという点から考えると，これら両方の問題に関する研究が類似した疑わしい想定をしていることである．

3) これはある種の皮肉を呈している．患者が倫理コンサルテーションに同意したり拒否したりする選択肢を有すると擁護する議論に関しては，なおさら皮肉となる．なぜなら，この種の議論はおしなべて，患者の自律の尊重を優先することに基づいているからである．患者の自律を尊重することは，個人が担う役割ではなく，人格であるための性質と人格共同体に属することに結びつけられた，もっと根本的な考察に基づいている (Faden and Beauchamp 1986, 235-73)．より重要なことに，人格尊重原則に対する堅固なコミットメントは，自律尊重の対象となる個人に対して特別な処遇を必ずしも与えるわけではない．事実，この原理の主な提供者であるビーチャムとチルドレスは，次の二つのことを同一視するのは誤りであると明示的に認めている．すなわち，個人の自律への尊重を示すことと，ある文脈（たとえば共同体）で同じくらい関連性があるかもしれない他の配慮（とその暗黙の価値）よりも個人の自律を優先することである．ビーチャムとチルドレスによれば，「自律の尊重は一応の地位しか持たず，他の競合する道徳的配慮によって無効にされることがありうる」(Beauchamp and Childress 2001)．要するに，個人に対して何らかの自律の尊重が払われるべきだからといって，その個人は，臨床現場において他者にとって倫理的に関連性がある・ないと見なされるものについて決定する権利を与えられるわけではない．

参考文献

Agich, G. J., and S. J. Youngner. 1991. For experts only? Access to hospital ethics committees. *Hasting Center Report* 21 (5) : 17-25.

Arnold, R. M. 1994. Should competent patients or their families be notified before HECs review the patients' cases? Yes. *HEC Forum* 6 (4) : 257-59.

Aulisio, M. P., R. M. Arnold, and S. J. Youngner, eds. 1999. Special issue : Commentary on the ASBH core competencies for health care ethics consultation. *The Journal of Clinical Ethics* 10 (1) : 3-49.

Beauchamp, T. L., and J. F. Childress. 2001. *Principles of biomedical ethics*, 5th ed. New York : Oxford University Press．T・L・ビーチャム／J・F・チルドレス『生命医学倫理』永安幸正・立木教夫監訳，成文堂，1977 年

Bemis, G. 1994. Should competent patients or their families be notified before HECs review the patients' cases? No. *HEC Forum* 6 (4) : 262-65.

Bliton, M. J., and S. G. Finder. 1999. Strange, but not stranger : The peculiar visage of philosophy in clinical ethics consultation. *Human Studies* 22 (1) : 69-97.

———. 2002. Traversing boundaries : Clinical ethics and moral experience in the withdrawal of life supports. *Theoretical Medicine* 23 (3) : 233-58.

Cassell, E. J. 1991. *The nature of suffering and the goals of medicine.* New York: Oxford University Press.

Faden, R. R. and T. L. Beauchamp. 1986. *A history and theory of informed consent.* New York: Oxford University Press. ルース・R・フェイドン／トム・L・ビーチャム,『インフォームド・コンセント——患者の選択』酒井忠昭・秦洋一訳, みすず書房, 2007年

Finder, S. G. 1995. Should competent patients or their families be able to refuse to allow an HEC case review? No. *HEC Forum* 7 (1): 51–53.

Fletcher, J. C. 1992. Ethics committees and due process. *Law, Medicine & Health Care* 20 (4): 291–93.

Fost, N., and R. E. Cranford. 1985. Hospital ethics committees: Administrative aspects. *New England Journal of Medicine* 253 (18): 2687–92.

LaPuma, J., C. B. Stocking, C. M. Darling, and M. Siegler. 1992. Community hospital ethics consultation: Evaluation and comparison with a university hospital service. *The American Journal of Medicine* 92: 346–51.

Lo, B. 1987. Behind closed doors: Promise and pitfalls of ethics committees. *New England Journal of Medicine* 317 (1): 46–50.

Pellegrino, E. D. 1983. The healing relationship: The architechtonics of clinical medicine. In *The clinical encounter: The moral fabric of the physician patient relationship,* ed. E. E. Shelp. Dordecht and Boston: Reidel.

Perkins, H. S., and B. S. Saathoff. 1988. Impact of medical ethics consultation on physicians: An exploratory study. *The American Journal of Medicine* 85: 761–65.

Purtilo, R. B. 1984. Ethics consultation in the hospital. *New England Journal of Medicine* 311 (15): 983–86.

Randal, J. 1983. Are ethics committees alive and well? *Hastings Center Report* 13 (6): 10–12.

Roberts, L. W., T. McCarty, and G. B. Thaler. 1995. Should competent patients or their families be able to refuse to allow an HEC case review? Yes. *HEC Forum* 7 (1): 549–50.

Rubin, S., and L. Zoloth-Dorfman. 1994. First-person plural: Community and method in ethics consultation. *The Journal of Clinical Ethics* 5 (1): 49–54.

Simpson, K. H. 1992. The development of a clinical consultation service in a community hospital. *The Journal of Clinical Ethics* 3 (2): 124–30.

Stidham, G. L, K. T. Christensen, and G. F. Burke. 1990. The role of patients/family members in the hospital ethics committee's review and deliberations. *HEC Forum* 2 (1): 3–17.

Veatch, R. M. 1989. Advice and consent. *Hastings Center Report* 19 (1): 20–22.

——. 2001. Ethics consultation: Permission from patients and other problems of

methods. *American Journal of Bioethics* 1 (4) : 43-45.
Wolf. S. M. 1991. Ethics committees and due process : Nesting rights in a community of caring. *Maryland Law Review* 50 : 798-858.
Zaner, R. M. 1988. *Ethics and the clinical encounter*. Englewood Cliffs, NJ : Prentice-Hall
——. 1993. Voices and time : The venture of clinical ethics. *The Journal of Medicine and Philosophy* 18 (1) : 9-31.

第6章

臨床現場における文化的多様性

アリッサ・ハーウィッツ・スウォタ

(会田薫子訳)

キーポイント

1. 患者の話を傾聴することは非常に重要であり,その重要性はいくら強調してもし過ぎることはない.
2. 文化的な実践や信条には文化によって相違があるものである.それを認識することは,異なった文化の実践や信条をすべて受容することを必然的に意味するものではない.禁忌に当たらない範囲で,文化間の実践や信条の差異を調整する努力が必要となる.
3. 医療の領域において,文化的多様性はかつてないほど拡大しており,医療従事者は,患者に最良のケアを提供するため,文化的な差異に敏感になることが求められている.

患者の身体と同様に,患者の信条もケアの対象とされるべきである.
—G. Galanti (2004), Caring for Patients from Different Cultures

　文化的規範の対立は,医療従事者と患者が直面する複雑な倫理問題に発展することがある.文化的な背景の相違によって葛藤が生じることは珍しくない.米国国勢調査局のデータによると,「民族的に多様」[1]な人口は1970年の12.3%から,1980年には16.6%,2000年には19.7%と,着実に増加しており,今世紀の半ばまでには,米国の全人口の50%に達すると予測されている

(Valle 2001). 臨床現場では，患者の 40% 以上がマイノリティとなるとも予測されている（American Medical Student Association 2005）. これらの統計は，米国という「人種のるつぼ」社会における文化的感受性を高める必要性を際立たせている．

　この章では，臨床現場において複数の文化がどのように，そして，いつ，葛藤に発展し得るのか，いくつかの例をあげて状況を具体的に説明し，問題の見方を示す[2]．文化的な相違によって助長される葛藤の頻度を減らし，その深刻さを緩和し，臨床上の文脈でより強固な協力関係を作るため，医療従事者は文化的な感受性を高める必要があると，筆者は強く主張する．文化的多元主義が惹起する複雑な倫理問題の渦中で職務を遂行する医療従事者の助けとなることを願って，医療従事者と患者の双方が納得できる治療の選択肢について合意形成するという目標のために，よいコミュニケーションを助ける方法を紹介する．

1　文化と文化的感受性

　この章での議論のために，「文化」を「ある一群の人々によって学習され，共有される信条と行動」（Galanti 2004）を網羅的に指すものと理解しておくこととする．文化とは，それを通して個人が世界を見るものであり，個人の思考のあらゆる面に影響を及ぼす．疾患とは何か，それはどのように生ずるのかに関する理解から，意思決定の権威とコントロールはどこに存在するかの判断や，「個人が倫理的な意味を構成する『コンテクスト』」（Valle 2001）にまで，文化は影響する．例えば，ある個人が細菌論の概念（細菌が疾患の原因となるという考え方）を受け入れるか，または，自分の疾患が悪霊によって引き起こされていると考えるかである[3]．また，一連の治療について意思決定するのは患者自身なのか，あるいは，そのような意思決定は患者以外の家族の誰かが行うのかという問題である．また，西洋[4]医学では未来志向の考え方が通常であるが，患者によっては現在や過去により重きを置いている場合もあるということである．これらの問いへの答えは，個人がそれを通して当該の状況を理解する「レンズ」によって，大きく異なるであろう．さらに，医療従事者と家族の相違は文化に関することにとどまらず，社会経済的地位や教育程度，個性そのものの相違が事態を複雑化することもある．結果として，

医療従事者が熟知している事柄でも家族には錯覚を起こさせるものであったり，医療従事者が価値を置いていることが家族にとっては無意味であったりする．医療チームの規模が大きく，シフト勤務で，それぞれの職業文化を有するそれぞれの専門職の世界で訓練されたという意味で不統一なメンバーでは，コミュニケーションはばらばらにされ，バランスのとれた議論や交渉に至らない環境が作り出されることがしばしばある（Bowman in press）．

　したがって，このように規模が大きな医療チームで職務に当たる医療従事者は，医療現場の多様な状況において，「文化的に感受性高く」なることを目指す必要があるといえる．文化的に感受性が高いということは，自分自身の文化とそれが持つバイアスを認識し，異なった文化の信条と実践に心を開き，その理解に前向きで，関係するすべての人たちに耳を傾ける姿勢でコミュニケーションをとることに重点を置こうとすることといえよう．しかし同時に，文化的に感受性が高いということは，ある個人がその人自身にとって正しいと考えることや真実であると考えることは，すべて本当に正しいあるいは真実であるとするという相対論的な見方を受け入れることを意味しない[5]．すべての文化のありとあらゆる実践を受容しなければならないという相対論的な考え方を受け入れようとしなくても，いつでも可能な場合に文化的な信条を考慮に入れるよう努め，それらの信条の重要性を認識するという多元的な見方を維持することが可能である[6]．

　この章では，医療従事者が取り組むべき文化的感受性の諸側面――コミュニケーション，患者を全人的にケアするということ，文化的実践に関する知識――について順に取り上げる．議論に入る前に，この章で用いる一般化 generalization に関して説明しておく必要がある．一般化は定型化 stereotype と対をなすものとして用いられる．前者においては，あるグループ内における共通のパターンを特定するために情報が使われ，さらにデータが収集された場合には，そのグループ内のある特定の個人にそのパターンを適用することは不適切であると判断するという可能性をも含むものであるが，後者においては，その個人にそのパターンが実際に適用可能か否かは検討されない（Galanti 2004）．患者は一人ひとり，ある文化的背景を有する個人ではあるが，同じ文化的背景を持つその他の人たちと同じように，その文化の伝統を実践したり，信条や価値を共有したりするか否かは断定できないことを念頭に置かなければならない．

文化は一枚岩ではない．年齢や社会経済的地位，教育程度，文化的適応などの要因における差異をみれば，同一の文化的背景を持つ人々におけるバリエーションは，異なった文化的背景を有する人々におけるバリエーションと同様に著しいこともある（Muller and Desmond 1992参照）という見方が信用に足るものであることがわかる．医療従事者は患者一人ひとりを個人として見る必要がある．その個人のアイデンティティの一部は文化的背景に関わるものである．しかし，個人が自分自身の文化の命ずるところにどの程度従うかは，各個人によって異なる．医療従事者の主目的は，端的にいえば，目の前の患者のケアをすることである．文化的な感受性を高めることは，医療従事者が患者にとって最善のケアを提供するために有益である．

　全体として，この章における一般化は「正確で詳細な地図ではなく，道しるべの提案として提示してある．観念的には，医療従事者が考慮すべき将来の可能性を予期することや，すでに発生したことを理解する際の助けになるということである」(Galanti 2004)．一般化を活用することは，文化的な問題に関わる複雑さを過剰に単純化することでは決してなく，むしろ，臨床現場においてそれぞれの個人が問題をオープンに，感受性をもって扱う援助をすることが意図されている．そして，一般化の活用によって医療従事者は以下の事柄を念頭に置くようになる．

　　医療従事者は，複雑で，患者に恐怖を与える恐れすらある情報を，言語と文化の壁を越えて伝達するために努力を続けなければならない．[医療従事者][7]が，医療上の意思決定において，コミュニケーションスキルと文化的に感受性の高いアプローチの必要性を認めなければ，それは，患者に質の悪いケアを提供するリスクを冒すことを意味する (Powell 2006)．

　文化的な感受性を高めるということは，明確なコミュニケーションの重要性を認識するというような小さなことから始まり得る．要するに，ある問題の医学的な意味と患者の視点から見た意味が異なっている場合には，医療従事者はその問題を医学的な観点と患者の視点の両方から理解可能である必要があるということである．そのような理解にたどり着くためには，医療従事者は少なくとも，患者から情報を聞き出し，患者が医療従事者に質問することも可能であることを知らせ，患者に情報を提供することが可能でなければならない．これ

らすべてはコミュニケーション能力を前提としている．このような土台がなければ，文化的に感受性が高いケアへのアプローチは言うまでもなく，成果が出る医療従事者・患者関係を形成できる可能性は非常に小さいであろう．臨床現場では物事のペースは速く，多くの患者と家族にとって聞きなれない複雑な専門用語と紛らわしい概念であふれ，医療従事者の仕事量は膨大で，個々の患者に対応する時間は限られている．さらに，既述のように大規模な医療チームではチーム内のコミュニケーションはばらばらになりがちで，患者人口は多様であり，西洋医学に接した経験を持たない患者もいる．こうしてみれば，臨床現場において意思疎通の齟齬の発生が珍しくないのは当然である．しかし驚いたことに，実際に意思疎通の齟齬が起こると，誰もが驚くのである．

明確なコミュニケーションの必要性を認識することは，臨床現場において具体的な変革へと通ずる．例えば，通訳を使う頻度を増やすことである．通訳は患者と医療従事者間のコミュニケーションギャップを埋める役割をする．不確かに感じることがあったら，見過ごさずに用心し，通訳の協力を求めた方がよい．通訳を使うか否か迷って結局使わなかった場合，その結末は悲劇的なものになる場合もある．事例を挙げれば，ワシントン DC で次のようなことがあった．ある医療従事者が人工妊娠中絶処置をした患者から 1100 万ドルの損害賠償を請求されたのである．その患者が求めていたのは避妊処置だけであったのだが，英語を話さない患者であったため，意思疎通の齟齬が生じたのだ（American Medical Student Association 2005）．極端な事例のようではあるが，これは通訳を使わなかった場合に生じ得る結末の深刻さを如実に物語っているともいえる．さらに，通訳は，ある言語から別な言語へ通訳することに有用なだけでなく，文化差についての理解の助けとなる場合もある（Juckett 2005）．

通訳となり得るのは，臨床現場における専門の訓練を受けた専門職としての通訳，臨床現場における専門の訓練は受けていないが通訳という職にある者，医療スタッフのなかで当該の言語を話す者，患者の家族や友人などである[8]．しかし，患者の家族や友人が通訳となるときには多くのリスクを冒すことになるので注意が必要である（Juckett 2005 参照）．例えば，そのような通訳は患者に末期の診断を伝えない可能性もある．これは，悪い知らせを伝えることを負担に感じる気持ちや，不快な診断から患者を守ろうとする気持ちなど，いくつかの理由によることが考えられる．さらに，患者よりも若年の家族が通訳する場合[9]は，それが話題として「不適切」とみなされる場合も多々ある（例え

ば，息子が母親の産婦人科系の問題を通訳する場合）．また，医療施設内のスタッフが通訳となる場合には，それが患者と家族に利益相反とみなされる場合もありうる．つまり，その通訳が病院側に都合のよいように情報操作をしているとみられる恐れがあるということである．患者家族を通訳とする場合のリスクの可能性や，院内のスタッフを通訳とする場合の利益相反の懸念（それが実際に存在する場合でも，患者側からそのようにみられる恐れがあるという場合でも）を考えると，文化的感受性と倫理の双方の点から，最善なのは「外部」の通訳を雇うことであるといえる[10]．今は24時間サービスの電話通訳が（有料で）利用できるので，これまであまり本職の通訳を使うことがなかった医療施設でも，通訳サービスが手近になっているといえる[11]．

　また，臨床現場における葛藤に対処する際には，医療従事者と倫理コンサルテーションの担当者は，患者自身の身体の理解に関して，患者の文化的信条が及ぼす影響を認識しなければならない．結果として，治療が成功するということは，診療に際して「患者の文化的信条に配慮し，それが疾患の原因に関連するのか，それをどのように扱うか，それに照らしてどのような診療行為が適切なのか，患者の身体をどのように見るか」（Galanti 2004）を考えることである．文化的に感受性が高いということは，文化差を医療提供時の障害とみなすことではなく，患者に全人的ケアを提供する際に不可欠のものと認識するということである[12]．このように，文化的な感受性を高めるということは目標として目指すものというだけではなく，質の高い医療を提供するために不可欠な要素なのである．例えば，ネイティブ・アメリカンの患者が，彼らの伝統的な治療の儀式をする治療師 healer を病院に呼びたいと申し出たときは，その願いを却下するのではなく，その儀式の内容について患者と話し，禁忌の有無を見極めるのが文化的に感受性の高い医療従事者である．禁忌が無ければ，その儀式を執り行えるように便宜を図るべきである（Berger 1998）．西洋医学と他文化の伝統と実践を統合することに対する寛容さは多元的社会で必要とされている．

　結果論的な理由だけをみても，文化的感受性を高めることは医療従事者の責務であることは明白である．文化的多様性への視点の欠如が非常に深刻な事態に帰結した事例はこれまでにもみられた．例えば次のような例がある．「あるベトナム人の父親が，コインの縁を体に擦りつけるという coin rubbing (cao gio) という伝統的な民間療法を息子に行ったところ，息子の身体についたあざで児童虐待と誤解されて収監されてしまい，獄中で自殺したのである」（Flores et al. 2002). coin rubbing はアジア文化では一般的であり,「発熱や頭痛,悪寒の手当に用いられている.コインの縁を皮膚に擦りつけ,皮膚に紫斑発疹か点状出血発疹が出るまで行う」(Rosenblat and Hong 1989). 子どもの身体にあざがあれば,それは児童虐待のサインとも取れるが,文化的に感受性の高いアプローチをすれば,その他の説明にも思いが至るのである.この事例では,医療従事者が伝統的な民間療法に関して知識があれば,(あるいは,少なくとも彼らの文化における伝統的な治療法について家族に尋ねてみようとする意思があれば),この悲劇は避けられたかもしれないのである.

2 自律を理解する

西洋医学において患者の尊重に重要なのは,患者の自律を認識し促進するための努力を確実に傾注することである.数年前までは絶対的であった自律への崇拝は,現在ではそれほどではないが,西洋医学に従事する者の世界では,現在でも「自律は王様」と想定されている.レネ・フォックス Renee Fox が語ったように,「バイオエシックスの概念枠組みは最初から,個人主義の価値の複合体に最高の地位を与え,個人の権利,自律,自己決定の原則と,それらをプライバシーという法学上の概念のなかに法的に表現することを強調してきた」(Macklin 2006).理論上は,自律の尊重を強く強調しても,それは共同の意思決定の概念と両立可能ではあるが,実際は,自律の強調によって,各個人は自分自身の医療上の意思決定を行う権利を有するだけでなく,ときにはその義務があるとさえ考えられてきた.さらに具体的にいえば,西洋医学が考える患者というのは,未来志向で,自分自身の治療計画の意思決定のために,診断について真実の情報を伝達されることを望む個人である (Marshall et al. 1998).この個人主義的な患者という概念は,患者の自律に重きを置くことや,患者は医療上の意思決定に積極的な役割を果たしたいと考えているという想定とともに,多くの意味で非常に肯定的である.歴史を振り返れば,一般市民にはこのように積極的な役割が持たされない時代が非常に長く,特に医療分野ではこれが顕著であった.患者に権限を持たせ患者の自律により重きを置くことは,意思決定過程での役割を患者に保証する手段として,また,患者が自分自身の生をどのように生きるかの決定に際して彼ら自身の価値を反映させるチャンスとして歓迎された.

しかし，患者とはこうしたものであると考えると，自律という高度に複雑な概念の理解が非常に狭いものとなり，見識が貧困になり，多様な臨床現場に対応できず，そこに存在する多元的な見方を説明できなくなってしまう．以下に示す事例は，臨床現場において自律について幅広い考え方を取り入れることの重要性を示すものである．

> オキモトさんは82歳の日本人男性．転移性食道癌患者である．この2，3か月のうちに経口摂取が次第に困難になり，体重が大幅に減少し，げっそりと痩せてきた．十分な栄養補給をするために，オキモトさんに経管栄養法の導入が提案された．それを行えば栄養状態が改善するので，オキモトさんの生命予後も伸びるとみられている（月の単位と予測されている）．また，経管栄養法によって彼のQOLが低下することはあまりないとみられている．オキモトさんの長い闘病期間中，家族は彼の病床につきっきりだった．子供たちの多くが飛行機で移動し，仕事や家庭生活を犠牲にしてきた面もあり，経済的負担もさることながら，精神的な負担が深刻化してきている．オキモトさんは自分が家族の負担になっていると考えている．これは彼がまったく望んでいなかったことである．結局，オキモトさんは経管栄養法の導入を断ることにした．この決定に主治医はとても心配し，オキモトさんの家族が本人に圧力をかけて，本人にとって利益がある治療法を受けさせないようにしているのではないかと考えた．主治医は倫理コンサルテーションを求め，医療チーム全体に懸念を伝え，関係者全員で心配することとなった．

主治医は善意で心配しているのであるが，この心配は，患者の自律の意味を非常に狭く理解していることに発している．オキモトさんは経管栄養法という選択肢が家族に及ぼす影響を心配しているのに，この主治医のような見方をすると，それは抑圧や不当な影響の結果のようなものとみなされ，オキモトさんの自律を阻害することになる．自律というものについてこの主治医のように考えていると，他の人を慮って決定した意思は，そうでない意思と同様に自律的な決定であることを認識できない．患者が自律的に行動したか否かは，その決定が，孤立した外部からの影響がない環境で行われたかどうかを見ることによって判断すべきものではない[13]．この原子論的概念は，患者は大きな構成単

位の一部であるという見方と対照的である．この構成単位が核家族か大家族か，種族か一族か，あるいはまったく別の何かであっても，それは当該個人が自分自身のコンテクストとして認識し，そのなかに意味や価値を見出すものである．つまり，上記の主治医の観点では，オキモトさんを彼のコンテクストから切り離し，彼個人だけに着目し過ぎることになり，自律的な意思決定過程において「他への配慮」が持つ役割の重要さを認識できないのである[14]．

さらに，医療チームはオキモトさんとその家族との倫理コンサルテーションのとき，オキモトさんは仏教徒であり，「仏教思想は慈悲と正義を重視する．家族に精神的あるいは経済的負担が及ばないように生命維持治療を受けない患者は，思いやりを示すという価値ある行為を行っているのである」(Berger 1998) との説明を受けた[15]．これは，不当な圧力を受けた結果，経管栄養法を受けることを拒否したという主治医の理解とはなはだ遠いものであり，オキモトさんは不当な圧力とは関係なく，愛する家族への心配から，正しいことを行っていると信じて，躊躇なくこの選択肢を選んだのであった．主治医としてはオキモトさんの自律が確実に尊重されるように努力しただけだったのだが，もしオキモトさんの自律についてもっと幅広い見方をし，オキモトさんをより大きな構成単位の一部として見ていたならば，関係者間の緊張はこれほど高まらなかった可能性があり，医療チームと患者家族間の信頼関係がこのような形で試されることにはならなかったかもしれない．臨床上の文脈では，患者の自律はさまざまな形で示される．このように，自律に実際の意味を持たせたり，多元的な臨床現場で機能させたりするために，自律には広い解釈が必要であることが理解されるべきである．

3 真実告知

自律に焦点を当てた西洋医学における患者の概念は，患者を分離した個人というよりも家族という構成単位の一部とみる世界の多くの文化における患者の概念と対照的である．これらの文化においては，診断結果は患者に直接伝えられないかもしれず，患者もそれを望まないかもしれない．現在，他の文化で標準的な，真実を患者に隠すという方法は，ほんの50年前には西洋医学においても不可欠な方法であった．現在，西洋医学における標準的な実践は，患者に診断結果と治療の選択肢についての情報を伝達し，患者自身がその情報を吟味

して意思決定することを可能にするという方法である[16]．そうしなければ，間違いを犯したとされ，専門職や医療施設の標準的な方法に反したとされるばかりか，不誠実で道義的に非難の対象とみなされる恐れもある．患者へ情報を提供することは彼らの自律を尊重することとみなされるだけでなく，患者へ情報を提供しないことは患者を害することであり，患者の尊厳と理性的な存在として行動する能力を侮辱することとみなされる．しかし，誰もが同じ価値と信条に賛同すると仮定するのは非常に危険である．誰もが自律を最も重視し，診断について患者に真実を告げないことは患者を害することだと考えることは極めて西洋的である．

　ブラックホール Blackhall らの調査によると，アフリカ系アメリカ人とヨーロッパ系アメリカ人の対象者のほとんどは自律を最も重視し，患者が自分の価値観に基づいて治療上の意思決定を行うことを可能にするために患者に情報を提供することを重視する西洋的な見方を示した．しかし，メキシコ系アメリカ人と韓国系アメリカ人の対象者のほとんどは，患者を個人というよりも「社会のネットワーク」の一部とみていることが示された（Blackhall et al. 2001）[17]．ものごとの優先順位付けや異なった価値の重みづけに関する文化間のこうした決定的相違は驚くに当たらない．ヴァレ Valle は研究の蓄積を経て，バイオエシックスの原則のヒエラルキーが，「主流」である西洋の視点から見た場合と「民族的に多様な」視点（つまり，伝統的な西洋医学とは異なった視点）から見た場合にどのように異なるかを比較した．その結果，「主流」の西洋の視点では，バイオエシックス原則の最上位は自律であり，第二位は真実告知，次いで善行，無危害，資源配分の公正さと続いた（Valle 2001）．一方，「民族的に多様な」視点におけるランキングはこれと大きく異なり，最上位は善行，第二位は無危害，次いで資源配分の公正さ，自律，真実告知と続いた（Valle 2001）．真実告知は，西洋の視点では第二位であったが，「民族的に多様な」視点では最下位であった点に注目したい．

　西洋の視点と対照的にメキシコ系アメリカ人と韓国系アメリカ人の間では（その他もいるが），真実を患者に告げることはより害が大きいとみなされることもある．これらの文化においては，深刻な状態について患者に真実を告げることは患者から希望を奪うこととみなされることがあるからである．希望のない人生の質は最も良くみても標準以下であり，悪くいえば生きるに値しないため，希望を奪うことは大きな害をもたらすと考えられるのである．これらの違

いは，他文化の価値を尊重し，同時に，西洋医学から発生した「害を為すなかれ」という基本的な規範に従おうとするとき，その難しさを浮き彫りにする．害の解釈は人によって大きく異なり得る．その解釈を決定するのはほとんど，その個人が所属する世界の世界観であり，その世界観を持って，人は交渉の場に現れるのである．ある研究によると，「収入や学歴，医療へのアクセスなどの変数をコントロールすると，真実告知をどのように捉えるかに関する最も重要な要因は民族性であることが，統計分析で示されている」(Blackhall et al. 2001)．真実が隠された場合の害の程度（あるいは害のなさ）にも個人の文化が作用するといえるであろう．

患者に真実を告げるか否かで迷う場合に具体的に懸念されるのは，まず，真実を告げないとなると，その患者から残りの人生の計画を立てる機会を奪うことになるということである[18]．具体的に言うと，会うべき人々，言うべき事柄，遺品となる品を直接手渡すことなど，人生の最終段階ですべきことの段取りをつけることができなくなる．さらに，書き遺すべきことを明確にすることや，どこで亡くなるか（例えば，自宅か外国か，別の州において家族と一緒に過ごすか，など）をあらかじめ決める機会を失う．確かに，これらの懸念の土台となっているものは，西洋の視点に見出される焦点とともに構成されており，すなわちそれは，そうしたことのコントロール権は個人に帰属すべきであるという考え方である．この焦点は，コントロール権は家族や一族に帰属し，共同の意思決定が規範であり，その決定は他者にどのような影響を及ぼすかということがおもな懸念とみなされる他の多くの文化とは正反対である．このような懸念は西洋文化にも存在はするが，意思決定をするのは当の本人であるという考え方よりも高い重要度を与えられることは，通常，ない．

次の事例は，異なった文化において真実告知と患者の自律にどれほど異なった重要性が与えられているかを語る好例である．またこの事例では，患者の家族を通訳とすることの危険も明白である[19]．

チェンさんは84歳の中国人女性．英語はほとんど話さない．転移性癌患者で予後は極めて厳しい．息子と同居しており，英語が必要な場合は常に息子が通訳してきた．医療チームによると，チェンさんは自分の疾患と予後を知っているという．彼女の主治医は，息子の通訳を介して，自分自身で彼女に疾患の

> ことを伝えたと話している．しかし，ある日，病室で看護師が癌の診断についてチェンさんに何か話したところ，チェンさんは強いショックを受け，深いうつ状態に落ち込んでしまった．あとで病室に来た息子はそのことを知って激怒した．看護師はチェンさんにショックを与えたことにおののいたが，同時に，看護師も他のスタッフも，チェンさんは診断と予後を知っていると思っていたのに，これはどうしたことかと不思議に思った．実は，息子はチェンさんに主治医の言葉を正確には伝えていなかったのである．予後が不良なことだけではなく，癌であることも伝えていなかったのだ．母親を庇護するのが自分の役目と認識する息子は，真実を伝えたら母親は落胆し，生きる希望をすべて喪失し，最期の期間の楽しみがすべて失われると考えたのである[20]．

チェンさんの息子は自分を母親の庇護者と位置付け，母親の庇護には，このような厳しい予後を母親に伝えないことも当然含まれると信じているわけだが，これは，彼が属する文化と既述の価値のランキングを見れば，何も驚くに値しないことである．ある研究で言及されているように，「ラテン系と中国系の家族は，義務を，患者が残された時間を快適に，苦痛なく過ごすことができるようにし……患者を守ることと定義していた．庇護という概念の中心にあるものは，疾患と予後の情報を患者に知らせないようにすることであった」（Marshall et al. 1998）．厳しい診断を患者に告知することに消極的なのは，日本とナバホインディアンの文化にも共通している．実際，この二つの文化では，末期の診断を持ち出すことは，ある意味，死を早めることとみなされている（Berger 1998）．こうした考えが信じられているということは，日本では患者に癌告知するのは医師の13％にすぎないという研究（Berger 1998）によっても明らかである．

患者に不良な予後を伝えないもう一つの理由は，患者はすでにそれを知っているから伝える必要がないというものである．しかし，患者がもし何かを知っているとしても，それは一般的なレベルにとどまるであろうし，具体的な医学的問題については知る由もないだろう．しかし，患者はすでに知っているからさらに知らせる必要はないと主張する人は，患者は自分に何かの問題があることを知っていて，より具体的に知りたいと思えば，自分でそれを聞く用意ができたときに聞くはずだから，敢えて知らせる必要はないと言う．患者が求めてもいない情報を明かすことは医療従事者の仕事ではない，という主張である．

ブラックホール Blackhall らの調査では，ヨーロッパ系アメリカ人，アフリカ系アメリカ人，韓国系アメリカ人，メキシコ系アメリカ人の対象者に共通して，告知しなければ患者が真実を知ることはないとは言えないという見方がみられた．これらすべての群の対象者は，患者は医師の診察を受けることになったのだから，どこか悪いところがあるのだとすでに知っているだろうと考えていた．そして，アフリカ系アメリカ人とヨーロッパ系アメリカ人は，だからこそ，医療従事者は患者に何が悪いかについて正確に情報を提供し，患者がしっかりと情報を把握して治療計画に参加できるようにする義務があると考えていた．しかし，この「患者はすでにどこか悪いところがあると知っている」という想定は，韓国系アメリカ人とメキシコ系アメリカ人では「真実告知しない」という逆の解釈へ至っていることが示された．つまり，患者はすでにどこか悪いところがあると知っているのだから，より詳しく知りたいと思えば自分から訊くはずであり，それを待たずに患者に正確に告知するということは，患者がそれを聞く用意ができていないうちにそれに直面させるということになる，というものである．このように，「患者はすでにどこか悪いところがあると知っている」という一つの観測は，異なった文化のレンズを通すとまったく別の解釈へ至り，異なった対応が求められることになるのである．

　文化的に感受性の高い医療従事者は，「有効で，文化的に感受性の高いコミュニケーションは，質の高い医療の提供に必要である」と認識する（Powell 2006）．患者にとって「良い情報開示」とはどういうものかを見極めるために，患者の必要に応じた情報開示がどの程度のものなのか，どこまで伝えると過剰になる恐れがあるのか，患者の意向の変化を確認するためにどの程度の頻度でその話題に触れるべきか，などについて患者に質問する．一般的に，厳しい予後について話す段階になって，「悪い知らせを伝達する場合や，何らかの治療の結果として起こり得る合併症を詳細に説明する際は，抑制的な姿勢を取る必要がある．多くの文化において，患者が医師の手に自分自身を委ねることは信頼を示すことであり，治療の責任を医師に移譲することを希望することである」（American Medical Student Association 2005）．患者に情報を伝達したあとは，その後，患者が扱いきれない情報に押しつぶされていないかどうか気を配り続けなければならない．医療従事者は患者に情報を理解させようとする際に，患者のペースとレベルに合わせ，治療内容とプロセスに焦点を当てて説明しなければならない[21]．また，どの程度の情報を患者に伝達するのが適切な

のかという点については,「疾患の理解について患者が許容する最大限」が目標とすべきレベルといえる (Marshall et al. 1998).

　さらに,ある患者が自律よりも善行を重視し意思決定を家族に委ねる文化に属しているといっても,その文化で理想とされていることをその患者が支持するだろうとみなすのは早計である[22)][23)].患者が自分の状態について情報を求めた場合は,患者の家族がそれを拒否しても,患者の意向と情報獲得権は尊重されなければならず,それは,家族の反対や意向よりも重視されなければならない[24)].あるいは,患者が別の意味で自律的な決断を下す,つまり,診断や治療の詳細を知らされないことを選ぶこともあろう.そうした場合でも,医療従事者は治療に関して患者からインフォームド・コンセント(あるいはインフォームド・レフューザル)を取得しなければならないが,これは米国の法の枠組みのもとでは可能である[25)].インフォームド・コンセントのおもな機能の一つは,患者の自律の尊重を確実にするための援助をすることなので,患者の状態に関する情報を患者に提供しないことは患者の自律を尊重しないことに等しいという懸念もある.しかし,患者の自律はさまざまな方法で示されるので,そのような懸念に根拠はないといえる.例えば,医療従事者が患者の状態に関して伝えたいことがあると本人に話し,本人が何も聞きたくないと言った場合は,本人の代わりに夫に話し,必要な意思決定などをしてもらうことは完全に許容されることである.この場合は,患者本人に情報提供しようと試みたこと,患者は自分自身に関する情報を聞くことを拒否したことを認識しており,この認識が明確になるよう医療従事者が努力したこと,代わりに,患者本人が指名した代理人に情報提供がなされたこと,気持ちが変わった場合はいつでも本人に情報提供がなされることを本人に明確に伝えた旨をカルテに記載すべきである.さらにその後,患者の気持ちに変化がないかどうか確認する必要がある.そのような確認が2,3日おきになされたこと[26)]と,患者に気持ちの変化がないかどうかをカルテに記載しておくと,患者の意向の把握に役立つ.患者が自分自身に関する情報を伝達されたくないと意思決定することは,すべての情報開示を希望することと同様に自律的な意思決定である.このような場合,患者に関する情報は患者本人が指名した代理人に伝達され,医療行為への同意は,この代理人から取得されなければならない.換言すれば,「患者があまり情報を求めない決断をした場合でも,完全な情報開示を求める決断をした場合でも,患者の情報権は同様に尊重されたといえる」(Hern et al. 1998)[27)].いずれにし

ても，患者が情報を求めるときはいつでも入手可能であること，患者の意向を取り入れるよう適時適切に努力すること，患者のケアに当たるものは全員，患者が質の高いケアを受けることを確実にするという共通の目標に向かっていることを明確にする必要がある．

4 治療の事前計画と終末期医療

医療分野において特別な注意を要する領域のよい例に，治療の事前計画と終末期医療があり，文化差と葛藤の火種という点でみた場合，特に言及に値する．1990年に患者の自己決定法（PSDA: Patient Self-Determination Act）が制定され，メディケアとメディケイドという公的保険の指定を受けたすべての医療施設と医療従事者は，患者の入院に際し，事前指示 advance directive とそれに関する権利について患者に周知することが義務付けられた．この立法は，患者の自律を支える従来の仕組みを強化するものである．事前指示は，患者が判断能力を喪失したあとでも，医療上の患者の運命について患者自身の声を反映させることを可能にする仕組みであり，患者が自律的に意思決定可能な期間を延長するものといえる．自分自身に関するコントロールを保持することを可能にしたいという欲求は，既に述べた西洋医学の伝統に深く刻み込まれた価値や西洋医学が自律に与えている高い価値に符合するものである．しかし，すべての文化が事前指示に対して同じ姿勢を取っているわけではない．そして，ある研究で示されているように，「事前指示を用意するか否かの予測に関して，民族性は教育に次いで2番目に重要な因子であった」（Berger 1998)[28]．また，別の研究では，「事前指示を準備する意思を示したのは，ヨーロッパ系アメリカ人では86％であったが，アフリカ系アメリカ人では25％であった」（Marshall et al. 1998)．ナバホインディアンの患者と医療従事者と伝統的な治療師を対象とした調査では，「インタビューに答えた対象者の86％が，終末期医療の事前計画はナバホの価値を侵害する危険なものであると考えていた」（Marshall et al. 1998)．西洋の視点では，事前計画は患者の自律を尊重するものとして重視されるが，他の文化では，事前指示に盛り込む内容（例えば，疾患や不良な予後）について話しただけでも十分な意味があると考えられる場合もある．一般的に，事前指示は自己に関するある特定の概念を前提としている．つまり，人格をもった個人 person とは何を意味するかである……．例えば，人

格を持った個人は，たとえ死と向かい合っていても「理性的」であり，そうであるべきで，たとえ死と向かい合っていても，自分自身の状態について真実を聞き，それについて話したいと考える存在で，自分自身のために自分自身によって治療上の意思決定を行うことを概して欲する存在である，という考え方である (Parens 1998)[29]．また，治療の事前計画に際しては（治療上の意思決定全般に関しても），「医療従事者は，多くの患者は人口の4分の3が基本的な医療へのアクセスを持たない国々からの移民であることを忘れてはならない．(中略) 従って，「ハイテク」な医療技術を目にしたこともなく，種々の治療の選択肢によって何が期待できるのかに関して明確に理解していないことも多い」(Klessig 1992).

治療の事前計画に関する多様な態度について感受性を高めると，下記の事例にみられるような緊張と混乱を避けることも可能になる．

> ピアースさんは74歳のナバホインディアンの女性である．この5年間，息子の家族と同居している．糖尿病があり，めまいと全身倦怠を訴えている．入院に際して，ピアースさんと息子に事前指示に関する情報が伝えられた．医師はカルテを読んで，彼女の年齢と，慢性の症状がこの2，3年間でかなり悪化していることに気づいた．こうしたことから，医師は彼女に手渡された事前指示の書類を使いながら治療の事前計画について話す好機だと思った．しかし，事前指示についての詳細を話し始めて間もなく，ピアースさんと息子は不安そうな様子を見せ，イライラし始めた．そして医師に怒鳴り始めたので，セキュリティガードが呼ばれる事態になった．

医師側からみれば，これほどの感情的な爆発を引き起こすような間違いをした覚えは何もなかった．医師は患者に害をなすどころか，良いことをしているつもりだった．事前指示に盛り込まれるべき治療の選択肢を患者と話すために，わざわざ時間を割き，（彼女の具体的な症状を念頭に）意思決定が不可能になった場合に備えて，彼女自身が適切だと考えるケアを受けられるようにしようとしたのである．医師はピアースさんと息子の恩知らずでけんか腰な態度にあきれた．一方，ピアースさんと息子は，予後不良な場合を想定して医師が治療の選択肢を話題にしたことは，失礼で見当外れだと思った．彼らが事前指示の話

表 6.1 終末期医療問題への一般的な見方

	現代医学の視点	非西洋的視点	臨床的アプローチ
死の原因に関する考え方	死は生物学的に決定される．死は医学による治療が限界に達したときに起こる．死の多くは病院で発生し，死亡宣告は医療者によって行われる．	死はより広い意味を持ち，一見して明らかではないあり方をみせるときもある．宗教的，社会的，スピリチュアル的，環境的な決定要因との関連で捉えられることもある．ある文化圏では，疾患と死は別々に存在すると考えられているともいえる．死亡宣告も社会的・文化的に行われる．	死に関して医学以外の視点があり得ることを予期すること．文化的な儀式を許容すること．臨死患者あるいは死亡患者と家族らが過ごす時間について柔軟に対応すること．致死的な疾患の原因，その治療と死に関する患者家族側の認識を探索すること．
患者や家族らへの死に関する情報の伝達	情報は明確に伝達すべし．患者は知る権利を有し，自律的な決定を下さなければならないのだから，真実告知には道義的義務がある．明確な情報伝達が最善である．	悪い知らせから愛する人を守る道義的義務を有すると家族らは考える．手がかりは社会的なコンテクストから得る．死に関する率直なコミュニケーションは許容されないことも多い．真実告知は高度に困難な問題をはらむ場合が多い．	自分自身に関する医療情報をどの程度欲するか，患者に質問すること．また，その情報の伝達の仕方についても尋ねておくこと．
死の迎え方の認識（治療に関する協議のレベルの認識）	どのような死の迎え方を望むかの決定は，総じて患者本人にある．	苦痛と死は総じて運命の問題であり，深いスピリチュアルな意味を包含している場合もある．	治療を試してみることによって，さらに「運命」に任せることになる，と患者側に伝えてみる．
死のタイミング	患者の自律的な選択を尊重するため，死のタイミングと状況は可能な限りコントロールすべきであり，コントロール可能である．	死のタイミングと状況は運命の問題であり，前もって定められている．	可能な限り自然なプロセスとなるようにすること．生命維持装置が使用されている場合は，徐々に中止すること．

を失礼だと思ったのは,「ナバホ文化には "Hozho" という重要な概念があり,これは,良いこと,調和,肯定的な態度,普遍的な美などによって構成されているが,事前指示の話題となる疾患に関する否定的な考えは,この概念のもとになる哲学と対立するから」(Berger 1998) である[30]. さらに,ナバホ文化では人々はしばしば「現在志向」であり,治療の事前計画と暗いかもしれない未来に関する話題は「文化的に的はずれ」なのである (Berger 1998).

では,対立と誤解の恐れを最小限にするために,治療の事前計画と終末期医療の話題にはどのようにアプローチしたらよいのだろうか? 治療の意思決定は,西洋文化においては患者中心であるが,それに対して,非西洋の文化においてはしばしば家族中心である.従って,事前計画という話題が持ち上がりそうになったら,(患者の許可を得て)家族を同席させてその話題に入り相談を進めれば,話し合いがスムーズに行く可能性がある[31]. この相談のプロセスは,患者と家族のペースに合わせてゆっくりと進めなければならない.相談中に間を頻繁に取って,患者と家族から質問を受けたり,彼らに考える時間を与えたりするのはよい考えである.そうすると,発生するかもしれない症状やそのための治療について,患者本人ではなく誰か他人のこととして考えるかもしれず,何らかの症状を患者に発生しているものとしてではなく抽象的な話題として話すことが可能になるかもしれない (Jecker et al. 1995). また,具体的な疾患やさまざまな症状について話すのではなく,患者にとって価値があるものなど,患者にとって重要なことを話題にするという手もある.これによって,患者が許容することとしないことが判断できればQOLの観点から有用であり,患者が意思決定困難になった場合の治療計画の決定にも役立つ.患者の視点から治療の目標を定めたら,その目標は達成可能かどうかを相談するのも有用である.もし困難ならば,次善の目標の見定めに入る必要がある.全体的にいえば,良いケアを提供するという目標のもとに,治療の事前計画と終末期の意思決定に関する仕事は,慎重に,個々の状況を個別に扱う必要があるといえる.前ページの表は,一般的な終末期医療の問題について,西洋の視点と非西洋の視点の概要をまとめたものである.医療従事者は経験則として参照のこと (表6.1参照).

5　コミュニケーション戦略

　臨床現場には文化差に由来する葛藤や衝突が起こることが多い．すべての文化について何でも知ることは不可能である（自分自身の文化についても）[32]．この章では，発生するかもしれない紛争への対応のためのレシピを示したが，文化の多元性が臨床現場で生み出す複雑な事態に対処する際には，さらに以下の点が役立つかもしれない．ある一つの方法が紛争の予防や解決に役立つと保証することはできないが，常に強調されるべきことは，関係者全員が参加できるオープン・コミュニケーションを大切にし，信頼感が醸成させる環境を作り，お互いに質問したり意見を述べたりして相互にどのような違いがあるのか明らかにしたり，その違いについて協議できるようにすることである．違いがあることを認識するだけでも，コミュニケーションが改善されることはよくあることである（Bowman in press）．

　病院倫理委員会（HEC）の開催が求められたときには，葛藤はすでに深刻化していることが多い．HEC の委員は会議の前に問題の症例について可能な限り多くの情報を収集し，会議が開催されたら，患者と家族が自分たちの視点と価値を持ってその場に来ていることはもちろん，医療従事者と倫理コンサルテーションの担当者も同様にそれぞれの視点と価値を持っていることを認識しながら，会議の成り行きを注視する必要がある．関係者間での相違点を認識することは，状況に大きな影響をもたらすだろう．それぞれの視点と価値と伝統の相違の存在を明らかにし，それらが尊重されるよう最善の努力がなされれば，少なくとも，カタルシスを起こさせる作用があり，問題解決に極めて重要な役目を果たす可能性がある．患者は気楽に会話の方向をリードし，医療従事者はただ患者の話を聞くだけでなく積極的に傾聴するようになることも期待される．医療従事者は非言語の手掛かりにも注意を払いながら，患者の話を聞くことに専念しなければならない．患者が語ったことを医療従事者が自分の言葉でときおり繰り返しながら話を聞くというのも有用である．こうすると，コミュニケーションが明確になり，誤解があった場合はそれを訂正することができる．患者の話を傾聴することの重要性はいくら強調してもし過ぎることはない．患者とその家族の話から手掛かりをつかんだり，それによって行動するという意識を持ち，その訓練を行うと，患者側との相互作用が成功する可能性が高まる．

下記のモデルは，その訓練のスタートとして示すものであり，文化的な感受性を高める基礎となるものである．

アーサー・クラインマン Arthur Kleinman らによって開発された次の8つの問いは，患者とその家族が疾患をどのように見ているかを医療従事者が見極めたいときに役立つ．これらの問いは，医療従事者が患者との認識の相違を知るために話をするその最初の場面で使われるものである．

1. この問題はどのような問題だと思うか？
2. この問題の原因は何だと思うか？
3. この問題が発生したとき，なぜ発生したと思ったか？
4. この病気によって何が起こると思うか？
5. この病気の程度は？　病期は短いと思うか，それとも長いと思うか？
6. どのような治療法が必要か？　その治療法の結果で最も重要なものは何か？
7. この病気が起こしたおもな問題は何か？
8. この病気で最も恐ろしいのは何か？（Galanti 2004 での引用）

上記の質問への回答を引き出そうとすることは，当該の状況に関連するすべての視点を理解しようとする誠意ある行為とみることができ，一見，解決困難と思われた葛藤の解決へとつながる可能性がある．さらに，下記の点を考慮することも有用である．

- 患者と家族が何語でその疾患について話しているか確認すること
- 患者と家族がその疾患の原因は何であって，最善の治療法は何であると考えているか，聞きだすこと
- 性別と年齢の影響について考慮すること
- 誰が意思決定者として適切だとみなされているか確認すること（共同決定，合議も含む）
- 宗教上の信条を考慮すること
- 不平等な医療へのアクセスや差別など，患者ケアに影響する政治的，歴史的背景を広く認識すること（Marshall et al. 1998）

上記の項目はすべて，疾患や治療の認識，意思決定への考え方など，治療計画の決定に関わるものである．

　最後に，臨床現場で文化的に感受性の高い個人は，他文化の「何が」と「どのように」だけでなく「なぜ」も理解しようとして患者の話を傾聴すべきであると述べたい．また，患者の話を傾聴することと同様に，西洋医学のモデルでは，ある場合に，なぜあることをし，そこに何を期待しているのかを患者側に説明することも大切である．ある一つの出来事によってではなくプロセスとして理解を得ようとすれば，合理的なレベルで見通しを定めることが可能になる．つまり，医療従事者は，患者と一回，短時間会っただけで，必要な知識や洞察力を得て思慮深い決定を下すことができるようになるなどと期待すべきではない．異文化間の相違の折り合いをつけるという複雑で込み入った仕事をするために必要なのは，広い心，信頼感のある環境，オープンにコミュニケーションが取れる環境をしっかり形成すること，そして忍耐強さである．合意形成を可能にする選択肢を考案するためには，創意工夫も必要である．さらに，関係者全員の話を聞き，全員が意思決定プロセスに関与したことを確実にするために，細心の注意を払わなければならない．結果として，決定について皆が部分的にでも「所有権」を有すれば，自分が関与していない決定を押し付けられた場合よりも，その決定を受け入れやすくなる．同様に重要なのは，誰も，ある特定の結論を持って紛争解決の場に入っていくことはできないということである．もしそうなら，誰かが勝者になり，誰かが敗者になるということである[33]．それは，相互に受け入れ可能な治療の選択肢について合意形成しようとする態度とはほど遠いものである．相互の相違について折り合いをつけるということは，自分の道徳的指針の土台となり，意思決定の拠り所となっている倫理原則を，時には異なった意味に解釈することを検討することも意味する．相互に合意可能な治療計画にたどり着くことが明らかになることもあるだろうし，妥協点が見えてこない場合もあるだろう．文化的に感受性の高い医療従事者になるということは，異なったデータ解釈や異なった治療法の存在を認識し，それを受け入れること，そして，妥協点が見いだせなくとも，話し合いの過程で多くのことがわかるということを理解することである．

さらなる考察のために

1. 文化的な感受性を高めることの重要性を考慮すると，医療従事者の文化的感受性を高めるために，病院は何をすることができるか？
2. 医療従事者のための文化的感受性の要件（例えば，能力検定試験）を定めるべきか？
3. この章では取り上げなかったが，文化による実践の違いがみられる重要な例のなかには，死亡後間もない人の扱いもある．例えば，未知の病原体が原因で死亡したイラン人がいるとする．その病原体は公衆衛生上のリスクを有する恐れがあるが，患者の家族は48時間以内の埋葬を要求している．文化的に感受性が高い医療従事者は，これをどう扱うべきか？

注
本章の執筆に関してBonnie SteinbockとMitch Haneyに謝意を表する．
1) 「民族的に多様な」とは「主流のヨーロッパ系民族」に対して，という意味である（Valle 2001）．
2) ここでは，我々の社会（暗に医療システムを指し）には数多くの文化が存在している事実に言及している．この多様社会と臨床現場において，我々は最大限に協力することを欲しているのだと私は想定している．より大きな協力を実現するために，我々は文化的に感受性が高く（この用語については後述する）なる努力をしなければならない．多元社会における協同の最大化に関する一般的な議論は，ジョン・ロールズの『正義論』（Rawls 1971）を参照のこと．多元主義に関する思慮深い議論は，John Kekes（1996）のThe Morality of Pluralismを参照のこと．
3) 西洋医学と民族的な伝統的治療師は協働可能な場合も多く，それは患者が「症状の緩和のために西洋医学の医師の診察を受け，疾患の原因除去のために伝統的な治療師のもとを訪れる」ような場合である（American Medical Student Association 2005）．患者がそれぞれの文化の実践の力を信じることは，患者が疾患に向かう態度と治療の成功可能性に対する態度に重要な役割を有するといえる．
4) 「西洋」という用語そのものに問題があることは筆者も認識している．この章では，多くの異なったグループを指す簡便な用語として用いている．したがって，ときに，北米人とヨーロッパ系アメリカ人，アフリカ系アメリカ人など，異なった文化が混同しているところもある．
5) 倫理的相対主義にはいくつかの批判がある．それらの批判に関する簡潔な議論は，Jecker et al.（1995）の第2章とSteinbock et al.（2003）を参照のこと．

6) この点に関するより広範な議論は，Jecker et al. (1995) の第2章と，Macklin (2006) を参照のこと．
7) [ ] の補足は筆者による．
8) 2006年3月に，異なった言語を使う患者へ対応する際に医療従事者の助けとなるコンピュータシステムが開発されたと発表された．このシステムはすでに米国とカナダの一部で使用されている (CBC 2006)．臨床現場における通訳に関する問題の一次情報は Haffner (1992) を参照のこと．
9) この場では特に世代間通訳に言及している．
10) 「外部」通訳の同席が理想的ではあるが，本職の通訳の電話サービスでも，家族や院内スタッフよりは好ましい．
11) 現在，米国で，通訳サービスに対して第三者機関による費用の償還が提供されているのは，二つの州だけである (Flores et al. 2002)．
12) 患者の身体的な面だけでなく心理社会的側面を治療することの重要性は，ポール・ラムジーの『人格としての患者』(Ramsey 1970) とジョージ・エンジェルの医療における「生物心理社会 biopsychosocial」モデル (Engel 1977) にそのルーツがあり，また，エドムンド・ペリグリノの The Anatomy of Clinical Judgments : Some notes on Right Reason and Right Action (Pelligrino 1979) でも議論が深められている．
13) この症例では，主治医は，いかなる影響も患者の自律を侵害するとみている．
14) 患者自身を治療の意思決定に参加させることは，患者をコミュニティの一員として理解することを必然的に意味するという議論の詳細については，Hester (2001) を参照のこと．
15) この症例で，慈悲深さと正義に関して患者が信じるところは，仏教というよく知られた宗教に基づいている．しかし，この症例における仏教との関連は，背景情報として付加的に提供されただけである．つまり，オキモトさんの意向がよく知られた宗教に基づいていて，それが医療従事者に彼の信じるところを尊重させる必要十分条件となるということではない．医療従事者はオープンに，慈悲深さと正義に関するあらゆる考えを受け入れなければならない．
16) 真実告知は，異なった価値と態度に関して少なくとも二つの異なった側面——時間的な側面と文化的（地理的）な側面——があることを示す重要な例である．これは，価値と態度の違いが文化差を反映しているのか，それとも時代の変化によって文化差が埋まるのか，その見極めをより困難にしている．この点の明確化について，Bonnie Steinbock に謝意を表する．
17) ヨーロッパ系アメリカ人は自律的な意思決定を促進するために情報の全開示を好むと考えられているが，興味深いことに，ある研究では，転移性癌の診断の患者への告知に賛成したのは対象者の63%に過ぎなかった (Marshall et al. 1998)．ヨーロッパ系アメリカ人は，患者は自律的な意思決定のために情報開示を求める個人であると考えているとみなされることが多いが，それにしては，この数値は非常に低いといえる．

18) ここで問題なのは，患者が自分に残された時間が非常に限定的であるという事実を知らされないということである．
19) 語られたことが正確に通訳されない危険性がある．正確に通訳されないのは，チェンさんのケースのように意図的である場合と，通訳が医学用語を理解していないなど，意図的でない場合がある．一般的なルールとして，家族を通訳にしないことが最善である（特に性にかかわる事柄が関係している場合には）．
20) もしこの症例で家族が通訳をしなかったとしたら，チェンさんは自分の診断をもっと早く知らされていた可能性が高い．患者が自分の意思に反して診断を伝えられてしまう状況を避けるために，医療従事者はこの種の話題を，患者が自分の状態に関してどの程度知りたいと（もし知りたいとして）思っているかを尋ねることから始める必要がある．患者が自分の状態を知りたいと思っている場合は，医療従事者は情報伝達を秩序立てて行い，十分な間をあけて，患者が質問したり，もうこれ以上の情報は不要である（少なくとも今は）と意思表示できるようにすべきである．
21) 個別の患者に対して適切な方法で情報を伝える模範的な方法については，フリードマンの "Offering Truth: One Ethical Approach to the Uninformed Cancer Patient" (Freedman 2003) を参照のこと．
22) 医療従事者が，広義の自律はやはり切り札としての価値を有するものだとみなしても（西洋医学でそうであるように），それだからといってその医療従事者が文化的に感受性が高くないことを意味してはいない．文化的感受性の高さに要求されるのは，意思決定プロセスにおいて自律を最上の価値とすることを否定することではなく，自律の多様な解釈と表現型にオープンであることと，自律をその他の価値の下に位置づけることに寛容であることである．
23) ある文化において一般的な文化的実践が，その文化に属する個人が自分自身に望むことを反映するものではないことを示す興味深い例については，Tamura (2006) を参照のこと．具体的にいうと，日本における近年の調査で，対象者の半数以上は予後が厳しい場合でも告知を希望すると回答した．「2000年に，日本のある大手新聞が一般市民を対象とした大規模調査を行った．その結果，対象者の76％は自分が癌の場合に告知を望んだが，家族が癌の場合に本人に告知すべきと回答したのは37％であった」(Tamura 2006)．このように，異なった文化とそれが有する価値への感受性を高めることは，その文化の実践についてそれなりの知識を持つことを必然的に伴うが，個人のレベルでは文化的に一般的な実践と一致しないこともあることに注意が必要である．
24) 小児患者の場合にはこの限りではなく，小児患者用ガイドラインを参照のこと．
25) 医療行為への同意に関するほとんどの州法は，「暴行」容疑から医師を守るよう機能している．州法が規定していないのは，どのようにして患者の自律を適切に尊重するかという道義的な問題である．
26) 一般的なルールとして，情報は少なくとも2，3日に1回は伝達されなければならず，患者の状態に変化があったり，新しい情報を入手した場合には，より頻繁な伝達が必要となる．

27) どのように情報を伝達されたいかを患者本人に選択させるという考え方は，文化的に偏向しているという主張もあるだろう．しかし，この章ですでに言及したように，文化的に感受性の高い医療従事者が，他文化の価値や信条を理解しようと努力しても，それは米国の法の範囲内でのことである．同様に，ある種のガイドラインも遵守されなければならない．この場合，医療従事者は，少なくとも患者に不快感を与えない方法によってインフォームド・コンセント（あるいはレフューザル）を取得する必要がある．
28) 例えば日本では，事前指示には何の法的な基盤もない．
29) ある文化に属する人々と別の文化に属する人々が，治療の事前計画に関与することや事前指示を準備することを拒否するという同一の結論に達したとしても，その理由は異なる可能性がある．例えば，ある研究によると，アフリカ系アメリカ人が事前指示を準備しないのは，医療システムに対する不信を原因としている場合があるが，ナバホインディアンが事前指示を準備しないのは，本文に記載した理由が考えられる．
30) 治療の事前計画を受け入れないのはナバホインディアンだけではない．中国では，疾患を話題にすると罹患を招くとされている．
31) 治療の事前計画に家族を参加させるのは，もし患者がそれを望めば，西洋の文化でも同様に受け入れ可能である（好ましくないとしても）．
32) 臨床現場における異文化間コミュニケーションに関する有用な情報源として，ミネソタ州の二つの病院が開発したコンピュータ情報システムがある．Setness (1998) に引用されている Meyer, Medicine's Melting Pot, 1996, を参照のこと．
33) この点の明確化について Kerry Bowman に謝意を表する．

参考文献

American Medical Student Associaion. 2005. *Cultural competency in medicine*. http://www/amsa.org/programs/gpit/cultural.cfm（accessed December 21, 2005）.

Berger, J. T. 1998. Culture and ethnicity in clinical care. *Archives of Internal Medicine* 158: 2085-90.

Blackhall, L. J., G.Frank, S. Murphy, and V. Michel. 2001. Bioethics in a different tongue: The case of truth-telling. *Journal of Urban Health* 78（1）: 59-67.

Bowman, K. In press. *Understanding and respecting cultural differences in end-of-life care*.

CBC. 2006. *CBC news online*. http://www.cbc.ca/story/science/national/2006/03/01/translate-health060301.html（accessed June2, 2006）.

Engel, G. L. 1977. The need for a new medical model: A challenge for biomedicine. *Science* 196（4286）: 129-36.

Flores, G., J. Rabke-Verani, W. Pine, and A. Sabharwal. 2002. The importance of cultural and linguistic issues in the emergency care of children. *Pediatric Emergency Care* 18（4）: 271-84.

Freedman, B. 2003. Offering truth: One ethical approach to the uninformed cancer patient. In *Ethical issues in modern medicine*, ed. by B. Steinbock, J. D. Arras, and A. J. London, 76–82. New York: McGraw-Hill.

Galanti, G. 2004. *Caring for patients from different cultures*. 3rd ed. Philadelphia: University of Pennsylvania Press.

Haffner, L. 1992. Translation is not enough. *The Western Journal of Medicine* 157 (3): 255.

Hern, H. E., Jr., B. A. Koenig, L. J. Moore, and P. A. Marshall. 1998. The difference that culture can make in end-of-life decision making. *Cambridge Quarterly of Healthcare Ethics* 7: 27–40.

Hester, D. M. 2001. *Community as healing: Pragmatist ethics in medical encounters*. Lanham, MD: Rowman & Littlefield.

Jecker, N. S., J. A. Carrese, and R. A. Pearlman. 1995. Caring for patients in cross cultural settings. *Hastings Center Report* 25 (6): 6–14.

Juckett, G. 2005. Cross-cultural medicine. *American Family Physician* 72 (11): 2267–74.

Kekes, J. 1996. *The morality of pluralism*. Princeton, NJ: Princeton University Press.

Klessig, J. 1992. The effect of values and culture on life-support decisions. *The Western Journal of Medicine* 157 (3): 316.

Macklin, R. 2006. Ethical relativism in a multicultural society. In *Biomedical ethics*, 6th ed., edited by T. A. Mappes and D. Degrazia, 118–27. New York: McGraw-Hill.

Marshall, P. A., B. A. Koenig, D. M. Barnes, and A. J. Davis. 1998. Multiculturalism, bioethics, and end-of-life care: Case narratives of Latino cancer patients. In *Health care ethics: Critical issues for the 21st century*, edited by J. F. Monagle and D. C. Thomasma, 421–31. Sudbury: Jones and Bartlett.

Muller, J. H., and B. Desmond. 1992. Ethical dilemmas in a cross-cultural context: A Chinese example. *The Western Journal of Medicine* 157 (3): 323.

Parens, E. 1998. What differences make a difference? *Cambridge Quarterly of Healthcare Ethics* 7: 1–6.

Pelligrino, E. 1979. The anatomy of clinical judgments: Some notes on right reason and right action. In *Clinical judgment: A critical appraisal*, ed. H. T. Engelhardt, S. F. Spicker, and B. Towers, 169–94. Dordrecht: Reidel.

Powell, T. 2006. Culture and communication: Medical disclosure in Japan and the U. S. *The American Journal of Bioethics* 6 (1): 18–20.

Ramsey, P. 1970. *The patient as a person*. New Haven, CT: Yale University Press.

Rawls, J. 1971. *A theory of justice*. Cambridge, MA: Harvard University Press. ジョン・ロールズ『正義論』矢島鈞次訳, 紀伊國屋書店, 1979年.

Rosenblat, H., and P. Hong. 1989. Coin rolling misdiagnosed as child abuse. *Cana-*

dian Medical Association Journal 140: 417.
Setness, P. A. 1998. Culturally competent healthcare: Meeting challenges can improve outcomes and enrich patient care. *Postgraduate Medicine Online* 103 (2): 13.
Steinbock, B., J. D. Arras, and A. J. London, eds. 2003. *Ethical issues in modern medicine*. New York: McGraw-Hill.
Tamura, C. 2006. The family-facilitated approach could be dangerous if there is pressure by family dynamics. *The American Journal of Bioethics* 6 (1): 16-18.
Valle, R. 2001. Cultural assessment in bioethical advocacy - Toward cultural competency in bioethical practice. *Bioethics Forum* 17 (1): 15-26.

第7章

宗教的な価値観と医療行為の決定

トビー・L・ショーンフェルド
（高島和哉訳）

キーポイント

1. 患者の宗教的ないしはスピリチュアルな価値観が，医療行為の決定にどのようなかたちで影響を与えるかについて論じなさい．
2. 宗教的ないしはスピリチュアルな諸問題に関する議論が，すべて機械的に，牧師やそれに類する専門家たちに委ねられるべきではない理由について説明しなさい．
3. 一般的に，宗教的な価値観が特定の医療行為を命じたり禁じたりするヘルスケアの領域を三つ以上挙げなさい．
4. 宗教的理由から治療を拒否したり，通常とは異なる治療法や医療上の決定を要求する患者と話し合いを行ううえでの指針について説明しなさい．

ケース1：輸血の拒否
　G.B. は，鎌型赤血球性貧血症を患う6歳のアフリカ系アメリカ人の少年である．診察を受けに来る直前，2日間にわたって疲労感，食欲不振，顔面蒼白の状態が続き，6時間にわたって激しく荒い呼吸が続いていた．彼は母親および2人の未婚の叔母と暮らしているが，彼らは皆「エホバの証人」の信者である．
　診察の結果，G.B. は嗜眠，頻拍，頻呼吸の症状を示しており，やや衰弱し

ていた．心臓収縮圧は低く，灌流圧も低下していた．検査の結果，白血球数がやや増大していること，ヘモグロビンが 1 dl 中 3 g と非常に低数値で，網赤血球率も 0.1％ と著しく低下していることがわかった．胸部 X 線撮影では，かなり肥大した心臓と，拡散した肺水腫が確認された．酸素飽和度は酸素吸入によって一旦改善したが，血圧を上げるため体液注入をおこなったところ，再び低下した．

G.B. は，おそらく組織再生不良を原因とする重度の貧血，およびそれに伴う高拍出量性心不全の状態にあるものと判断された．彼の母親は，妹や教会関係者の賛同を得て，G.B. への赤血球の輸血を拒み，代わりにエリトロポイエチンによる治療を求めた．だが，裁判所の命令が下り，G.B. は輸血され，無事回復した．（Gordon）

上述の G.B. のようなケース，すなわち，ある宗教への信仰心がその信者自身の，あるいはその愛する家族の治療方法に関する決定に影響を及ぼすようなケースは，倫理委員会のメンバーにとって，おなじみのものだろう．血液や血液製剤の投与を拒むエホバの証人の場合，そうした事例が非常にしばしば生じてきたため，いくつかの有名な司法上の判例と，その問題に関する比較的「確立された」道徳的見解を生み出すに至っている．まず，成人のエホバの証人の場合，そうした特定の宗教的信念をもたない成人の場合と同様，彼ないしは彼女が判断能力を有し，自らの決定に伴う諸帰結を十分理解していることを示しうるならば，自己の生命維持に必要なケアさえ拒否しうることになっている (Furrow et al. 2000)．

しかし，未成年者の場合，事情は異なる (Linnard-Palmer and Kools 2004)．裁判所は一貫して，次のような判断を示している (Furrow et al. 2000)．すなわち，未成年者は人生経験に乏しく，知的に未発達な状態にあるため，医療行為の決定を他の目的や価値や優先事項と比較衡量したうえでおこない，その決定を将来の人生設計のうちに適切に組み込む能力をもたない以上，そうした決定を行うことは認められない．それゆえ，そうした能力を備えているであろう親ないしは保護者が，未成年者の代わりに，彼にとって「最善の利益になる」と考えるところの決定を行うべきであるというわけである．だが，克服すべき対立が生じるのは，そうした代理人と医療チームの間で，未成年者にとって何が最も利益になるかをめぐって意見が一致しない場合である．エホバの証人の

宗教心は，G.B. の家族にとってそうであったように，未成年者の代理人として輸血や血液製剤の投与を拒否するよう求める．たとえ，そうした措置が未成年者の命を救うために必要とされる場合であっても．多くの医療従事者は，そのような家族の決定に同意しがたく感じ，その結果，未成年者にそうした処置を受けさせるべく法的手段に訴える．輸血は多くの場合[1]，リスクの小さい，短期的かつ一時的な措置であり，「合理的な」親ならばたいてい同意するであろう措置であるため，未成年者への輸血や血液製剤の投与に反対する親の意見は，未成年者の最善の利益を図るという観点から退けられる（Furrow et al. 2000）．

　エホバの証人と血液製剤の問題は，宗教的な価値観が医療行為の決定に影響を及ぼす一例である．そして，この事例を心にとどめておくことは，輸血に関する制度上の指針や臨床手続きを整備するうえで重要である．だが，倫理委員会のメンバーが，この事例に対する一定の対応策がすでに「確立している」ことをもって，もはや臨床現場には道徳的・情緒的苦悩の余地は存在しないと考えるならば，それは不注意である．エホバの証人のケースにおいて問題となっているのは，永遠の救いであり，それは控え目に言っても，〔医療行為の決定において〕真剣に考慮されるべき一つの帰結である．医療における宗教的な問題のすべてがそうした重大な観念をめぐるものではないにせよ，それらはすべて，人生の意味をめぐる根源的な問い，すなわち，一人ひとりの個人が自己の存在を，また世界と自己の関係をどのように捉えるかという根源的な問いに関わるものである．倫理委員会のメンバー，およびその他の医療の専門家たちは，宗教的な価値観や宗教的献身というものを，有意義な人生を生きようとする試みの具体例として理解すべきであろう．

　本章において我々は，医療における〔宗教的価値をめぐる〕対立の諸事例に焦点を当てるのみならず，宗教や宗教的献身の問題が医療文化，および我々がケアすべき患者たちの生にいかに深く浸透しているかという点にも焦点を当てる．そして，そうした問題がいかに対処されるべきかだけでなく，誰によって取り組まれるべきかについても論じる予定である．そうした考察を踏まえることによって，倫理委員会のメンバーたちは，彼ら自身の宗教的・精神的コミットメントについて反省し，それらの価値観がコンサルテーションにおいて彼らの提示する考え方にどれほど影響を与えているかについて熟慮するべく促されるだろう．

1 さまざまな価値：基礎的信念と信仰

　一般に倫理コンサルテーションは対話から始まる．それはたいてい，患者とその家族，およびケア担当者の間で交わされる対話であり，そこにおいて彼らは，患者が現在置かれている状況と今後の見通しについて検討し，今後とるべき措置について計画を立てる．だが，真にコンサルテーションを成功させるためにコンサルタントに求められることは，さまざまな当事者が各々の態度を決めるうえで依拠する諸価値を明らかにすることである．そうした諸価値は個人や集団がある決定に対してとる態度の根底に横たわっている．そして，それらの価値が他の諸価値と衝突する場合に，当事者たちのそれらの価値に対する関心や忠実さこそが，患者に対する医療のあり方をめぐる対立をしばしばもたらすのである．以下の事例について考えてみよう．

ケース2：生命の質 vs. 量

　2人の小さな子どもをもつ29歳の女性 A.R. は，局所進行性膵臓癌と診断された．積極的な治療をおこなった場合，彼女が今後1年間生きられる確率は20％，5年間生きられる確率は2％である．〔積極的な治療をおこなわない場合〕診断時の平均余命は8〜9ヶ月である．彼女の担当医たちは，臨床試験計画にのっとり放射線療法と化学療法を行うことを提案している．その場合，彼女は癌そのものの苦痛に加えて，それらの療法の副作用として，重度の疲労および嘔吐を味わうことになる．彼女の夫は彼女にこれらの療法を受けてほしいと考えている．だが，家族との残された時間をよりよい状態で過ごすことを希望する彼女は，積極的な治療を受けずに，苦痛の緩和のみをおこなってもらう方がよいのではないかと考えている．（Anderson 2005）

　ここで担当医たちは，この膵臓癌の患者の余命がわずかであることを認識したうえで，それが彼女の延命に役立つという理由から，Rさんに一連の療法をすすめている．Rさんの夫はおそらく彼女に少しでも長生きしてほしいと思っているがゆえに，この医師たちの提案に同意している．しかし，Rさん自身は，やはり自分の余命がいくばくもないことを認識したうえで，〔延命とは〕別の

希望を抱いている．すなわち，死を前にして，友人たちや家族たちと活動を共にする自分自身の力を最大限維持したいという望みである．これら明白に異なる二つの目的（ここではとりあえず，それらを〔生命の〕量と質という言葉であらわした）は，まったく異なる二つの価値観，すなわち，選択が困難な場面において，何が守られ支援されるべきかに関するまったく異なる二つの考え方から生じているのである．

　上述のようなケースにおいて，当事者間で合意に至ることは，たいていの場合，さほどの困難を伴わない．必要なことは，誰かが〔異なる見解の根底に存する〕異なる諸価値や諸目的に光をあて，それらをいかに調停すべきかについて当事者たちが議論しやすくすることである．倫理委員会のコンサルティング活動は，まさにそのような異なる諸価値に光をあてる作業をおこないうる．このケースの場合，患者にとって延命よりもQOLの方が重要であることを医療チームが理解していたならば，彼らはそうした目的によりふさわしい他のケアプランを提案していただろう．

　だが，ここでA.R.が熱心なカトリック教徒であると仮定しよう．その事実は，A.R.のケアプランをめぐる議論にどのような変化をもたらすだろうか．まず言えることは，Rさんは（そして，おそらく彼女の家族もまた），治療法に関するさまざまな選択肢が，教会の教理に対する彼女の信仰に照らして問題のないものかどうか，好ましいものかどうかを考えただろうということである．彼女はまた，意思決定を行ううえで助けとなるような教理を探したかもしれない．教会の歴史のうちに似たような事例を探し求め，それを先例として参照したかもしれない．教区司祭に連絡をとって助力を求めたかもしれないし，病院付きのチャプレンやパストラル・ケアのメンバーに，そうした神学的問題を解決するうえでの助力を乞うたかもしれない．Rさんの問題に対して，ケア・チームがどのようなアプローチをおこなうか，また，どの程度まで包括的に彼女の問題に向き合えるかは別にしても，ここで明らかなことが一つある．すなわち，ある種の患者たちにとって，宗教的な諸価値は，意思決定のプロセスにおいて極めて大きな重みをもつということである．

　だがこの事実は，とりわけケア・チームの観点から見て重大な問いを提起する．つまり，宗教的な諸価値というものは，はたして他の諸価値とその性質において異なるものなのかどうかという問いである．宗教的諸価値が，それを信じる者によって，さらに，他者のうちにそれらを見出す者によって，〔他の諸

第7章　宗教的な価値観と医療行為の決定　　153

価値とは〕異なる扱いを受けていることは疑いえない．それは，宗教的価値というものが人間の内面的な問題に関わる，明白に普遍的かつ究極的な価値であるからだと言う人もいるかもしれない．だが，最適な医療ケアを提供することを自己の使命とみなす人々にとっても，やはりそうした価値観は一見して恒久的かつ強力な仕方で作用している．たとえば，誠実さ，能力，思いやり，苦痛の除去など，医療の世界に浸透しているいくつかの伝統的な諸価値について考えてみよう．これらの諸価値は医療の実践の核をなしており，医療従事者たちは，彼らが患者に提供する日々のケアのうちに，一般に尊重されているこれらの諸価値を具現化しているのである（Pellegrino 1979）．こうした医療における「究極的な」諸価値は，宗教に基礎を置く究極的な諸価値——たとえば，奇跡をおこなう神への信仰や信頼，祈禱がもたらす治癒力〔への信仰〕，苦痛に耐えることを美徳とみなす信念など——に比肩しうるものとみなすことができるだろう．

あるいはまた，我々が宗教的な諸価値を〔他の諸価値とは〕異なった仕方で扱うのは，それらが普遍的に信奉されている諸価値ではないからだという人がいるかもしれない．たとえば，苦痛を味わうことによって，よりいっそうキリストの生き方に近づくことができるという価値観は，たしかにユダヤ教徒やヒンズー教徒の価値観ではない．だが，医療における価値観の発展の歴史を振り返ってみれば，我々が現在非常に重視している諸価値の多くが，少し前まではそのように重視されていなかったことが容易に理解できる（たとえば，1950年代の癌診断において「誠実さ」という価値は重視されていなかった）．さらにいえば，文化の違いによって，最も重視されている諸価値の組み合わせはしばしば異なるし，〔同一の文化圏で〕一般に重視されている諸価値であっても，そのうちどの価値をとりわけ重視するかは，それぞれの家庭ごとに異なっているものである．たとえば，あるアジア人家族にとって，自律的な個人という観念は忌まわしいものであるかもしれない．むしろ彼らは家庭における個人の役割を重く受け止めるがゆえに，同意という観念は，彼らにとって，責任の共有という観点から規定し直されることが必要であろう．

我々はある点においては，宗教的価値への配慮という問題を，医療における他の「専門」と同様の仕方で取り扱っている．つまり，そうした問題に関する相談サービスを利用している．病気がその進行過程で腎臓に影響を及ぼすようになると，我々は腎臓の専門家チームに相談する．患者に術後のリハビリテー

ションが必要になる場合，理学療法士や作業療法士に相談する．そうした場合と同様に，患者が精神的な問題や信仰の問題を解決するうえで助力を必要としている場合，我々はパストラル・ケアや，その他の精神問題の専門家たちに相談するのである．

　一見したところ，こうした対応は，まったく理にかなった行動のようにみえる．つまり，我々は時として異なる専門知識を有する人間を必要とし，そうした専門家に助けを求める．だが，よくよく考えてみると，こうしたやり方は，もしそれが患者によって宗教的な問題関心が表明された場合にとられる，機械的かつ標準的な対応とみなされているならば，問題含みである．医療現場における他のどんな状況においても，〔患者やその家族が重視する〕価値に疑念を抱かない限り，我々はそうした価値をめぐる議論を他の人々に「丸投げ」したりはしない．たとえば，ある患者が，彼の生命を維持する日々の治療を拒否し，苦痛を伴いながらゆっくりと訪れる死を望むとすれば，我々はこの患者の判断能力に疑問を抱き，精神科医に相談するだろう．また，未成年の患者の親ないしは後見人が，ある諸価値への忠誠心にもとづき，医療チームから見て患者の最善の利益にならないような措置を希望している場合，医療チームは，その未成年者にとってよりよい判断を下しうるような第三者の後見人指名を命ずる裁判所の命令をとりつけようとするだろう．以上の二つのケースのいずれにおいても，医療チームは，相談をもちかける専門家が，問題となっている〔患者や後見人の〕価値観に譲歩を迫り，それらを医療チームの価値観に合致するようなものに変えてくれることを期待しているのである．

　同様の状況は，パストラル・ケアに助言を乞う場合にも生じるだろう．パストラル・ケアに相談する際，自覚的ではないにせよ，我々がたいていそれによって望んでいるのは，患者に「神様の話」をやめてもらい，治療に関して正気を取り戻してもらいたいということにほかならない．だが，そうしたアプローチは，患者を二つの存在領域――一方は医療的な，他方は精神的な存在領域――に分断してしまうがゆえに，また，それによって，患者を，そのサポートに最も直接的に関わる人々から引き離してしまうがゆえに，有効でもなければ望ましいものでもない．次節では，患者の宗教的な価値観や精神的な関心事への配慮を，患者に対する日常的なケアの一部とみなすことが重要である理由について，また，患者に直接的に医療ケアを提供する人間こそ，そうした患者のニーズを判断するのに最も適した人間である理由について論じよう．

2 誰がそうした議論を行うべきか？ その理由は？

　患者を聖職者やパストラル・ケアの手に委ねるだけでは[2]，患者に最善の利益をもたらさないであろう理由として，いくつかの非常に現実的な理由が存在する．その一つは，他のコンサルティング・サービスにもひとしく言えることだが，相談機関のスタッフが患者のもとを訪れるまでにかなりの時間を要するということ，また，体制上の問題から，コンサルティングにとって障害となるような相当程度の心理的負荷がかかるということである（Feudtner et al. 2003）．また，より重要なことだが，患者は自分という人間が区画化されているかのように感じるかもしれない．つまり，自己の関心事のほんの一部分だけが一次的な医療提供者にとって彼と話し合う価値のあるものであり，その他の話題は他の人々によって取り上げられるべきものであるように感じるかもしれない．そして，その間〔そうした相談機関に患者を委ねている間〕，患者は自らの治療状況について〔一次的医療提供者に相談することができないまま〕不安や懸念を抱き続けるかもしれない．キャサリン・A・ブラウン＝ソルツマンは次のように述べている．

　　そのような時こそ，患者のすぐそばにいる我々は，患者の魂に心を配り，患者をかけがえのない複雑さのうちに統一を保つ一個の人格としてケアする機会に恵まれるのである．もし我々が患者に敬意を払い，患者の信頼を得られるならば，我々には親しさと関係性への道が開かれる．そして，患者のいる場所から始め，彼らのそばに寄り添うことができるならば，我々は……患者を導き，癒すための道しるべを手に入れることができる．（Brown-Saltzman 1994）

　ここでブラウン＝ソルツマンは，患者と医療提供者の間にすでに存在する基本的な関係性に注目している．この関係性は，宗教的な価値や精神的な献身に関する対話を始めるうえで必要とされる「親しさへの道」を開くのである．〔専門的な〕コンサルタントの場合も，その仕事がいかなる資格にもとづくものであれ，まず患者がこうした問題について安心して話ができるような関係性を，患者との間に築く必要があるだろう．それゆえ，患者の精神的な問題を扱

う「最前線の人間」としてコンサルタントを利用することは，患者がケアの内容や自らの置かれた状況について心中ひそかに抱いている不安を理解するうえで，けっして効率的なやり方ではないのである．むしろ，医師と患者の間に存在する独特な親しい関係性こそ，医療に関わる宗教的問題について患者と対話を始めるうえで有効に活用されるべき関係性であるということを，我々は理解すべきである．

ただし，そうはいうものの，患者の担当医がはたして宗教的な問題を扱う資格を有するかどうかという問題は残る．そして，話を敷衍すれば，それは倫理委員会のメンバーについても同様に問われるべき問題である．ほとんどの医師は聖職者ではないし，倫理委員会のメンバーの多くは，宗教的な問題を自らに疎遠なものと感じていよう．そうであるとすれば，チャプレンに頼ることもできる状況下で，どうしてそのような人々がこうした難しい事柄を扱うべきなのだろうか．たしかに，人生の究極的意義とか宗教的信念に関する問題に長くたずさわり経験を積んだ人々こそ，患者がそうした問題を乗り越える手助けをするのに最もふさわしい能力を備えた人々のように思われる．そして，ある処置や治療計画が特定の宗教的伝統に照らしてどのように評価されるかという疑問を抱える患者にとっては，まさしくその通りだろう．たとえば，もし患者が，ユダヤ教は DNR 指示を認めるかどうかについて知りたがっているとすれば，ユダヤ教のラビにそれを尋ねるのが正しい道である．しかしながら，実際のところ患者が気にかけていることは，こうした問い以上に漠然とした問題であることが多い．宗教的な言葉を用いる場合も，それによって患者は，単に自らの処置に関する期待や不安に耳を傾けてほしいという願望を表現していることが多いのである (Curlin and Hall 2005; Handzo and Koenig 2004; Curlin et al. 2005)．ブラウン=ソルツマンが述べているように，「患者は，危機の瞬間に，不安と絶望に苛まれつつ問いを発している．彼らは自らの問いに対して確定的な答えを受けとることを期待しているのではない．むしろ彼らは我々に，彼らの窮境を理解する手助けをしてほしいと，また，どのように希望を抱くべきか，どのように生きるべきか，あるいは時に，どのように死に至るべきかを知る手助けをしてほしいと訴えているのである」(Brown-Saltzman 1994)．

ここで注意したいのは，そうした患者との会話をどのようなものとして理解するかに応じて，我々は誰もこうした会話をおこなう特殊な専門能力をもっていないともいえるし，逆に，我々は誰しもそうした能力をもっているともいえ

ることである．ジェローム・グループマンはその著書『私たちの時代の尺度』および『希望の解剖』の中で，臨床医学の見識を有するか否かにかかわらず，我々は誰しも，患者の魂に心を配り，患者が希望を抱き続ける手助けをする力を有していることを明らかにしている（Groopman 1997; 2004）．さらに，ある論者によれば，患者とそうした会話を交わすことに失敗することは，患者に対するケアの基本的要素を満たすことに失敗することであり（Curlin et al. 2005; Puchalski 2001），患者が自らの精神的なニーズについて医療提供者に尋ねてもらいたいと思っていることが明らかである場合にはとりわけそうである（Kliewer 2004; Ehman et al. 1999; LaPierre 1994）．それゆえ，患者をそうした会話に引き込むことに失敗することは，患者のケアを放棄するリスクを犯すことにほかならないのだ．

そのうえ，宗教をヘルスケアのうちに取り込むことによって積極的な効用も生じうる（Butler et al. 2003）．たしかに，自分自身より偉大な力に対する精神的帰依は，患者が健康上の問題によって引き起こされる諸困難を乗り越える助けとなるであろうし，伝統的な医学とともに病気の完全な治癒に向かって作用しうるであろう（Trier and Shupe 1991; Duckro and Magaletta 1994）．また，宗教的コミュニティの社会的性格は，患者に対して重要な心理的，情緒的な支えを提供するだけでなく，患者の行動様式を〔よい方向に〕変えることさえある．たとえば，ある研究によると，宗教的コミュニティへの関わりは，低脂肪の食事をとる習慣と有意な結びつきをもつという（Hart et al. 2004）．

ヘルスケアの中で患者と宗教に関する会話を交わすうえで一つの障害となるのが，医療提供者や倫理コンサルタントが覚える当惑の念である．すなわち，彼らは，患者にどのように質問をすべきかわからなかったり（Ehman et al. 1999），自分とは異なる信念を抱いているかもしれない患者の感情を害さないだろうかと心配したりして（Monroe et al. 2003），当惑を覚えるのである．彼らがこうした不安を抱くのは，宗教的・精神的価値観の多様性を認識しているからであり，自分自身の宗教的信念や行動に関わる問題よりも，患者のニーズを満たすという自己の使命を重視しているからである．患者が医療提供者に，彼女と一緒に——あるいは彼女のために——祈ってほしいと言う場合，医療提供者は，彼女の気持ちを害する（たとえば，患者の気持ちを害するような祈り方をすることによって，あるいはそもそも祈ること自体を拒否することによって）ことなく，この依頼にどう応えるべきか悩むかもしれない．しかし，こういう時

こそ，対話と〔それを通じた〕関係性の構築の重要性が明らかになるのである．「わたしのために祈ってもらえます？」という問いかけに対する一つの応じ方は，「何をお祈りしてほしいですか？」というものだろう．この問いに対する患者の回答は，彼女の精神的なニーズに光をあてるとともに，それらにどう対処すべきかを少なからず教えてくれるだろう．医療提供者が，話をするよりも話を聞くことに重点を置き，患者にとって，気がかりな事柄を安心して話せるような気のおけない存在になることを心がけていれば，患者の気持ちを害するということはめったに起こらないものである．

　だが，そうした会話の障害として，よりいっそうありがちなのは，医療提供者や倫理コンサルタント自身，自らの人生の究極的意義をめぐって悩んでいるために，そうした会話を交わすことに当惑を覚えるケースである．医療提供者たちは，子どもを失った親がその死を受け入れる手助けをしたり，新たに麻痺症状を発症させた患者がさまざまな困難を乗り越えていくのをそばで見守ったりしているうちに，これまでの自分の人生観や，自分が人生のよりどころとみなしてきたものに疑いの目を向けるようになるかもしれない．だからこそ，医療提供者であれ倫理委員会のメンバーであれ，彼らもまた定期的に，自己の宗教的信念や精神的なよりどころについてじっくり考える時間をもつことが大事なのだ．我々は，自らの生の意味について考える人間であればこそ，同じように彼自身の生の意味を見出すべく格闘している患者のよき話し相手になれるのである．

　もちろん，時として，患者が宗教的価値といったものを問題にすることがなく，会話においてもまるで話題にしないということはありうる．ある種の宗教の信者にとって，ヘルスケアは宗教から独立した領域であるため，医療に関する意思決定というものは，特にそれがあまり重大なものでない場合，宗教的な相談を行う必要がない．そして，その他の多くの患者は何らかの宗教を信じてもいないだろう．その場合，そうした人々にとっては，上述のような会話はそもそも意味がないのであろうか？

　だが私は，特定の宗教への信仰を表明しない患者たち，あるいは信仰に立脚した思念を口にしない患者たちにとってさえ，スピリチュアリティをめぐる諸問題はやはり重要であると言いたい．「宗教」とか「スピリチュアリティ」といった言葉は，臨床上の文脈においても，一般的な文芸の世界においても，さまざまな仕方で用いられているとはいえ，一つはっきりしていることがある．

それは，困難な，または予期しなかった診断結果に直面した時，あるいは人生のありようを大きく左右するような決定を迫られている時，多くの人間は意味の危機に陥り，人生の究極的な意義について考えざるをえないということである（O'Neil and Kenny 1998）．こうした状況はしばしば「信仰の危機」と呼ばれるが，それはその名の通り，一般には，疑問に付すべき特定の宗教的信仰をもっている人々にのみ使われる言葉である．しかしながら，特定の宗教を信じているか否かにかかわらず，我々は誰でも，なんらかのかたちで他者と関係をもつ存在として，世界において自己が占める位置に関する，ある特定の理解を有している．「これらすべてが何を意味するか」を知ることはけっして宗教に固有の問題ではない．それゆえ，公式の宗教的信念をもたない人々も，自己を取り巻く環境や社会を適切に意味づけてくれるような生の意味の核心に迫るニーズを有している（Baggini and Pym 2005; Hester 2001）．それにもかかわらず，我々はしばしばそうした会話を，その筋の「専門知識」を備えた人々に委ねようとする．だが，これまで論じてきたように，（宗教的であれ，非宗教的であれ）人生の根本的な意義や意味に関する問題を，患者の有する選好や諸目的に関する一般的な問題から切り離して論じることは，患者にとっては不利益を蒙ることを意味し，ケア・チームにとっては患者の価値体系に関して重要な洞察を得る機会を失うことを意味している．

3　宗教的な諸価値は医療行為の決定とどう折り合いがつくのか？

　患者は各々，自分自身の特別な関心事を抱きながら医療の場にやってくる．この事実を強調することによって，肝に銘じるべき重要な指針が得られる．すなわち，医療提供者は生理学や生化学の観点にとどまらず，健康な生活が一人ひとりの患者にとってどのような意味で意義深いものなのかを考慮する必要があるということである．多くの患者にとって，宗教的な価値（有意義な生についての価値観一般を指すものとしての）は〔医療行為の〕決定をめぐる考慮に影響を与える．その信者たちにとって，何が許され何が許されていないかに関する明確なルールが存在するような，組織化された宗教的伝統に属する人たちもいるだろう．他方で，その人独自の世界観にもとづく個人的な信条をもって，医療の場にやってくる人たちもいるだろう．いずれにせよ，患者の宗教的・精

神的なニーズを理解するのに最もよい方法は、患者と対話をおこないながら、彼らがどのような信念をもっているかを知ること、そして、そうした信念が治療方法の決定にどのような影響を及ぼすかを知ることである。

　ある具体的な個人によって表現される宗教的な価値というものは、つねに非常に独特な性格を帯びている。しかしながら、一定の組織化された宗教への信仰心にもとづく諸々の価値観が、その信者たちのヘルス・マネジメントおよび医療行為の意思決定に影響を及ぼすような、いくつかの一般的な領域を概観しておくことは有益であろう。というわけで、以下に掲げるのは、宗教的な諸価値の考慮が必要な典型的事例のリスト、つまり、患者の有する信仰心が彼の受けようとするケアの内容に影響を与えるような事例のリストである。本節では、読者に、信仰心をもった患者たちが医療提供者に対して表明してくるかもしれない種々の考えに親しんでもらうことを企図している。なお、以下のリストは、さまざまな宗教的伝統と、それら各々のヘルスケアに対するアプローチの仕方に関する完全なカタログとして提示されているわけではない。それゆえ、このリストは、以下のいくつかの注意書きとともに提示されねばならない。

1. このリストはすべての事例を網羅した包括的・排他的なリストではない。むしろ、ヘルスケアと宗教的な価値観の問題が交錯する事例として、最も話題になるものを示したリストである。
2. 一つの宗教についても、その内部には、非常に多様な価値観が存在する。それゆえ、そうした一定の幅の中で、患者の価値観はどのあたりに位置するのかを、彼ないし彼女とよく話し合って知る必要がある。
3. ある一つの宗教的伝統に属するすべてのメンバーが同じような信仰生活を送っているわけではない。それゆえ、たとえ患者が信奉する宗派や聖職者を知りえたからといって、それによってその患者がどのような医療行為を選択するかを正確に知りうるわけではない。また同様に、ある個人の信仰心について知りえたとしても、その信仰心が医療行為の決定や、（ケアを行うと決めた場合には）提供されるケアの内容にどのような影響を与えるかということは必ずしも明らかではない。
4. いくつかの宗教においては、生命と健康の維持という要請が他の諸考慮にまさって重視されるので、それ以外の宗教的な諸規則は、治療に必要であるという観点から、ひとまず度外視されることもある。

それゆえ，このリストは宗教的な価値観と医療における意思決定の関係を理解する手がかりとして役立つであろうが，だからといって，このリストを参考にすれば，医療提供者と患者の間でじっくりと会話を交わす必要がなくなるなどとはけっして考えないでいただきたい．むしろ非常に重要なのは，たとえば，ある患者がローマ・カトリック教徒であるからといって，彼ないしは彼女は当然避妊や中絶に反対であろうと安易に考えないことである．とはいえ，以下のような宗教の戒律に関する一般的知識は，医療提供者にとって，患者とその家族が医療によって目指すものに関して，有益で意義深い質問を提起するのに必要な情報を提供し，それによって，医療提供者を彼らとの会話に促す役割を果たすだろう．

食事規制
　ある宗教の信者たちが日常生活において守るべき食事に関する戒律は，その他の条件が同一である場合，彼らが病気の時，あるいは入院中であってもひとしく適用される．そうした戒律のうち最も有名なものは，ユダヤ教徒とイスラム教徒が遵守する戒律である．彼らは肉類の捕獲と調理に関する信仰上の掟を守るため，そのようなメニューが設定されている場合にはベジタリアン料理を注文する．その他にも，それほど知られてはいない〔食事に関する〕戒律を有する宗教が存在する．たとえば，ある宗教ではカフェインの摂取が禁じられている，といった具合に．非常に多くの病院がこうした種々の戒律を把握しており，しばしば食事を提供するシステムのうちにそれらに対応できるような仕組みを備えている（たとえば，ユダヤ教徒のためには律法準拠食を，イスラム教徒のためにはイスラムの掟にしたがって屠殺処理された食肉を用意している）．また，患者が属する宗教コミュニティ内の人間が，患者のために病院に食料を持参する場合もある．いくつかの宗教においては，そうした行為は信者の宗教的義務とみなされているのだ．
　忠実な信徒たる患者にとって，一年のうちの特定の期間が試練の時期である場合もある．イスラム教徒はラマダンの期間，日中は食べ物も飲み物も口にしない．ユダヤ教徒は過越しの祭の期間，パン種を用いてつくられたいっさいのものを口にしない．そして，ローマ・カトリック教徒は四旬節の間，金曜日には肉を食べることを控える．なお，これらの行事は太陰暦にもとづいておこな

われるので，その太陽暦上の日付は年々正確に一致するわけではない．それゆえ医療提供者は，そのような情報を患者から教えてもらい，そのうえで，そうした規則を守ることが彼ないしは彼女の治療計画に及ぼす影響について患者と話し合わねばならない．

　ある種の食物（たとえば豚肉）の摂取を禁じる宗教的な戒律は，同じ動物を原材料とするその他の製品（たとえば，豚の心臓弁膜，豚のインシュリンなど）の使用も同様に禁じていると考える人々もいる．だが他方で，少なくとも一つの宗派においては，そうした戒律は口から摂取することだけを禁じるものだと解釈されている．それゆえ，その場合，口にすることが禁止されているものでも，それを原材料とする製品についてはその使用が認められる．ただし，同じ効能をもつ，他の原材料からつくられた製品（たとえば合成インシュリン）が利用できる状況においては，そちらの方が優先的に利用されるのだが．

　食事に関する宗教的な制限は，生命と健康を維持する義務がそれに優先するような戒律の一例である．それが命を救うために必要である場合，禁じられた食物を摂取することが容認されていたり，宗教的な権威によって特別に要請されたりすることが多い．ある特定の状況下である種の食べ物や飲み物を摂取することが，そうした特別なケースにあてはまるかどうかについては，患者やその家族に，あるいは時にその宗教の代表者に相談する必要がある．

慎みとパーソナルスペース

　キリスト教の中の保守的な諸派，ヒンズー教，イスラム教，ユダヤ教の諸派等の諸宗教は，とりわけ女性に対して，身体に関する慎みを保つことを命じる掟を備えている．それゆえ，できれば医療提供者は患者と同じ性別の人間であることが望ましい．なお，患者の人格を尊重するうえで，患者の体を適切な仕方で覆うことは重要なことだが，そのことはまた，この文脈においても特別な重要性を帯びている．慎みに関する配慮は，時に，肉体の完全さという観念と結びついているが，そうした観念は，外科処置の際の肉体，あるいは死後の肉体のケアの仕方に重大な影響を及ぼす（詳しくは後述する）．

　いくつかの宗教においては，人の身体に触れることが良くない意味をもつことがある（良い意味をもつ場合については後述する）．だが，一般に，それが人の生命や健康を維持するための処置に必要な場合，身体に触れることは許される．とはいえ，そうした場合であっても，必要な程度を超えて身体に触れれば，

患者に不快感を生じさせる恐れはある．イスラム教徒の男性にとって，祈禱をおこなうために必要な沐浴を終えた後に女性に触れられること，とりわけイスラム教徒でない女性に触れられることは問題である．他の宗教においても，同様の問題が生じる．すなわち，ある宗教の信者が信者でない人間に触れられる場合，特に，触れられる方が死を前にした患者である場合には，問題が生じやすい．また，身体に触れるのが異性の人間であることによって，そうした問題はしばしばより深刻化する．それゆえ，身体に触れることがどの程度まで許されるのかについて，患者とその家族に尋ねておくのが賢明である．

痛みと苦しみ

痛みや苦しみをどの程度まで緩和すべきかは，患者の宗教的な価値観に左右されることがある．ある種の宗教的伝統において，苦しむことは自己変革のプロセスとして，あるいは魂の救済につながる知の追求手段として意味をもつものとみなされている．痛みや苦しみを，神が悪事に対して科した罰と考える人々もいれば，過去の戒律違反に対する報いと考える人々もいる．苦しむことを，単に有益なこととしてだけではなく，すべての人間のために苦しみを引き受けたキリストに近づくために必要なこととみなす諸宗派も存在する．しかしながら，苦しみに意味を見出そうとするそうした種々の試みは，苦痛を緩和する手段としての医療的な処置に取って代わるのではなく，むしろ医療的な処置と協力して苦痛を緩和する場合もある．仏教徒やヒンズー教徒のような人々は，苦痛を緩和するための処置を，感覚を鈍らせ，自己の状況に「目覚めた」状態でいる能力を損なうものとして，あるいは能動的に死への道程を歩む能力を損なうものとして拒否するかもしれない．それとは対照的に，苦痛を，不必要で望ましくないもの，それゆえ，あらゆる犠牲を払って克服すべきものとみなす宗教も存在する．

このように各宗教間で考え方の相違は著しいが，そうした相違は明確に識別できるものではなく，また，同じ宗教であっても地域によって考え方が異なる場合がある．そうした価値観が，患者やその家族にとって，治療方法の選択に重大な影響を与えるとすれば，痛みや苦しみに関する患者の価値観を理解しておくことは，医療提供者の務めであるといえよう．

痛みや苦しみの軽減を許容する宗教であっても，そこには一定の限度があるかもしれない．激しい苦痛が慢性的に続く状態においては，苦痛を和らげるた

めに，あえて意識を失わせたり呼吸を緩慢にさせたりする場合がある．しかし，苦痛を緩和しようとする処置が死期を早める可能性がある場合，そうした処置を認めない宗教もある．それゆえ，患者やその家族は，苦痛の緩和処置に関して，許容できる方法と許容できない方法を区別しているかもしれない．また，医療提供者は，薬物を用いない方法で苦痛を緩和するよう求められることもしばしばある．さらに，按手[3]のような心理的な慰めもまた，患者とその家族にとって気持ちの支えになるだけでなく，宗教的に深い意義をもつ場合がある．

投　薬

すでに触れたように，ある種の動物を食べることを禁じる戒律は，口から摂取するすべてのものにその適用が及ぶ場合がある．それゆえ，自らの宗教的な価値観に照らして，ある特定の製品を口にすることが許されるかどうかを確認しようとして，その製品の成分を尋ねてくる患者もいる．特にセブンスデー・アドベンチストという宗派の場合，その信者たちは処方箋のない薬はいっさい口にしない．

また，それ以外の宗教的な理由から薬を用いることに反対する患者もいる．たとえば，道徳的に許容できない手段を用いてワクチンが開発されているという理由で，所定の予防接種を自分の子どもには受けさせない人々もいる．一般に，こうした類の懸念を抱いている人々は薬に関わる諸事情に精通しており，自らの宗教的価値観とそれがヘルスケアのありように及ぼす影響について，医療提供者と話をする準備ができているものである．ところで，予防接種に関する，上に見たような見解は公衆衛生のあり方にとって重大な意味を有すると考え，予防接種を強制的に行う現在の慣行に反対の立場をとる専門家集団も存在する．しかしながら，そうしたグループも，「両親と適切に話し合いをおこなったうえで……子どもに重大な危害がもたらされる恐れがないかぎり」という条件付きで，予防接種を拒否する両親の意思を尊重することをすすめている（Diekema and the Committee on Bioethics 2005）．

妊娠から出産まで

妊娠と出産をめぐっては，多様で豊富な宗教的儀礼が存在する．それは，多くの宗教が，何らかの仕方で，新たな生命をこの世に生み出す営みを聖別しようとするからである．それゆえ，受胎から出生に至るすべての過程に関して，

宗教的な問題が関係してくることになる．

避　妊

　いくつかの宗教における避妊対策に関する規制はよく知られている．たとえばローマ・カトリック教徒は，（他のすべての条件が等しい場合）あらゆる性行為が受胎の可能性に向かって開かれていることを求める．その結果，一般に避妊対策は退けられる．同様に，正統派ユダヤ教徒も，「生めよ，殖やせよ」という聖書の言葉を，カップルに彼らの性行為によって生まれるすべての子どもたちを受け入れるよう命じる言葉として理解している．だが，いずれのケースにおいても，母体の健康——肉体と精神双方の——に配慮したいくつかの例外規定は存在する．また，それ以外の宗教的な価値観にもとづき，戒律を遵守する信者にとって，産児制限のある種の方法はその他の方法よりも好ましいものとされる．避妊に関する意思決定も，他のヘルスケアに関する意思決定と同様，競合する諸利害や対立し合う諸信念の間に均衡を見出そうとする行為である．そのようにさまざまな要素を比較衡量する方法はケースごとに異なってくるだろう．

受　胎

　いまや多くの人々が子どもを妊娠するうえで医療に助力を求める時代となり，かつては個人のプライベートな領域に属していた受胎というものが，公共的な領域に進出してきた．それゆえ，医療提供者は，不妊症や生殖補助医療に関する考え方に影響を及ぼすような種々の宗教的価値観に配慮することが求められる．いかなる宗教も，不妊症の女性に対し，生殖補助医療を受けることを求めてはいないが，多くの宗教がそうすることを認めてはいる．いくつかの宗教，特に生殖という営みを重視する宗教においては，現在利用できる生殖補助技術のほとんどが許容されている．他方で，生殖細胞を取り戻す方法や，それらを接合させる方法，着床させる場所に関して，宗教的な価値観にもとづき種々の制限を課している宗教も存在する．そうした制限は，ある種の生殖補助医療の利用それ自体を禁じる場合もあれば，受胎に必要な要素を獲得する通常の手続きに一定の変更を迫る場合もある．いずれにせよ，信仰を守り抜くことと，子どもをもつこと双方に対する患者のニーズにますます敏感であることが求められている．

出生前遺伝子カウンセリング

　出生前遺伝子カウンセリングは，妊娠状態について，および胎児の状態について追加的な情報を得ることを目的として実施される．さまざまな宗教がそうしたカウンセリングを認めるか否かは，(1)どのようにしてその情報は得られるのか，また，(2)そのような情報を獲得する目的は何か，による．いかなる理由であれ妊娠中絶を断固として認めない宗教の場合，そのようにして得られる追加的な情報にもとづきカップルが中絶を希望することがありうる以上，そうしたカウンセリングをいっさい禁止しているケースもある．また，妊娠中絶には反対する宗教であっても，両親に，特殊なニーズをもって生まれてくる子どもを受け入れる肉体的，精神的な準備をさせる手段として，そうしたカウンセリングを許容する場合もある．

出　産

　出産に関わる宗教的儀礼は，しばしば，医療提供者にある種の行為をおこなうことを要請するよりは，標準的なケアの一部をおこなわないことを要請する．たとえばユダヤ教徒は，生まれた子どもが男の子である場合，病院の外でおこなう宗教的儀式において男の子に割礼を施すことになっているため，両親は医療提供者に，通常は出生後のケアの一つとして実施される割礼をおこなわないよう求めるだろう．他の宗教的伝統，たとえばフモン族の伝統においては，胎盤が宗教的に重要な意味をもっている．それゆえ両親は，胎盤を聖なる場所に埋めるため，出産時に排出されるその他のものと一緒に捨てたりしないで，それを自分たちに返してほしいと言うだろう．こうした価値観は各々が特異な性格を有するものであるため，医療提供者はそうした患者の話に率直に耳を傾け，できるかぎりその要望に応えるべきである．

妊娠中絶

　宗教的な価値観は，しばしば，成長しつつある胎児の地位，およびそれが妊娠中絶に対していかなる含意を有するかに関わってくる．すべてではないにせよ，多くの宗教において，妊娠の継続が母体の生命を危険にさらす場合には中絶をおこなうことが認められている．そうした立場は非常に多様な仕方で擁護されるが，二重結果の理論[4]というカトリックの伝統的な考え方，あるいは，

そうした状況において，胎児は母体に対する「ローデフ rodef〔攻撃者〕」，ないしは追っ手であり，母体はその追っ手から保護される必要がある，というユダヤ教のラビの見解も，そうした擁護論の一例である．また，胎児の道徳的身分は発展的なものであり，胎児の生存能力が高まるにつれて，その道徳的重みも増してくると考える宗教も存在する．

多くの宗教が妊娠中絶の許される範囲に関してガイドラインをもつ一方，そうしたガイドラインをもたない宗教もある．また，患者自身がこの問題について彼らの宗教がとっている立場を正確に理解していない場合もあれば，むしろ世論を二分する大衆的な議論の影響を強く受けている場合もある．それゆえ，妊娠中絶に関する患者のスピリチュアルな問題関心を知るうえでは，話し合いをより容易にするために，宗教以外の他の要素にもあたってみることが必要になるかもしれない．

臓器や組織の提供

すべての主要な（よく知られている）組織的宗教は，遺体からの臓器や組織の提供を認めている．さらに言えば，他の人間の生命の維持に役立つという理由で，それらの提供を要求する宗教もいくつか存在する．死者の復活を信じる宗教でさえ，臓器や組織の提供を禁じてはいない．そのような宗教によれば，(1)復活する際，我々の存在はすでにあの世のものとなっているので，もはや臓器や組織は不要であるか，あるいは，(2)必要であるとしても，神は我々の生命を蘇えらせてくださるように，それら特定の臓器や組織も蘇えらせてくださるのだという．

死者の臓器や組織を提供することが，ほとんどの宗教において認められているにもかかわらず，多くの遺族が，彼らの属する宗教団体の本部が公式に表明している立場を知らずにいる．その結果，遺族たちは臓器提供に関する意思決定を行う時点で，そうした公式の教義を調べることになる．臓器の受け入れを担当するスタッフたちのほとんどは，そうした各宗教の教義に精通しているので，遺族たちがそのような問題を解決する手助けをしてくれる．もっと言えば，遺言書を作成するのと一緒に，あるいは，運転免許証を取得する際にでも，こうした問題を事前に考慮しておく機会があれば，患者やその家族にとって，複雑な感情に襲われる状況が訪れる前にこうした問題を乗り切ることが容易になるであろう．

人工呼吸

　人工的に呼吸を持続させる技術は，伝統的に心拍や呼吸の停止を人間の死のしるしとみなしてきた諸宗教に対して難問を投げかけた．つまり，死が主として脳の機能に即して定義されるようになった結果，宗教界の指導者たちは，この事実が彼らの教団のメンバーにとっていかなる意味をもつのかを考慮せざるをえなくなったのである．ローマ・カトリック教のようないくつかの宗教は，こうした技術に関して，通常の使用と臨時の使用を区別する．すなわち，患者やその家族が，そこから恩恵を得ることを合理的に期待でき，なおかつ，それに伴う負担が過度に重くないと判断するケアについては，我々はそうしたケアを提供する道徳的な義務を負う．たとえば，手術の最中ないしは手術直後のように，一時的な目的で用いられる人工呼吸器は，明らかに，この「通常の使用」というカテゴリーに属する．その他の，より長期間にわたって使用されるケースについては，患者あるいはその家族は，そうしたケアに伴う負担が不当に重いと判断するかもしれない．その場合，そうした技術の使用は中止されることになる．

　人工呼吸器の使用を開始する際，特に長期にわたる使用を開始する際には，ケアの目的，とりわけ生命の質と量に関わるケアの目的をめぐって話し合いがおこなわれることが多い．そして，そうした概念は，多くの宗教において道徳的な重要性を帯びている．たとえば，イスラム教は善き労働や神への奉仕を高く評価するが，それらはすべて，QOLが一定程度以上に維持されている場合にのみ果たしうる目的である．そのように理解するならば，ある人間の健康を回復し，正常な機能を取り戻させる手段として，一時的に人工呼吸器を用いることは許されることになる．他方で，彼ないしは彼女の，人生の目的を実現する能力を改善することなく，単にその人の生命を引き延ばすためだけに人工呼吸器が用いられることを，イスラム教は認めないであろう．

人工水分・栄養補給

　さまざまな宗教間で著しく見解を異にする問題の一つが，人工水分・栄養補給の開始は許されるかどうかという問題であり，さらにいっそう重要なのは，その処置を中止することは許されるかどうかという問題である．人工水分栄養補給をおこなわないことが許されるか否かの判断は，根本的に，この技術をど

のようなものとして理解するかにかかっている．人工水分栄養補給を，人間の基本的な生きる糧，つまり，ふだん口から摂取される飲食物に相当するものとみなす宗教は，そのようにみなさない宗教よりも，患者に対するこのケアの中止を認めない傾向がはるかに強い．他方で，人工水分栄養補給を，人工呼吸器の装着等の処置に類したもの，投薬や，機械を用いた処置の一種とみなす宗教は，患者の状態を改善しない処置は中止したり，控えたりすべきであるという理由で，このケアの取り止めを許容するだろう．なお，このケアを最初からおこなわないことと，途中でやめることの間には道徳的な違いが存在すると主張する宗教もあり，そうした区別は医療行為の意思決定に影響を及ぼす．

終末期をめぐる諸問題

　死期を迎えた患者への適切なケアという考え方は，患者がそのような段階に達したことを我々が確認しうるということを暗に前提としているが，そうしたことは医学的につねに可能なわけではない．だが，いずれにせよ，宗教的な価値観は，そのような時期にこそとりわけ明瞭に浮かび上がってくる．

特別な慣行

　ローマ・カトリック教やその他のキリスト教諸派は，終油の秘跡を執りおこなうことを望む．かつては「最後の秘跡」として知られていたこの儀式は，最近では，臨終の人々だけでなく，重い病気に罹っている人々にも授けられるようになってきた．この秘跡自体が病気を癒す力をもっていると考えられており，同時に，肉体が衰弱している時ほど，霊的な自覚は強化されうると考えられている．一部の宗派は，患者が亡くなる際，特にその患者が新生児や子どもである場合，洗礼を施すよう命じたりすすめたりしているが，病院付きの司祭の多くが，患者やその家族のためにこの儀式を執りおこなう能力と権威を備えている．また，同じ信仰をもつ仲間たちに囲まれながら最期の時を迎えたいと考える患者たちもいるだろう．そのような仲間たちは聖書の一節を読んだり，患者とともに，あるいは患者のために祈ったり，瞑想したりするのである．

死期の迫った患者へのケア

　さきに二重結果の理論に関して述べたように，いくつかの宗教は，善き意図にもとづく行為であれば許されるという考え方を確立している．そして，（症

状の緩和を通じて）死期の迫った人々をケアしようとする行為と，患者の死を積極的に意図する行為とを区別する英国教会の見解も，そのような考え方の一例である．また，これと関係した区別はユダヤ教にもみられる．ユダヤ教の場合，単に死に至るプロセスを引き延ばすだけのケアを施すことは要求されない．そして，この原則にのっとり，ある種の状況においては，人工呼吸器を取り外すことが認められる．だが一方で，人の死期を早めるような行為に積極的に関与することは禁じられている．それゆえ，苦痛を抑えるための投薬は，それが患者の呼吸機能を低下させ，それによって患者の死期を早める可能性がある場合，たとえその意図するところが苦痛の除去にすぎなくとも，許されない．最後に付言すれば，すべての宗教がひとしく患者の意思の自律を重んじるわけではない．すなわち，死期の決定にあたっては，家族や共同体の考えも重視される場合がある．

遺体のケア

多くの宗教が，遺体のケアに関する儀式や慣習を有している．ユダヤ教をはじめとするいくつかの宗教は，医学上の理由でどうしても必要とされる場合，あるいは，法律によって命じられる場合を除き，検死解剖を拒否する．多くの信仰共同体は，その各々が遺体の埋葬を準備する独自のやり方を備えている．できるかぎり，遺体を信仰共同体のメンバー以外には触れさせないよう命じる宗教もある．だがその場合も，たとえば病院にそのような信仰共同体のメンバーが居合わせない時には，彼らの一人が到着するまでの間，病院のスタッフが遺体から管を抜いたり，遺体の目を閉じさせたりすることができるかもしれない．イスラム教やユダヤ教を含む多くの宗教が，できるだけ迅速に遺体を埋葬することを命じている．火葬は，いくつかの宗教においては――たとえば，ユダヤ教やイスラム教など――禁じられているが，仏教やシク教やヒンズー教など，それを望ましいものとみなす宗教も存在する．

4　普通ではない要望とケアの拒否

これまで我々は，諸々の宗教的価値観がどのようなかたちで医療の領域に関わってくるのか，また，医療提供者はなにゆえ，そうした問題について患者と話し合うのに適した立場にあるのかについて考えてきた．患者の宗教的ないし

はスピリチュアルな問題関心が医療行為の決定に影響を及ぼすのは，なにも患者が世間的によく知られた宗教団体のメンバー——あるいは組織化された宗教の信奉者——である場合に限った話ではないが，そうした教団に属していることは，患者にある種の安心感を与えるものである．すなわち，まず第一に，広く社会的に認知されているような宗教団体のメンバーは，同じ信仰をもつ人々によって組織された共同体に参加していることが多く，彼が病気の際には，そうしたコミュニティの仲間たちが感情面および精神面で大きな支えとなってくれる．さらには，そうした教団は組織の権力構造がはっきりしているので，教義に関する知識を得るための道筋が明確である．つまり，組織内に確立した階層秩序が存在するので，ある提案された医療処置に関して神学上の疑問点がある場合も，どこに問い合わせるべきかすぐにわかる．最後に，自分が属する教団が広く社会に認知されていることから生じる安心感がある．すなわち，自分はヒンズー教徒であると公言する患者は，それによって，我々医療提供者の側に注意深さを喚起するという利点をもつ．それは，その信仰が医療の領域でどのような含意をもつかについて，我々が不確かな知識しかもたない場合も同じである．

だが，患者の信仰表明のうちには，我々がふだん信仰というものに対して抱いている一般的観念にゆさぶりをかけるような，そして，それに対する我々の対応の限度を試すような信仰表明も存在する．たとえば，オズの魔法使いが体を元どおりに治してくれるという理由で救命ケアを拒否する患者については，彼女に判断能力があることを疑ってしかるべきであろう．だが，こうした主張を，たとえば聖書の解釈にもとづいて輸血を拒否する主張といかにして区別できるのだろうか．我々はなぜ，一方の選択を正当なものとみなし，他方の選択をばかげたものとして退けるのだろうか．

バイロン・シェルが法的適格性に関する議論の中で指摘しているように，こうした区別は単に不合理性という概念に依拠してなされうるものではない (Chell 1998)．結局のところ，主流派の宗教が固く保持する信念でさえ——あるいは，そうした信念の場合特に，というべきかもしれないが——厳密に言って，その本性上証明不可能な真理を信じているという点で「不合理」なものである．このように考えた場合，エホバの証人は「合理的」で，オズの魔法使いに帰依する者はそうではない，と言ってみても意味がない．むしろ，こうした場合に決め手となっているのは，シェルが我々の「宗教に関する一般的な経

験」と呼ぶものである（Chell 1998）．この範疇に収まる信念や信念体系は我々から尊重され，そのような範疇から外れるものは我々から尊重されることはない．シェルの指摘によれば，どのような信念体系が憲法上その自由な活動を保護される「宗教」にあたるかを決定する指針として，裁判所も同様の基準を用いてきた（Chell 1998）．

　もちろん，ある個人に判断能力があると言えるためには，単に，その人の信念体系が，我々の宗教に関する一般的な経験の範疇に収まるというだけでは足りない．いかなる責任能力の判定もそうであるように，患者は，自分がおこなおうとしている決定の諸帰結について理解していることを証明しなければならないし，その決定が彼女の人生計画や価値観に適合したものであるということを証明しなければならない．ところで，宗教的な信念や価値観を尊重することは，心理的な拒否反応を容認することと同じではない．たとえば，患者の家族は，人工水分栄養補給は基本的な生きる糧の一形態であり，長らく植物状態にある患者に対するその処置を中断することはできないという宗教的な価値観を抱いているかもしれない．しかし，そのような信念は，医療提供者がもう少しがんばってくれさえすれば，患者は口から飲食物を摂取できるはずだ，という信念とは別物であり，区別されねばならない．患者やその家族と頻繁に対話をおこない，彼らが医療的な状況に関する現実を受け入れる手助けをするのは，医療提供者の義務である．彼らが現実を受け入れた後に，はじめて患者のためにその宗教的な価値観が考慮されるのである．

　その人の保持する宗教的信念は宗教に関する我々の一般的経験の範疇に収まるが，その人の個々の行為はなお医療提供者に疑念を抱かせるような患者の場合はどうであろうか．そのようなケースにも濃淡の幅がある．すなわち，一方の極には，原則として西洋医学にもとづくあらゆる形態のケアを拒否するクリスチャン・サイエンティストがいるし，他方の極には，伝統的な医療ケアの代わりに，あるいはそれに加えて，信仰療法に頼ろうとする宗教共同体のメンバーがいる．次のような事例について考えてみよう．

ケース3：天罰としての病気
　62歳の黒人女性エマ・チャップマンは，2度の心臓発作の後，胸に激痛が走る発作を繰り返していたので，心臓ケア施設に収容された．医師は彼女に，血

> 管造影を受けることを，また，できればその後，心臓バイパス手術か血管形成手術を受けることをすすめた．チャップマンさんはそれを断った．「もし私の信仰が十分に堅固であり，それが神の思し召しであるならば，神は私を治してくださるだろう」と言いながら．チャップマンさんは詳しいことはいっさい話さなかった．しかし，彼女はどうやら，自分の病気はかつて犯した罪への罰であると信じているようだった．つまり，病気も「それが自然的な原因によるものであれば，自然に治癒するが，……『罪』によって引き起こされた病は，神の介入によってのみ治癒する」と信じていたのである．(Galanti 1997)

　病気は罪への罰であるというチャップマンさんの確信は，明らかに彼女が経験しつつあるスピリチュアルな危機を示すものである．彼女がこの危機を乗り越える手助けをするうえで，病院付きの司祭や彼女が親しくしている聖職者に助言を求めることは適切な手段である．チャップマンさんとの話し合いを続けること，また，パストラル・ケアのような手段とも手を組むことは，ケアの一貫性を保障し，患者がこうした問題を乗り越えるにあたって周囲の支援を感じるのに役立つであろう．チャップマンさんは，スピリチュアルな意味で，彼女の置かれている状況と折り合いをつけることができないかぎり，自らの医療ケアに関して積極的な当事者となることはないであろう．

　同様のプロセスは，患者や家族が，私たちは「奇跡が起こるのを待っている」と言って，医療処置を拒否する場合にもあてはまる．「奇跡」という言葉を用いるのは，たいてい（それらに限定されるわけではないが）次のような考えを抱いているしるしとみなしうる．すなわち，(1)患者や家族は，積極的な治療を受けることは，病気を治そうとしてくださる神の邪魔立てをすることであり，それゆえ，信仰者にとって誤った選択であると感じているのかもしれない．(2)患者や家族は，医療的な状況に関する現実を受け入れていないのかもしれない．そして，話し合いを拒む手段として，奇跡という言い回しを用いているのかもしれない．あるいは，(3)患者や家族は，医療的な状況を正しく理解してはいるのだが，宗教的ないしはスピリチュアルな信仰心ゆえに，ほとんど見込みがないことに対して期待を抱き続けているのかもしれない．こうしたさまざまなケースについて，医療チームの側は，それぞれ非常に異なった対応をとることが求められる．それゆえ，こうしたそれぞれに特殊な問題関心に関する患者や家

族のニーズを評価するうえで，パストラル・ケアの助力を得ることはきわめて有用であろう．

　キリスト・サイエンティスト教会（クリスチャン・サイエンス）のように，病気への対応として，ひたすら信仰療法にのみ頼る諸伝統と，祈禱がもつ治癒力を信じ，それを西洋医学の有益な補助手段とみなす諸伝統を区別することは重要である．実際，多くの宗教が，治癒を早めたり，病気の人を慰めることを目的として唱えられる特別な祈禱を備えている．そして，そのような祈禱は，ある場合には患者自身によって唱えられ，またある場合には，患者のために共同体の別の人間によって唱えられる．患者にとって，人が自分のために祈ってくれていると知ることは，癒しや慰めとなりうるのだ．事実，他人による祈禱か否かを問わず，祈禱が患者のその後の動静に良い影響を及ぼすことを示す証拠も存在する (Levin 2003; Palmer et al. 2004)．いずれにせよ，ここで留意すべきことは，祈禱の治癒力を信じる人々を，たとえば，オズの魔法使いに病気を治してもらおうとするような人々と一緒くたにしてはいけないということである．祈ることに熱心な患者は，むしろ，そこから治癒力を引き出しうる豊かな精神性を備えた人とみなされるべきなのだ．

　最後に付言すれば，医療提供者は，適切なアプローチをとらない場合，見慣れない風習を伴う信仰心に対して，反発を覚えることがあるかもしれない．スー・ルービンは，その著書『医者が「No」と言う時』(Rubin 1998) の中で，医療ケアを施してももはや効果のない段階にまで達した，東南アジア出身の女性のケースを紹介している．そうした状況にもかかわらず，この患者は治療を続けなければならないと主張し続けていた．それは，治療効果がないという判定が下された以上，緩和ケアへの移行を考えていた医療チームにとって悩みの種だった．その後，かなりの時間がたってから，詳細な話し合いによって，患者が何を懸念していたのかが明らかになった．彼女のスピリチュアルな信念によれば，月の満ち欠けが今のような段階で死を迎えると，彼女の魂は安らかな場所に昇天できないということであった．つまり，彼女は自らのスピリチュアルな信念に従って，もう何日かの治療の継続を望んでいただけなのだ．そのように理解すれば，患者の要望はもっともなものと思われた．すなわち，彼女は自分の置かれた状況とその帰結を理解し，彼女のスピリチュアルな信念の一貫性を保つために短期間の治療の延長を求めていたにすぎないのだ．医療チームはこの要望に応じることができた．その結果，患者は月の満ち欠けの次の段階

まで生きのびることができた．

　上のケースが示しているのは，患者やその家族と，彼らの信仰心について，また，それが医療ケアとどのような関わりをもつかについて話し合うことの重要性である．上のケースにおいて，医療提供者は患者の信念を共有することはなかったが，その信念を尊重することによって，各々の当事者がともに満足すべき結論に至ることができたのである．

　宗教の多様性の尊重という点については，一言付け加えておくべきだろう．いかなる事例においても，患者の信仰心に関して，まずは開かれた心でアプローチしていくことが大切である．なぜなら，宗教的信念やその表現方法は多様であり，それらが医療行為の決定に予期せぬ影響を及ぼすことがありうるからである．しかしながら，宗教的寛容という原則の遵守は，人を相対主義に導くわけではない．オズの魔法使いへの帰依者の事例が示していたように，すべての宗教的信念・慣習が本来的に平等というわけではない（時に我々はそう言ったりするが）．裁判所も，たとえば，ネイティブ・アメリカンたちがペヨーテ[5]を用いた宗教儀礼に子どもたちを参加させることや，〔キリスト教の一派でおこなわれている〕蛇遣いの儀式に子どもたちを参加させることに関して，そのような区別をおこなってきた．また，男性と女性それぞれの割礼の歴史の違い[6]に見られるような，宗教的慣習と文化的風習の違いを理解することも重要である．宗教的慣習だからといって無条件に尊重されるわけではないし，そうすべきでもない．むしろ医療提供者は，宗教的信念に関して患者と対話を行うことを通じて，患者がいかなる文脈であるケアを拒否したり受容したりするのかを学ぶべく努めるべきである．

5　結　論

　医療提供者も倫理委員会のメンバーも，ヘルスケアにおける宗教の諸問題については，いかなる種類のものであれ，何らかの価値観に関して患者と話し合いをおこなう場合とほぼ同様のアプローチをとるべきである．つまり，患者が抱える価値観や諸目的やそれらの間の優先順位を見定めるべく，先入観を排してさまざまな質問を患者に投げかけるべきである．人が自らの人生をいかにかたちづくるかということは，彼女がヘルスケアに関しておこなう選択に反映されることが多い．それゆえ，そうした彼女の意思決定を理解するということは，

その決定をより大きな文脈の中で考察することにほかならない．そして，宗教的な価値観もまた同様の仕方で作用する．つまり，ヘルスケアの領域外で傾倒する信仰が，医療の領域内で患者の行う選択に影響を及ぼすことがある．だが，医療提供者は，患者とそうした信仰について話し合ったり，その信仰が彼にとって特にどのような意味をもつかについて話し合うことによってのみ，当面の状況下でとるべき最善の道を知ることができる．ヘルスケアの領域における宗教的価値観の問題は，なにも裁判所の命令や信仰療法の問題に限った話ではない．むしろ，宗教的価値観というものは，その内容と形式に関して非常に多様である．そのような価値観が求めるのは，しばしば微妙で繊細な事柄であり，医療提供者たちは，ふだんおこなっている処置の仕方をほんの少し変更するだけでその要求に応えられる場合もある．医療提供者は患者との対話を，パストラル・ケアや倫理委員会のメンバーや宗教共同体のメンバーといった専門家たちに全面的に委ねるのではなく，彼らと協力し合っておこなうべきである．そうすることによって医療提供者は，患者との関係性を維持していくことができるし，同時に，患者の宗教的ないしはスピリチュアルなニーズに対処していくことができるだろう．

さらなる考察のために

1. 宗教的な価値観は医療行為の決定にどのような影響を及ぼすだろうか？
2. 誰が患者とその信仰心について話し合うべきだろうか？
3. 医療提供者は，どのような宗教的価値観に直面することが予想されるだろうか？
4. 医療提供者はすべての宗教的価値観を平等に尊重すべきだろうか？

注
1) 通常，輸血は1回で済む（あるいは，ひょっとすると2回で済む）処置と考えられている．だが，実際には必ずしもそうではない．2002年，カナディアン・プレスは，急性骨髄性白血病に罹った16歳の女性ベサニー・ヒューズの事例について報告している．彼女は2002年9月に亡くなった際，彼女自身の意思に反して，また，彼女の母親および姉妹の意思に反して，38回の輸血を受けた．この事例のさらなる詳細，および，そのような状況下で家族がしばしば経験する複雑な，しかしけっして珍しく

はない心理的動揺については，エホバの証人のホームページ上に保管されている Canadian Press (2002), Harrington (2002), Williamson (2002) を参照のこと．
2) 私が批判しているのは，患者たちと彼らの宗教的ないしはスピリチュアルな問題関心について話し合うことなく，そうした問題を他の人々に「丸投げ」してしまう人々であることに注意してほしい．他方で，患者とそうした話し合いをおこなったうえで，患者のニーズの深まりに応じて，パストラル・ケアなどと協力し合う医療提供者を私は支持する．協同は望ましいが，区画化は望ましくない．
3) ［訳注］キリスト教で，手を人の頭に置いて，精霊の力が与えられるように祈ること（大辞泉より）．
4) 二重結果の理論は，意図された作為や不作為と，単に予見されるだけのそれらを区別する．作為や不作為の善悪は，それによって何が意図されていたかによって決まり，単に予見されただけの諸帰結によって決まるのではない．この原則は，しばしば正戦論において用いられ，意図されざる（しかし予見された）非戦闘員の死亡は，たとえば不正な政治体制の転覆という容認しうる意図によって正当化されると主張される．
5) ［訳注］サボテン科の観葉植物．北アメリカ南部原産．古くから知られた向精神性植物で，幻覚作用をもつ一種のアルカロイドを含む．学名ロフォフォラウィリアムシイ Lophophora williamsii（大辞泉より）．
6) アメリカにおける女性の割礼の歴史に関する秀逸な議論としては，Webber (2005) を参照されたい．男性の割礼についての解説としては，Benatar and Benatar (2003) を参照のこと．

参考文献

Anderson, R. R. 2005. Case two: Religion and medicine.

Baggini, J., and M. Pym. 2005. End of life: The humanist view. *Lancet* 366: 1235-37.

Benatar, M., and D. Benatar. 2003. Between prophylaxis and child abuse: The ethics of neonatal male circumcision. *American Journal of Bioethics* 3 (2): 35-48.

Brown-Saltzman, K. A. 1994. Tending the spirit. *Oncology Nursing Forum* 21 (6): 1001-6.

Butler, S. M., H. G. Koenig, C. M. Puchalski, C. Cohen, and R. Sloan. 2003. *Is prayer good for your health? A critique of the scientific research*. Washington, DC: The Heritage Foundation.

Canadian Press. 2002. "Teen's transfusions must continue." http://www.watchtowerinformationservice.org/16ygirl2.htm (accessed October 28, 2003).

Chell, B. 1998. Competency: What it is, what it isn't, and why it matters. *Health care ethics: Critical issues for the 21st century*, ed. J. F. Monagle, and D. C. Thomasma. Gaithersburg, MD: Aspen.

Curlin, F. A., and D. E. Hall. 2005. Strangers or friends? A proposal for a new spirituality-in-medicine ethic. *Journal of General Internal Medicine* 20: 370-74.

Curlin, F. A., C. J. Roach, R. Gorawara-Bhat, J. D. Lantos, and M. H. Chin. 2005. When patients choose faith over medicine. *Archives of Internal Medicine* 165 : 88–91.

Diekema, D. S., and the Committee on Bioethics. 2005. Responding to parental refusals of immunization of children. *Pediatrics* 115 (5) : 1428–31.

Duckro, P. N., and P. R. Magaletta. 1994. The effect of prayer on physical health : Experimental evidence. *Journal of Religion and Health* 33 (3) : 211–19.

Ehman, J. W., B. B. Ott, T. H. Short, R. C. Ciampa, and J. Hansen-Flaschen. 1999. Do patients want physicians to inquire about their spiritual or religious beliefs if they become gravely ill? *Archives of Internal Medicine* 159 : 1803–6

Feudtner, C., J. Haney, and M. A. Dimmers. 2003. Spiritual care needs of hospitalized children and their families : A national survey of pastoral care providers' perceptions. *Pediatrics* 111 (1) : e67-e72.

Furrow, B. R., T. L. Greaney, S. H. Johnson, T. S. Jost, and R. L. Schwartz. 2000. *Health law*. (accessed 2000).

Galanti, G. 1997. *Caring for patients from different cultures*. 2nd ed. Philadelphia : University of Pennsylvania Press. ジェローム・グループマン『毎日が贈りもの——残された日々を生きる8人の物語』吉田利子訳, サンマーク出版, 1999年

Gordon, B. G. Jehovah's Witness refuses blood transfusion.

Groopman, J. 1997. *The measure of our days*. New York : Penguin Books.

——. 2004. *The anatomy of hope : How people prevail in the face of illness*. New York : Random House.

Handzo, G., and H. G. Koenig. 2004. Spiritual care : Whose job is it, anyway? *Southern Medical Journal* 97 (12) : 1242–44.

Harrington, C. 2002. *Father shunned by family for defying faith to save child*. http://www.watchtowerinformationservice.org/fathershunned.htm (accessed October 28, 2003).

Hart, A., Jr., L. F. Tinker, D. J. Bowen, J. Satia-Abouta, and D. McLerran. 2004. Is religious orientation associated with fat and fruit/vegetable intake? *Journal of the American Dietetic Association* 104 (8) : 1292–96.

Hester, D. M. 2001. *Community as healing*. Lanham, MD : Rowman & Littlefield.

Keown, D. 2005. End of life : The Buddhist view. *Lancet* 366 : 952–55.

Kliewer, S. 2004. Allowing spirituality into the healing process. *The Journal of Family Practice* 53 (8) : 616–24.

LaPierre, L. L. 1994. The spirituality and religiosity of veterans. *Journal of Health Care Chaplaincy* 6 (1) : 73–82.

Levin, J. 2003. Spiritual determinants of health and healing : An epidemiologic perspective on salutogenic mechanisms. *Alternative Therapies* 9 (6) : 48–57.

Linnard-Palmer, L., and S. Kools. 2004. Parents' refusal of medical treatment based on religious and/or cultural beliefs: The law, ethical principles, and clinical implications. *Journal of Pediatric Nursing* 19 (5): 351–56.

Monroe, M. H., D. Bynum, B. Susi, N. Phifer, L. Schultz, M. Franco, C. D. MacLean, S. Cykert, and J. Garrett. 2003. Primary care physician preferences regarding spiritual behavior in medical practice. *Archives of Internal Medicine* 163: 2751–56.

O'Neill, D. P., and E. K. Kenny. 1998. Spirituality and chronic illness. *Image: Journal of Nursing Scholarship* 30 (3): 275–79.

Palmer, R., D. Katerndahl, and J. Morgan-Kidd. 2004. A randomized trial of the effects of remote intercessory prayer: Interactions with personal beliefs on problem-specific outcomes and functional status. *The Journal of Alternative and Complementary Medicine* 10 (3): 438–48.

Pellegrino, E. 1979. Anatomy of a clinical encounter.

Puchalski, C. M. 2001. Reconnecting the science and art of medicine. *Academic Medicine* 76 (12): 1224–25.

Rubin, S. B. 1998. *When doctors say no: The battleground of medical futility*. Bloomington: Indiana University Press.

Trier, K. K., and A. Shupe. 1991. Prayer, religiosity, and healing in the heartland, USA: A research note. *Review of Religious Research* 32 (4): 351–58.

Vatuk, S. 2006. Dying in Hindu India. *Facing death: Where culture, religion, and medicine meet*, ed. H. M. Spiro, M. G. McCrea Curnen, and L. P. Wandel. New Haven, CT: Yale University Press.

Webber, S. 2005. *The "unnecessary" organ: A history of female circumcision and clitoridectomy in the United States, 1865–1995*. University of Nebraska Medical Center.

Williamson, K. 2003. "Bethany's battle rages a year after her death." http://www.watchtowerinformationservice.org/bethany.htm (accessed October 29, 2003).

関連資料

Committee on Doctrine of the National Conference of Catholic Bishops. 2001. *Ethical and religious directives for Catholic health care services*. http://www.usccb.org/bishops/directives.shtml (accessed December 29, 2005).

Dorff, E. N. 1998. *Matters of life and death: A Jewish approach to modern medical ethics*. Philadelphia: Jewish Publication Society.

Engelhardt, H. T., Jr., and A. S. Iltis. 2005. End-of-life: The traditional Christian view. *Lancet* 366: 1045–49.

――. 2005. End-of-life: Jewish perspectives. *Lancet* 366: 862–65.

Firth, S. 2005. End-of-life: A Hindu view. *Lancet* 366: 682–86

Joseph, J. C. 2002. *A chaplain's companion*. Judith C. Joseph.

Mackler, A. L., ed. 2000. *Life and death responsibilities in Jewish biomedical ethics*. New York: The Jewish Theological Seminary of America.

Markwell, H. 2005. End-of-life: A Catholic view. *Lancet* 366: 1132-35.

McCormick, R. A. 1987. Health and medicine in the Catholic tradition. *Health/medicine and the faith traditions*, ed. M. E. Marty, and K. L. Vaux. New York: Crossroad.

Neuberger, J. 2004. *Caring for dying people of different faiths*. 3rd ed. Abingdon, UK: Radcliffe Medical Press.k

Sachedina, A. 2005. End-of-life: The Islamic view. *Lancet* 366: 774-79.

第8章

終末期における倫理コンサルテーション
医療行為の決定を導く理念，ルール，規範

リン・A・ジョンセン
（高島和哉訳）

キーポイント

1. 病院倫理委員会のメンバーたちが，臨床現場における終末期の倫理的諸問題に対処するべく召集される際にしばしば直面する問題を三つ述べなさい．
2. 伝統的に終末期医療に関して重視されてきた，自律，プライバシー，中立性という諸前提を補ったり強化したりするために病院倫理委員会が依拠しうる二つの理念を明らかにしなさい．
3. ルールと規範の違いについて説明しなさい．また，病院倫理委員会が終末期の困難な倫理的諸問題を解決するにあたって，一般的に依拠しうる二つのルールと一つの規範を明らかにしなさい．
4. 生化学的にもはや治療効果が見込めないという理由で医療処置を中止することは，利益と負担の評価にもとづいて医療処置を中止することとどう違うのか述べなさい．

　今日の臨床倫理において，終末期の医療行為の決定は，永続的な諸問題を突きつけている．医師による自殺幇助や自発的な安楽死のような行為については，臨床現場における死あるいは死へのプロセスの，もっとも物議をかもす諸側面が前面に押し出されている分，その是非が盛んに議論され続けているとはいえ，そのような行為が病院の倫理コンサルテーションにおいて議論される機会はめ

ったにない．臨床現場において，死や終末期をめぐる倫理的諸問題は，どのような医療行為が容認されるかに関する一般的な合意が存在する文脈の内部で生じるのだ．病院倫理委員会が協議を要請されるのは，主として，臨床医や家族が，通常利用可能な医療処置の選択肢の中から倫理的にもっとも適切なものを選択することを助けるためである．この章では，病院倫理委員会がそうした仕事を行ううえで回避すべきいくつかの落とし穴を明らかにする．また，死期を迎えた成人のケアに関する倫理的な意思決定をおこなううえで知っておくべき，いくつかの重要な倫理的ルールと倫理的規範について論じる．

1 伝統的な諸前提

　終末期の臨床倫理をめぐる今日の議論は，比較的最近なしとげられた医療テクノロジーの進歩に対する一つの応答である．1970年代の初め，医療倫理学者たちは，医療テクノロジーがますます患者たちを「自然な」死を死ぬことから遠ざけることに用いられつつあることを憂慮していた．そして，そうした懸念は，無制限に死をコントロールしようとするテクノロジーの本性ともいうべきものを抑制するための，倫理的に擁護可能な指針を設けようとする多くの著作を生んだ（Beauchamp and Perlin 1978; Veatch 1976; Callahan 1993）．

　今日の終末期倫理を理解するためには，我々はまず，そうした初期の幾多の試みに特徴的な，いくつかの鍵となる前提を検討することから始めなければならない．私はここで，そのような三つの前提を明らかにしたいと思う．後にみるように，それらの前提を無批判に受け入れることは，終末期に関する倫理的思考を歪めてしまう恐れがあるのだ．そのような第一の前提は，私が死のプライバシーと呼ぶものである．それによれば，患者は「自己流の仕方で死ぬ」自由を有するべきであり，死は各々の人格にとってプライベートな意味をもっている．第二の前提は，私が当事者の自律の重視と呼ぶものである．それによれば，死期を迎えた患者は，周囲に自らの希望を尊重させるような法的手段を行使する資格を有している（また，そうすることを推奨されるべきである）．第三の前提——私はそれを医学的判断の中立性と呼ぶのだが——によれば，終末期に医療処置をどこまでおこなうべきかに関する医学的判断は，そうした処置の医学的・技術的有効性に関する全般的な考慮にもとづいてなされるべきであり，医師個人が患者のQOLに関しておこなう判断にもとづいてなされるべきでは

ない (Jansen 2006)[1].

　これら三つの前提と，それらの基礎に横たわる諸々の考え方が，終末期の医療倫理に関する独特なアプローチの仕方を規定し，そうしたアプローチは過去25年以上にもわたって支配的なものであり続けてきた．今日，臨床倫理の仕事に携わっている人々や病院倫理委員会に従事している人々は，患者に事前指示をおこなうようすすめることが，道徳的観点からみて重要であることを強く認識している．また彼らは，終末期の医療行為を決定するうえで患者のさまざまな価値観に配慮することの重要性を理解しているし，倫理コンサルテーションの過程において，医師の観点だけでなく，その他多くの観点を考慮することの重要性を理解している．これらは歓迎すべき，重要な進歩ではある．だが他方で，上の諸前提を支える諸々の考え方が強調されるあまり，終末期の医療行為の決定を適切なものにするうえで重視されるべきその他の事柄が考慮されずにいることがあまりに多かった．

　それゆえ，上の諸前提はいまだ出発点にすぎないということを心に留めておくことが肝要である．それらは，他の考慮によって補完されないかぎり，今日の病院で終末期の患者をめぐって生じうる広範囲な倫理的諸問題に取り組む病院倫理委員会の助けにはならない．それが真実であるのは，しばしば伝統的な諸前提が，今日の病院で死ぬことがどういうことかという制度的な現実とうまく噛み合っていないことに起因している．たとえば，米国医学研究所の調べによれば，毎年の死亡者数の70％以上が老人である (Field and Cassell 1997). そうした年老いた人々の多くが，重度の痴呆症が原因で，あるいは重度の痴呆症を患いながら，入院中に亡くなっていく．また，終末期の患者たちはそれ以外にもさまざまな困難や障害を抱えている．たとえば，多くの患者がうつ状態や心理的孤立感や恐怖感に苛まれている．また，その程度や範囲はさまざまだが，判断能力を喪失している人々もいるし，経済的な苦労を抱えている人々もいる．こうした状況はすべて，死期を迎えた患者が自律的に意思決定を行うことを困難にするおそれがあるのだ．

　そして，当然のことながら，これらの状況は，今まで当事者の自律の重視という前提に依拠し続けてきた病院倫理委員会に対しても困難な事態を突きつけている．当事者の自律の重視という前提によれば，病院倫理委員会のメンバーは，終末期をめぐる困難な諸問題に取り組むにあたって，患者の望みや価値観や希望を——すなわち端的に言って，彼や彼女の意思を——考慮しなければな

らない．そして実際，自分自身の死に関する希望や不安や懸念を伝える能力をもつ患者たちについては，彼らがそうすることを奨励すべきであるし，そうすることを支援すべきである．しかしながら，病院倫理委員会が臨床医や患者やその家族を，倫理的に妥当な医療行為の決定へと導くよう要請されることがもっとも多いのは，まさに，死期を迎えた患者が自律的に意思決定をおこなえない状態にある場合なのである．さらに，死期を迎えた患者の多くが遺言状を作成しておらず，事前指示も与えていないという事実が，この仕事をよりいっそう困難にする．したがって，当事者の自律の重視という前提に過度に依拠する病院倫理委員会は，臨床医や患者やその家族が，終末期の医療をめぐる倫理的に理にかなった決定をおこなう手助けをするうえで，十分な備えを有していないのだ．

　同様の問題は，死のプライバシーという伝統的な前提をめぐっても生じている．臨床倫理の専門家たちは，適切にも，患者がもはや自らの医療行為の決定に参与する能力をもたない場合には，患者の家族や「最近親者」に対して，患者に関する重要な情報の提供を依頼するべく教育されている．患者の友人や近親者にそのような仕方で頼ることは，その人が医療代理人としての特別な指名を受けていない時でさえ，代理の意思決定につながる，患者の立場からの判断と患者の最善の利益に関する見通しを得るうえで必要とされる．しかし，今日の病院で亡くなる患者は，そのような役割を担う一定の支援体制に恵まれていない場合が多い．また，患者の家族がそこに居合わせる場合でさえ，彼らが愛する家族の終末期のケアプランの作成に参与することを困難にするような，心理的および文化的な要因が数多く存在する．そうした諸々の要因もまた，死をプライベートな事柄と考えることに慣れた人々にとって，すなわち，患者は家族と相談しながら，自らの尊厳ある死に方を選ぶべきであると考えることに慣れた人々にとって，困難な事態を突きつけているのだ．

　最後にもう一つの困難な事態について述べておかねばならない．時として臨床医自身が，患者の死や終末期にうまく向き合えない場合がある．患者は自らの死へのプロセスを統御できなければならないということが広く認識されているにもかかわらず，いまだ医療教育は「医療の専門家たちが，十分に，病気の最終段階を認識できるようにすること，彼ら自身の情緒的な反応を理解し統御できるようにすること，効果的なケアの戦略が立てられるようにすること，患者やその近親者たちと注意深くコミュニケーションがとれるようにすること」

に成功していない（Field and Cassell 1997）．実際，患者（あるいはその家族）が情緒的に問題のある状態ではなく，それゆえ終末期の医療行為の決定に参与する意欲をもっている場合でも，かえって臨床医の方にそうした備えがないという場合が多々ある．この問題を克服するうえで，医学的判断の中立性という前提に依拠することは無益だろう．

2　指導理念

　これらの困難に対処するために，我々は終末期の医療倫理を導いてきた伝統的な諸前提を補完する必要がある．伝統的な諸前提は，もし何らかのかたちで補完されなければ，人々を誤った方向に導くおそれがあるのだ．では，病院倫理委員会の推論を導くべき補完的な理念とはどのようなものであろうか．これまで二つの理念――人格の尊重と善行――が指導的原理として提案されてきた．これらの理念は，伝統的な諸前提に含まれる真理を表現しているのみならず，今日の病院で，死期を迎えた患者をケアする臨床医が直面しがちな一連の倫理的諸問題に取り組むうえで依拠することのできる理念である．

　人格の尊重という理念は，しばしば患者の自律を重んじる義務と結びついている．終末期の患者たちは，その他の患者たちと同様に，自分がどのような医療処置を受けたいかに関するさまざまな要望を抱いている．そうした要望を尊重することの重要性が，〔医療提供者たちに課せられた〕多くの消極的義務や積極的義務を根拠づけている[2]．患者が自らの希望や要望を自分の臨床医に伝える能力を有する場合，基本的にそうした希望は尊重されるべきである．そして，患者が判断能力を有しているならば，多くの場合，臨床医は彼らが患者に対して負っている消極的義務や積極的義務が何であるかを容易に知ることができる．だが，患者の自律を尊重することは，明らかに人格の尊重という理念の決定的要素であるとはいえ，この理念の意味するところをすべて汲み尽くしているわけではない（Velleman 2006）．臨床医は，どんな要望であれ，患者が自分の意思にもとづいて表明した要望に従ってさえいればよいというものではないということは，広く認識されている．たとえば，患者が決定能力を有しているからといって，足を切断してほしいという患者の要求に従う外科医は，不必要に間違った行為をおこなうことになる．また，すでに述べたように，今日の病院で亡くなる患者の多くは，医療処置に関して自らの意思にもとづく希望を表明し

うる状況にないのだ.

　これらのわかりやすい諸事例は,人格の尊重という理念が患者の自律を重んじること以上の事柄を要求するものであることを示している.つまり,この理念は,それぞれの人間を,尊厳を有する個人として重んじることも要求しているのだ.尊厳を有する個人という表現は,人は人であるがゆえに尊重に値するということを,すなわち,人は,彼の就いている特別な地位やたまたま有している身体的能力の如何にかかわらず,尊重されるべきであるということを意味している(Velleman 2006).この尊重は,カントの道徳理論では,人間が理性的な性質をもつという事実によって基礎づけられている(Kant 1964).この理性的な性質を尊重すべしという義務は,我々がある種の事柄を自分自身に対しておこなうことを禁じるとともに,他人に対しておこなうことも禁じているのだ.

　第二の指導的理念は善行という理念である.この理念は,臨床医たちに患者の幸福の促進を命じる.そうするために,彼らは患者のさまざまな利益を促進しなければならない.だが,どのような利益が促進されるべき利益なのだろうか.ここで患者のさまざまな利益を,二つの大きなカテゴリーに分類することが役に立つ.すなわち,患者の経験に関わる利益(現象的利益)と,経験に関わらない利益(非現象的利益)の2種類である[3].恐怖や苦痛,あるいはその他の身体的症状の緩和は,死を前にした患者にとって,もっとも差し迫った現象的利益であることが多い.しかし他方で,末期患者は非現象的利益も有している.

　非現象的利益は,患者の身体的安楽さの維持という点からはその特徴を適切に把握することができない.このため,それらは患者の現象的利益と衝突しうる(あるいは,一見衝突するかに見える).たとえば,ある末期患者は,苦痛を完全に制御してもらうよりも,苦痛に対して用心し続けるほうが大事だと考えるかもしれない.あるいは,自らの宗教的信念が,延命には役立つかもしれないが,病気からの回復はまったく望めず,また負担も大きい医療処置を拒否しないよう命じていると考える患者がいるかもしれない.

　人格の尊重という理念と同様,善行の理念もまた,その要求が倫理的葛藤の種となりうる.ある場合には,患者の種々の利益は促進されずにいるだろう.それは,臨床医が,それらの利益を促進することは上に述べた人格の尊重という理念と衝突する,あるいは,臨床医の信じる他の道徳的価値と衝突すると判

断する場合である．以下では，そのような倫理的葛藤についてより詳しく検討することにしよう．

3　媒介的な規範とルール

　我々がこれまで検討してきた二つの理念，すなわち，人格の尊重と善行は，臨床現場で直面する倫理的問題の性質を考える際，その指針として役に立つ．しかし，これらの理念は抽象的である．病院でこれらの理念を適用する場合，病院倫理委員会は媒介的なルールや規範に訴える必要がある．つまり，そうしたルールや規範は，上で考察した理論的な諸理念と，病院倫理委員会が対応を依頼されている具体的な諸問題の間の橋渡しをするのである．

　終末期の困難な倫理的ジレンマに取り組むうえで，病院倫理委員会が依拠しうるルールや規範が数多く存在する．もちろん，ここでそれらすべてについて論じることはできない．代わりに，私はもっとも重要な三つのルールに焦点を当て，それらの意味を明らかにするとともに，いかにしてそれらを現実の事例に適切に応用しうるかを示すつもりである．それらは以下の三つの規範・ルールである．

1. 熟議の規範
2. 二重結果のルール
3. 医学的無益性のルール

これらの規範とルールはいまだ論争の余地を残しており，時に臨床の現場で誤解されることもある．しかしながら，それらは注意深く定式化された場合，先にみた〔今日の病院の〕制度的な現実の下で，終末期に生じがちな倫理的諸問題を解決する際の指針を提供してくれるのだ．

　ルールと規範は明瞭に区別できるわけではない．私は以下ではこれらの言葉を次のような意味で用いる．すなわち，ルールは，許されている事柄や要求されている事柄を明示する．たとえば，真実を話すことに関するルールは，どのような場合に嘘をつくことが許されるか，そして，どのような場合に真実を話すことが要求されるかを明らかにする．それに対して，規範は，目指すべき目的やかなえるべき望みを明示する．たとえば，芸術的卓越の規範は，目指され

るべき目標を明らかにするが,その目標を達成するうえで何をすることが許されているか,何をすることが要求されているかといった細かな手順を提示することはない.とはいえ,時には,あるルールを適用しても,その含意が不明瞭で,せいぜい考慮される必要のある事柄が示唆されているにすぎないという場合もある.また,ある規範を追求しようとすれば,はっきりと定まった手順を踏むことが要求されるという場合もある.そうしたわけで,ルールと規範の間の区別は明瞭ではないのだ.

A. 熟議の規範

熟議の規範は,医療における共同的な意思決定に関わるものである.医療における共同的な意思決定とは,臨床医と患者の間でおこなわれる協同的なプロセスである (Emanuel and Emanuel 1992; Brock 1993).いまでは広く認識されているが,共同的な意思決定は医療現場で生じるさまざまな状況において重要である.だが,それが決定的に重要なものとなるのは,終末期の意思決定においてである (Emanuel 1995).そうした状況下で,医療行為の方向性に関して倫理的に適切な決定を下しうるかどうかは,医療チームがどれほど巧みに患者の価値観を聞き出し,それらを理解しうるかに相当程度かかっている.実際,種々の研究によれば,患者が終末期に受けるケアの質は,臨床医が患者と,予後について,あるいはケアの目的や事前指示について,また,どの時点で医療処置をやめるべきかについて,そして,家族のサポートに関する懸念について,どれほど積極的に話し合おうとするかに大きく左右されるのだ (SUPPORT Study 1995).

しかしながら,共同的な意思決定という理念は,臨床医と患者の間でいかなるやりとりがおこなわれるべきかに関して,特定の処方箋を提示するものではない.臨床医がとるべき適切な態度というものは,たとえば患者の気質や教育上のバックグラウンドといった多くの可変的な要素に左右されるだろう.だが,それにもかかわらず,共同的な意思決定が人格の尊重や善行という理念にどれほどかなったものとなるかは,かなりの程度まで,医療チームと患者およびその家族の間でなされる熟議のタイプや質に左右される.熟議の規範はこの点について指針を提供するのである.

この規範は以下のように規定される.

> 臨床医は,患者やその家族が,患者の信念や価値観を適切に反映した,合理的かつ十分な情報にもとづく医療行為の決定をおこなうことができるようにするうえで,積極的な役割を果たすべきである.

熟議の規範は特定の事柄をなすよう命じはしない.それは規範であってルールではない.しかし,それは医療現場において目指されるべきある種の卓越を指し示している.
　この規範によれば,共同的な意思決定における臨床医の役割は,単に患者に対して,とりうる医療上の選択肢を示すことにとどまらない.むしろ,臨床医は,医療行為の決定に患者のさまざまな価値観がどのように関わってくるかということについて,患者と家族に,合理的かつ十分な情報にもとづいて考えてもらうよう促すことに,より積極的に関与することを求められている (Jansen 2006; Berdes and Emanuel 2006).
　それゆえ熟議の規範は,医学的中立性の前提と対立する.死期を迎えた患者をケアする臨床医は,時に自らの役割を単なる情報提供者のそれと解釈したがる.すなわち,彼らは患者(あるいは家族)に利用可能な医学的選択肢を教えた後は,患者(あるいは家族)が彼ら自身でどの処置を行うべきか決定するのを待てばよい,というわけである.適切な情報を提供することはもちろん重要である.だが,もし臨床医が単に情報を提供するだけならば,彼もしくは彼女は,患者や家族が終末期に関する重大な決定を下すにあたって必要とする倫理的な指針を提供しそこなうことになるだろう.
　こうした点をよりよく理解するために,以下のケースについて考えてみよう.

ケース1
　Aさんは49歳の女性で,脳にまで転移した末期の乳癌を患っている.この4ヶ月の間に,Aさんの判断能力は次第に衰え,ついに自ら決定を下すことができなくなった.また,最近になって,Aさんは水分も栄養も十分摂取できない状態になった.彼女は遺言状を残していないし,医療代理人を指定してもいない.彼女の妹(ベス)は,彼女に代わって意思決定をおこなっている.だ

が，ベスは姉の容態の「急変」（と彼女には思われた）に困惑し，取り乱している．ベスは，姉に栄養を補給すべきだと考えているが，彼女に無用な苦しみを与えたくないとも考えている．主治医はベスに，彼女の姉に対してチューブを使った栄養補給を行うことが可能であると言った．だが，担当の外科医はこれに異議を唱えた．彼はベスに，彼女の姉が食事の摂取をやめた事実は，死へのプロセスの自然な一部であると言った．また，もし自分がこうした状況に置かれた場合，チューブによる栄養補給は望まないだろうとも言った．主治医はこれに腹を立てた．彼は，Aさんの場合，チューブによる栄養補給をおこなうことが「ベスの望み」であると考えている．こうして，倫理コンサルテーションに相談が寄せられることになった．

　ケース1は，医師，患者，家族の間で終末期の医療行為を決定しようとする際に直面するいくつかの一般的な諸問題を例証している．第一に，終末期の医療行為の決定は，患者とその家族を，今まで味わったことのない一連の経験に巻き込む．こうした状況下で患者やその家族は，現実を拒否したい気持ちや恐怖感に襲われ，彼らの入手しうる情報を詳しく検討することが困難ないしは不可能になるかもしれない．たとえばケース1では，ベスの抱える不安が，彼女に代理の意思決定者にふさわしい仕方で推論をおこなうことを妨げている．第二に，終末期の患者はあらかじめ自身の価値観をはっきり示していない場合が多いため，彼らの要望を汲んで特定の医療処置の実施を決めようとする際に間違いが生じるおそれがある．ケース1の場合，Aさんは事前指示を残していないのだ．

　第三に，末期患者はしばしば十分な判断能力を欠いている．その結果，代理人や，医療代理人が意思決定のプロセスに参加することになる．患者の人格をきちんと尊重するためには，代理の意思決定者は，特定の観点から——すなわち，患者の立場に身を置いた観点か，それが推測しがたい場合には，患者の最善の利益を目指す観点から——推論をおこなわなければならない．そのような観点を理解し，採用するためには，医師や医療チームからサポートを得ることが必要となる場合が多い．ケース1では，この点に関して医師がベスに導きの手を差しのべることができなかったがために，倫理コンサルテーションに相談が寄せられたのである．外科医について言えば，彼は医学的中立性の立場をとりながら，単にベスに対して，あなたこそがチューブによる栄養補給の実施に

関する決定に責任を負っていると教えた．この時，ベスからより慎重な返答があったなら，外科医はベスとともに，Aさんはこれまで死ぬこと一般に関して，また，特にチューブによる栄養補給に関して何らかの見解を表明したことがなかったかどうかを判断するための対話を始めるべく促されたであろう．また，その過程で，彼は彼女に対して，患者の立場に身を置いた観点というものについて，また，代理の意思決定をおこなうにあたってのその重要性について説明するべく促されたであろう．かりに，この対話を通じて，Aさんはこれまでそうした問題に関する彼女の価値観を表明したことがなかったということがはっきりしたとしよう．その場合には，医師は，チューブによる栄養補給は実際のところ，現時点におけるAさんの医学的利益と非医学的利益をもっとも促進するのかどうかを検討する方向にベスを導くべきである[4]．

　ケース1が示すように，倫理コンサルテーションに相談が寄せられるのは，多くの場合，単に臨床医が，患者の立場に身を置いた観点や，患者の最善の利益を目指す観点をいかに適用すべきかについて，また，それらの観点が適切な医療処置のありようにどのように関係してくるかについて，家族とともにじっくり考えることができなかったことに起因する．ある研究によれば，概して臨床医たちは，終末期の共同的な意思決定にたずさわることに困難を感じている．その理由の一つは，臨床医たちがその医学教育の過程で，死や終末期を目の当たりにする機会をもたないことに関係するかもしれない．だが，それとは別の，さらに込み入った理由は，臨床医たちが，患者や家族が合理的かつ達成可能な終末期の目標を設定する手助けをするために，熟議の規範をどのように用いたらよいのかを理解していないということにあるのかもしれない．

　病院倫理委員会は，臨床医やその患者が熟議の規範を理解するのを手助けする重要な役割を担っている．そのためにも病院倫理委員会は，終末期における共同的な意思決定がうまくいかない場合の諸理由を把握しておく必要がある．また彼らは，臨床医たちが単に患者や家族に情報を提供するだけのアプローチから，彼らとの話し合いをより重視するアプローチに移行するのを手助けすることに習熟している必要がある．熟議の規範は，臨床医と患者とその家族に対して，患者の重視する諸価値やそれらの諸価値の間の優先順位が，実施できる個々の医療処置とどのような関わりをもつかについて話し合いを始めるよう命じるのである．そのような話し合いは，それをもとに，臨床医と患者と家族が，いかなる処置なら実施できるかについて，また，最終的に実施されるべき処置

について合理的な判断を下せるようなものとならなければならない．また，そうした話し合いは，すべての当事者に対して，彼らが処置の内容や，それらの処置が死のプロセスを回避するうえで果たす役割に関して抱いているかもしれない誤った信念を明らかにし，訂正させうるような，組織的な機会を提供するものでなければならない．たとえば，時として瀕死の患者の家族は，心肺蘇生法を実施すれば死を未然に防ぐことができると誤って信じている場合がある．家族と医療チームがじっくりと話し合うことによって，そのような誤った信念の存在が明らかになり，これを訂正することができるのだ．

　熟議の規範は，前節で述べた二つの理念の促進に役立つ．それは，医療チームや代理の意思決定者が，終末期の患者の自律的な意思をよりいっそう慮ることを可能にすることによって，患者の人格を尊重する．また，終末期の患者が不必要かつ望んでもいない医療処置を受けなくてもすむようにすることによって，善行を促進する．実際，患者の死期が近づくにつれて，患者，臨床医，家族が直面することになる諸問題の複雑さを考慮すれば，熟議の規範こそ，終末期の倫理コンサルテーションが指針とすべき，根本的な倫理的規範であると主張する強力な理由が存在するのである．

B.　二重結果のルール

　熟議の規範は，根本的な規範であるとはいえ，抽象的に過ぎる．特に，熟議の規範は，共同的な意思決定の過程で表明される患者や家族の意思に，臨床医がどこまで従うべきかに関して，その限度を直接明らかにすることはない．だが，その限度は重要である．というのも，終末期をめぐって生じる多くの倫理的諸問題がこの限度に関するものだからである．それゆえ，倫理的に信頼のおける意思決定ができるかどうかは，適切な倫理的ルールが適用されるかどうかにもかかっている．

　そうしたルールのうち，終末期医療に関してとりわけ重要なのが，二重結果のルールである．このルールは，これからみていくように，末期患者の痛みや苦しみに対して適切な処置をとるうえできわめて重要である．二重結果のルールによれば[5]，

善い結果と悪い結果の，二つの予見可能な結果を有する医療処置のような行為

> は，次の二つの条件を満たしている場合に，道徳的に許容される．すなわち，(1)その行為が，善い結果のみをもたらす意図でなされること，また，(2)その行為が，〔善い結果と悪い結果の，各々が生じるであろう〕比率に関する根拠にもとづいてなされること．

二重結果のルールは重要だが，誤解されやすく，臨床医たちもそれをどのように適用すべきかについて自信のもてない場合が多い．

　上の定式が明らかにしているように，二重結果のルールは二つの条項から成り立っている．第一の条項は，処置の意図された結果と，単に予見されただけの結果の区別にもとづいている．医療倫理の世界では，この区別の性質と道徳的意義をめぐって大きな論争が繰り広げられてきた（Quill et al. 1997a）．とはいえ，意図された結果と予見された結果の区別を理解することは，末期患者に対する適切な処置を考えるうえで決定的に重要である．第二の条項は，比率の考慮という条件をうたうものである．この条項は広く受け入れられている．二重結果のルールの第一の条項を批判する人々でさえ，悪い結果を伴う医療処置は，比率に関する根拠にもとづいてのみなされるべきであるという考え方を受け入れている（Quill et al. 1997a; Jansen and Sulmasy 2002）．

　これら二つの条項の意味するところは，末期患者の痛みや苦しみに臨床医はどのように対処するべきかという悩ましい問題を考察することによって，明らかにすることができる．ほとんどの国の法律は，臨床医がその患者を意図的に死に至らしめることを禁じている．また，たとえそうすることが法律的に許されているにせよ，多くの臨床医は，患者を意図的に死に至らしめたり，死への手助けをすることが悪いことだと信じている．そうした現実のゆえに，終末期には苦痛に対する治療を控え目にするという対応が広範に見受けられるのである．以下のケースが示すように，多くの臨床医は，患者の痛みや苦しみを抑制するのに十分な量の投薬をおこないたがらないが，それは，彼らが法的な制裁を恐れるため，あるいは，そうすることによって患者の死に積極的に関与することになるかもしれないと考えるためなのだ（Quill and Meier 2006; Lo and Rubenfeld 2005）．

ケース 2
　Bさんは，末期段階の骨肉腫を患う30歳の男性である．ここ数年間，外科手術や放射線療法や化学療法をおこないながら病気と闘ってきたが，もはや治療が不可能となっている．彼は苦痛を緩和させるために，専門医に頼んで，次第に多くのモルヒネを処方してもらうようになっていった．しかし，いまや彼は，そうした長期にわたる多量のオピオイド使用の副作用として，きわめて重度の間代性筋痙攣を発症するに至っている．現在，彼はベッドに寝たきりで，呼吸困難の状態が続いており，その死期は近づいている．筋弛緩剤やベンゾジアゼピンを通常量投与しても間代性筋痙攣を抑えることはできない．また，抗原性補強剤の投与による苦痛の緩和治療をおこなっているにもかかわらず，苦痛はますますひどくなるばかりで，苦痛を抑えるためにはオピオイドの量を増やさざるをえず，それによって間代性筋痙攣の症状がますますひどくなりつつある．彼はすっかり消耗しているが，痛みには敏感である．臨床医は，ベンゾジアゼピンの投与量を増やせば間代性筋痙攣の症状を抑えることができるということを知っているが，同時に，この目的を達成するのに必要とされる投与量は昏睡状態の到来を早め，死の到来さえも早めるおそれがあることを知っている．臨床医は，医師が自殺や安楽死に手を貸すことはけっして許されないという信念を抱いているので，このケースにおいて，その場しのぎの痛みの鎮静処置を行うことは倫理的に正当化されるか否かを，倫理コンサルタントに相談することにした[6]．

　ケース 2 のように，末期患者に対して苦痛を緩和するための投薬をおこなう場合，臨床医はしばしば，自分が積極的に患者の死に関与してしまうことになりはしないかと心配する．
　二重結果のルールの二つの条項は，このような問題について臨床医がより明晰に考えることをどのように手助けするのだろうか．このルールの第一の条項によれば，患者の苦痛の抑制——それは明らかに「善い」結果である——が意図されている場合，致死のおそれすらある多量の薬を投与することができる．その結果としての患者の死——それは，このような場合における典型的な「悪い」結果である——は，その医療処置の，予見された，しかし意図せざる結果とみなしうるのである．

二重結果のルールの批判者たちは，時として，予見された結果と意図された結果がはっきり区別されうるということに疑問を呈する．臨床医たちは，結局のところ，患者の苦痛を抑えることと，患者の死を早めることの両方を意図するかもしれないのだ（Lo and Rubenfeld 2005）．また，臨床医たち自身，自らの行う処置が正確にはいかなる結果を意図したものなのかはっきりと意識していない場合もあるだろう．ここでこうした懸念に対して十分な応答を行うことはできない．だが，いくつかの注意点を指摘しておくべきだろう．まず，大多数の臨床医が，苦痛の緩和のために投薬を行うことは倫理的に適切なことである一方，意図的に患者の死を早めることは倫理的に不適切なことであると信じている．それは，ケース2の臨床医の場合もそうであった．このような信念をもつ臨床医たちにとって，医療処置の意図された結果と，単に予見された結果を区別することは決定的に重要である．この点の重要性は，患者を意図的に死に至らしめることに異議を唱えない臨床医たちがいるかもしれないという事実によって減じられはしない[7]．第二に，臨床医たちが彼ら自身の意図についてはっきりと意識していない場合については，彼らにはそれを明確にする義務があると主張してよいだろう．すでにみたように，臨床医たちは自分の患者が死ぬという現実に直面することに困難を覚える場合が多いし，しばしば医学教育は，彼らが末期患者の死の徴候にきちんと対処できるよう訓練することに失敗している．患者が適切なかたちで死ねるよう手助けできていないという挫折感や，自分が職業人として不適格ではないかという思いが，臨床医たちの医療行為上の意図をますます曖昧なものにすることもあるだろう．こうしたすべての要因が，二重結果のルールで問題となる臨床医の意図の曖昧さをもたらしている．それゆえ，病院倫理委員会は，終末期の医療処置に関して，臨床医たちがその意図する帰結を単に予見される帰結から区別する手助けをする役割を担っているのである．

　もちろん，善き意図があるからといって，それだけで善き医療行為たりうるわけではない．医療処置はまた，比率の考慮にもとづいてなされる必要がある．それが意味するのは，医療処置は，患者の状況に照らして適切なものでなければならないということであり，処置によってもたらされる善い結果が，予見される悪い結果を患者にもたらすことを正当化しうるにたるものでなければならないということである．こうして我々は二重結果のルールの第二の条項に導かれる．この条項は，第一の条項よりは異論の余地がないとはいえ，やはり誤解

にさらされているし,とりわけそれが終末期の医療行為の決定に適用されるに際してそうである.末期疾患の痛みや苦しみに対処するにあたって,医療処置の比率に関する根拠ということが言われる場合,それは厳密にはいかなることを意味するのだろうか.

　これは幅広く認知されていることだが,末期患者の痛みや苦しみを和らげる必要性は,リスクの高い処置を正当化するにたる理由となる (Hallenbeck 2000 ; Quill and Byock 2000 ; Quill and Brody 1996). 概して,患者の痛みや苦しみが激しいものであればあるほど,それを抑制するためのリスクの高い処置は正当化されやすくなる.しかし,この文脈において,比率というものを考慮することは,単に患者の痛みや苦しみの激しさを調べてすむ問題ではない.それは痛みや苦しみの根本的な原因を調べることも要求するのだ.ここに,臨床医たちが注意して回避しなければならない落とし穴がある.終末期の患者を相手にする場合,臨床医は時として,ある特定の患者が味わっているさまざまな種類の苦痛を一緒くたにし,それらをすべて同一の仕方で取り扱おうとすることがある (Quill et al. 1997a). だが,そうすることは二重結果のルールの比率の条項に抵触する (Jansen and Sulmasy 2002 ; Lo and Rubenfeld 2005). この点を確認するために,肉体的な痛みと実存的な苦しみの違いについて考えてみよう.多量の麻酔薬を投与することは,ケース2の患者が味わっている間代性筋痙攣のような,抑えがたい肉体的苦痛への対応としては適切であろうが,実存的な苦しみへの対応としては不適切である.たとえば,憂鬱や絶望に苦しむ末期患者が,催眠鎮静薬によって昏睡状態にさせられても,それが彼らを救うことにはならないだろう.この点は,末期疾患ではない患者の場合にはまったく明白である.たとえば,臨床医たちは足を失うことに伴う絶望感を,足を失う際に生じる肉体的な苦痛とたやすく区別するだろう.また,有能な臨床医であれば,後者の苦痛を癒す処置をもって,前者の苦しみに対処するということはないであろう.だが,終末期については,臨床医たちはこの基本的な観点を見失ってしまうことがある.彼らは末期患者を,回復ということにまったく利害をもたない患者とみなしてしまう傾向にあるのだ (Jansen and Sulmasy 2002). もちろん末期患者が肉体的な健康を回復することはできないのだが,だからといって,彼らの非現象的利益(心理的,経験的,および精神的な利益)もまた回復不能であるということにはならない.そうした諸利益を適切に扱えない場合,それは患者の人格に対して十分な敬意を示していないことになる.

二重結果のルールの比率の条項は，臨床医たちがこの落とし穴に陥ることを防いでくれる．それは適切に理解され適用されるならば，臨床医たちに，まずはさまざまな種類の痛みや苦しみを区別することを命じ，そのうえで，いま患者に生じている種類の痛みや苦しみに見合った処置を処方することを命じるのだ．末期患者は，残された時間が少ないとはいえ，すべての理性的主体に払われるべき尊敬の念を，彼らもまた当然に要求しうる人格であり続けている．それゆえ，二重結果のルールは，臨床医たちに善行の理念だけでなく，人格の尊重という理念もまた重視させることになるのだ．

　二重結果のルールは，終末期に生じる倫理的ジレンマのすべてを解決しうるわけではない．だがそれは，末期患者の痛みや苦しみの処置に関わる多種多様なケースについて考えるうえでの指針を提供してくれる．そうした種々のケースにおいて，臨床医たちはしばしば，善い結果と悪い結果の双方を伴う処置をとることを要求される．また時として，患者を死に至らしめるおそれのある苦痛緩和薬の投与のような，リスクの高い処置をとることが，患者の痛みや苦しみに見合った適切な対応であるかどうかを判断することを要求されるのである．

C. 医学的無益性のルール

　二重結果のルールとは違って，医学的無益性をどう定義するかについては，いまのところ医療界において一定の合意が確立していない．それにもかかわらず，末期患者をケアする臨床医や家族は，時に自分たちが，いわゆる医学的無益性のルールにもとづいて，医療処置の制限や中止を正当化しようとしていることに気づく．医学的無益性のルールによれば，

> ある医療処置は，それが所定の生化学的な目的を達成する見込みがない場合，あるいは，死の直前まで非常に短い間隔で繰り返し，患者にその処置を受けさせる必要が生じる場合には，おこなわれるべきではない．

　終末期には，医学的無益性のルールが多くの場面にかかわってくる．たとえば，末期患者に判断能力がなく，事前指示もなく，代理の意思決定者もいないという場合が往々にしてある．このような場合，臨床医は，いつ医療処置を中

止するのが適切であるかということを思い悩むかもしれない．また，末期患者やその代理の意志決定者が，ある処置をおこなうこと，もしくは継続することを要求しているにもかかわらず，臨床医はその処置をとることがもはや医学的に適切ではないと考えているような状況も存在するだろう．こうした文脈において，しばしば臨床医たちは，彼らの決定を正当化するために医学的無益性のルールに訴えるのである．だが，もちろん，処置を中止する決定のすべてがこのルールによって正当化されるわけではない．それゆえ難しいのは，ある医療処置を無益なものとする基準は何であるのかを理解することである．

患者の家族と臨床医は，しばしば，ある処置が医学的に無益であるとはどういうことを意味するのかをめぐって意見を異にする (Shneiderman et al. 1990)．こうした意見の対立は，それが患者の終末期に生じるものである場合，とりわけ解消するのが難しい．医療現場で意思決定を導くのに適した仕方で無益性を定義しないかぎり，無益性の判断は恣意的かつ無目的なものと映ずる恐れがあるだろう．

病院の経営者や倫理委員会は時として，そうした問題への実践的な対処策として，医学的無益性に関する制度的指針の明文化をおこなう[8]．そのような無益性に関する指針は，医療現場における意思決定をより適正なものにする重要な役割を果たす．なぜなら，それによって，患者のケアにたずさわる人々は，無益性について判断をおこなう際に，その判断を，無益性という概念に関する各人の独自な考え方によってではなく，一定の公的に擁護可能な基準によって基礎づけることを要求されるからである．もちろん，無益性に関する指針さえあれば，無益性に関するすべての意見の対立が解消されるというわけではないものの，それはすべての当事者を目の前の問題に集中させるための枠組みを提供するのである．無益性に関する指針は，慎重に明文化されるならば，臨床医と家族が，我々がこれまで論じてきた二つの理念——人格の尊重と善行——を重んじる手助けをするのである．

医学的無益性をどう定義するかについては意見の不一致がみられるとはいえ[9]，上述のような指針によって，それを明快かつ比較的限定されたかたちで定義すべき強い理由が存在する．以下の定義（それは上述の医学的無益性のルールの定式のうちに含まれているものである）について考えてみよう．

> 医学的無益性とは，患者の現在の医学的状況を踏まえた場合，医学的に見て相当の確実さで，提案された処置（あるいは複数の処置）が，所定の生化学的な目的を達成する見込みがないであろうという医学的判断，あるいは，そうした処置によって，死の直前まで非常に短い間隔で繰り返し，患者にその処置を受けさせる必要が生じるであろうという医学的判断のことである[10]．

この定義は，臨床医と家族に対して，提案された医療処置を，所定の生化学的な目的をどの程度効果的に達成するかという観点から評価するよう指示している．そして，その処置がどのくらいのコストを要するかといった，外在的な考慮を度外視するよう指示している．

また，この定義は，臨床医に対して，患者の医療面における全般的な状況に関してではなく，むしろ特定の処置に関して，無益性というものを考えるよう指示している．たとえば，ある臨床医は，上記の定義を適用することによって，ある特定の患者に心肺蘇生法を施すことは無益であると，正しく判断するかもしれない．しかしながら，もし彼女がその患者の状況を無益なものと説明するならば，それは正しくないだろう．この区別は重要だが，しばしば見過ごされている．この区別は，それが適切に守られる場合，医療チームがある特定の処置を無益とみなして中止する一方で，なおも，その患者が他の医療ケアを受け続けることは適切であると判断することを可能にするのである．適切に理解される場合，医学的無益性の判断を下すことによって，医療チームには，緩和ケア等により患者の幸福を促進する積極的な義務がなくなるということはないのである．

> **ケース3**
> Cさんは，自宅で心肺停止状態に陥った結果，無酸素症による脳の損傷を蒙った74歳の男性である．6ヶ月前に入院して以来，昏睡状態が続いている．彼の病状は次第に悪化してきている．現在は腎不全を患っており，人工透析を受けている．また，人工呼吸器も使っている．Cさんは遺言を残していない．また，家族も代理の意思決定者もいない．医療チームは医療処置を一定の範囲に制限することを検討し始めたところである．彼らは人工呼吸器や人工透析を

中止してもよいのだろうか．彼らがDNR指示を書くこと，それによって，もし患者が再び心肺停止状態に陥った時に，心肺蘇生法を施さないでおくことは許されるのだろうか．かくして倫理コンサルテーションに相談がもち込まれた．

　我々がすでに提示した医学的無益性のルールによれば，ケース3において，医学的無益性を根拠に人工呼吸器や人工透析を中止することは許されない．そう判断する理由は，これらの処置がいずれも（少なくともこのケースにおいては），その生化学的な目的を効果的に達成しているということにある[11]．だが，DNR指示についてはそうではない．アメリカ医師会の倫理・司法問題審議会（CEJA）によって報告された研究によれば，「心肺蘇生法がもたらす結果は，心肺機能が停止する以前における，その患者の基底的な病気の性質と重さにかかっている」（CEJA 1991）．そうした理由から，アメリカ医師会は，治療を担当する医師が心肺蘇生法の実施を無益と判断する場合には，それを行うべきではないと主張してきたのである（CEJA 1991）[12]．ケース3の場合，患者の病状の重さ，および以前にも心不全を起こしていることを踏まえれば，心肺蘇生法はその生化学的な目的を達成しないであろうと結論することは不合理なことではない．それゆえ，Cさんに心肺蘇生法を施さないという決定は，医学的無益性を根拠に合理的に正当化されるであろう[13]．

　すでに述べたように，病院における医学的無益性に関する指針は，医学的無益性を明快かつ比較的限定的な言葉で定義すべきである．ある特定の医療処置が無益であるという判断は医学的判断であり，患者のヘルスケアに関する代理人や家族ではなく，まさに臨床医こそがそれをおこなううえで必要な専門技能を有する判断である．無益性の判断は，最終的に，医師によって下される，ある特定の医療処置がその生化学的な目的を達成しないであろうという評価に依拠したものとなるが，病院倫理委員会は，医師が家族に通知しないまま無益性の決定を実行に移すことを許容するような制度的指針を作成すること（ないしは支持すること）を避けるべきである．ケース3においては，通知すべき家族がいなかった．しかし，家族がいる場合には，医師が彼らに対して，医学的無益性の判断が下されたことを通知すべき道徳的な理由，および慎慮にもとづく理由が存在する．すなわち，医師は，終末期の患者の世話をしている家族の意向を尊重するために，彼らに対して，すべての主要な医療上の決定を知らせる

必要がある．また，もしも臨床医が利害関係のある当事者全員に通知しないまま無益性の判断をおこなった場合，医療チームと家族の間に無用な対立が生じる恐れもある．医療チームは無益な医療処置をおこなう義務をもたないということを，すべての関係当事者に知っておいてもらうために，臨床医と家族はこれらの問題について早い時期から話し合っておくことを奨励されるべきである．

　医学的無益性のルールは，医療処置の実施を差し控えること，あるいは中止することに関して，一つの重要な正当化根拠を与える．無益性に関して，ひとたびしかるべく正確な定義がなされた後には，このルールの個別のケースへの適用は，医学的・技術的効果に関する全般的考慮にもとづくものとなり，その結果，患者のQOLに関する評価を回避することができるようになる．こうして，医学的無益性のルールは，セクションAで論じた医学的判断の中立性という考え方とも折り合いがつく．

　しかしながら，ある医療処置を差し控える，あるいは取り止めるという判断が医学的無益性のルールにもとづく判断でない場合には，事態はより議論の余地のあるものとなる．すでにみたように，ケース3において，人工呼吸器の使用の取り止めは，医学的無益性のルールによっては正当化されえないが，それにもかかわらず，そうすることが他の根拠によって正当化されることはありうる．たとえば，それはその処置に伴う負担がその利益を上回るという根拠によって正当化されるかもしれない．それゆえ，利益と負担の評価を，医学的無益性の評価と混同しないことがきわめて重要である．利益と負担の評価は，QOLに関する判断に依拠するのであり，そうした判断を可能にする特別な専門技能を臨床医は有していない．ある処置を中止するという判断が，利益と負担の評価にもとづくものである場合，臨床医は，患者の希望や最善の利益について，ヘルスケアに関する代理の意思決定者や家族たちの判断を仰ぎつつ，彼らとよく話し合い，時として彼らの判断に従うことが適切である．だが，同じことは，医学的無益性が明快かつ比較的限定的な言葉で定義されている場合，それに関する判断についてはあてはまらない．

4　いくつかのさらに込み入った諸問題：医療処置を差し控えることと，取り止めること

　利益と負担の評価は，生命維持のための医療処置を差し控えること，あるい

は取り止めることに関して，〔医学的無益性のルールとは〕別の正当化根拠を与えうる．それにもかかわらず，臨床医は，無益ではない処置を取り止めることによって，倫理的に許されざる殺人という行為を犯すことになるのではないかと懸念するかもしれない．この懸念は十分根拠のあるものなのだろうか．

A. 殺すことと死なせること

　生命維持のための処置を取り止めることは，患者を殺す意図なしになされうる．すでにみたように，二重結果のルールは，患者の死を意図しないものの，その可能性を知りつつ患者の死を引き起こすということがいかにして起こりうるかを示している．しかしながら，一方における殺すことと，他方における死なせることを，道徳的に区別しうるのか否かについて，二重結果のルールは何も告げていない．終末期の医療ケアという文脈においては，実際のところ，患者を殺すことと，単に彼女を死なせることの間には，重要な道徳的差異が存在すると考えられるかもしれない．さらには，無益でない医療処置を取り止めることはこの線引きにおける一方の側にあてはまり，無益でない医療処置を差し控えることはもう一方の側にあてはまると考えられるかもしれない．

　これらの論点は複雑な諸問題を提起している．そこで，我々はまず，他の諸事情がひとしい場合，ある医療処置を取り止める行為と，それを差し控える行為は道徳的に等価であると想定することから始めよう（CEJA 1998–1999; Beauchamp and Childress 1994）．その後，我々は，この想定が擁護可能なものかどうかを論じることになるだろう．

　無益でない医療処置は，さまざまな理由から，それを差し控えること，あるいは取り止めることが可能である．第一に，判断能力をもつ患者には，たとえそれが効果的なものであるにせよ，自らの望まない医療処置を拒否する権利がある．第二に，患者の代理の意思決定者は，彼ないしは彼女が，患者の希望や価値観に反する，あるいは患者にとって最善の利益にならないと判断する医療処置を拒むことができる．この後者の判断を行うには，提案された処置が患者のQOLに与えるであろう影響に関する，全般的・包括的な評価が必要になるであろう．第三に，ある種の状況において，医師は，ある医療処置が患者に対して利益と負担の好ましからぬ不均衡を課すことになると判断する場合，その処置を拒むことができる．患者が判断能力を欠いており，また，ヘルスケアに関する代理人が法律にもとづいて任命されていない，あるいは家族も存在しな

いという場合が，そうした状況の主たるものである．そして，上述のケース3の場合が，そうした状況であった．この場合，医師は，人工透析や人工呼吸器の装着といった処置が，その利益とは不つり合いに大きな負担を患者に課すということ，それゆえ，患者の最善の利益に反しているということを条件に，それらの処置を中止することが許される．それらの処置の中止は，医学的無益性のルールではなく，医療実践の指針たるべき善行の理念に訴えることによって正当化されるのである．

とはいえ，ケース3が示すように，医師はある医療処置を差し控えることよりも，中止することの方により抵抗を覚えるかもしれない．心肺蘇生法の実施を拒否することは，単にCさんが死ぬに任せることであるのに対し，人工呼吸の中止は彼を殺すことであると考えるかもしれないのだ．しかし，そのような考え方は正しいのだろうか．人工呼吸の取り止めを一種の殺人行為として特徴づけることは正しいのだろうか．ケース3における人工呼吸器の取り外しのように，生命補助装置の使用を中止する諸行為は，殺人行為としてよりも，むしろ患者を死ぬに任せる行為として特徴づけることが妥当と思われる．この点を確認するために，我々は死の潜在的原因を，そうした原因と闘うべく遂行される防御的な努力から区別しなければならない．もし，これらの防御的な努力が効果をもたない，あるいは過度に大きな負担を伴うものであると判断される場合，それらは取り止めることができる．そして，それらを取り止めた結果，患者は当初から存在する死の根本的原因によって死ぬことになるのである．以上のことは，生命補助装置の使用を取り止める行為も積極的な処置であると表現することが正しいにせよ，真実であろう．

もちろん，その処置を取り止めるのが誰かということは重要である．生命補助装置の使用の取り止めが殺人ではなく，患者を死ぬに任せる行為となるためには，その装置の使用を取り止める当事者は，それを提供したのと同じ当事者でなければならない．たとえば，ケース3において，ある第三者が人工呼吸器を取り外したとすれば，それは明らかに殺人行為となるであろう．だが，病院という場においては，生命補助装置を提供する当事者とは，それを提供したり取り外したりする資格をもつ医療チームのすべてのメンバーを含むものとみなされうる（Kamm 1996）．

以上の分析が示唆しているのは，医療処置を取り止めることも差し控えることも，患者を死ぬに任せる行為たりうるということである．この事実を知るこ

とは，臨床医と家族にとって，医療処置を積極的に中止することにまつわる不安を克服する助けとなる．ある特定の医療処置に伴う負担がそれに伴う利益を上回る場合，その処置を取り止めるという決断は，患者を殺すという決断ではなく，むしろ患者を死ぬに任せるという決断なのである[14]．

B. 意見の対立への対応

我々がこれまで焦点を当ててきたのは，代理の意思決定者がいないか，医療チームと代理の意思決定者の間に意見の一致がみられるようなケースであった．だが不幸にして，臨床医と代理人は，真摯に話し合いをおこなった後でさえ，また，倫理コンサルテーションに相談をおこなった後でさえ，必ずしも意見の一致に至るわけではない．意見の不一致が解消されない場合，我々は次のような疑問を抱くかもしれない．すなわち，医師はつねに，利益と負担の評価に関する，代理の意思決定者の判断に従う必要があるのだろうか，という疑問である．

提案された処置をすべての点について考慮した場合に，それが患者にとって有益なものかどうかをめぐって，医師と代理人が意見を異にする時，一般的には，医師は代理人の希望を尊重すべきである．ある医療処置がその利益に対して不つり合いに大きな負担を伴うという判断は，ほとんどの場合，医学的無益性の判断に比べて，かなり異論の余地のあるものである．そうした問題については，意見の不一致が生じるのももっともな場合が多い．しかしながら，もしも代理人が，分別のある医師なら誰でも[15]患者の最善の利益にならないと判断するであろう処置の実施を主張する場合には，医師はその処置を行う必要がない（CEJA 1998–1999）．もちろん，難しいのは，どんな場合に代理人の要求が常軌を逸しているといえるかの判断であるが．

困難な事態は次のような場合に生じる．すなわち，要求されている処置は医学的に無益ではないものの，それが患者にもたらすであろう利益が，それに伴うであろう負担を上回ると判断すべき合理的根拠がないと医師が考える場合である．周知のように，ヘルガ・ワングリのケースにおいて生じたのが，そうした状況であった（Beauchamp and Childress 1994）．ワングリは重度の無酸素性脳症を患い，もうずっと植物状態のままであった．彼女の医師と彼女の代理の意思決定者は，彼女の人工呼吸器のスイッチを切るべきか否かをめぐって意見を異にしていた．厳密に言えば，人工呼吸器はその生化学的な目的を達成し

ており，それゆえ，その処置は無益ではなかった．それにもかかわらず，その処置を続けることは不適切であると医師は考えていたのだ．病院倫理委員会は，彼の意見に賛成した．

ワングリのようなケースにおいて，処置をおこなってほしいという代理人の要求を医師が拒否することは道徳的に正当化されるだろう．そうした拒否は，医師が負う患者への善行の義務が，代理人の意思決定の権威を尊重する義務に優先するという原理にもとづくものでなければならない．このケースの場合，医師は，人工呼吸装置が「(ワングリの) 肺の機能を回復させず，彼女の苦痛を緩和することもないという点で，また，人工呼吸装置の助けで維持されている生命の恩恵を彼女に感受させることもできないという点で」，有益な処置ではないと主張した (Beauchamp and Childress 1994)．そして，これは明白なことだが，ある処置がまったく利益をもたらしそうにない場合，利益が負担を上回るという評価はありえないのだ．とはいえ，ワングリのようなケースは例外的なケースであり，通例ではない．というのも，すでに述べたように，医師は患者のQOLを判断するにあたって，特別な専門技能を有しているわけではないからである．代理人が誠実にその役割を果たそうとしていると想定される場合，医師は，提案された処置の利益と負担に関する代理人の評価を拒否することについては，きわめて慎重であるべきである．

医師と代理の意思決定者の間の意見の対立は，それが可能である場合，病院内において解決されるべきである．倫理コンサルテーションは，こうした意見の対立の解決を目指すべきである．だが，意見の不一致がどうしても解消されない場合，医師たちは困難な状況に直面する．彼らは，その医療処置を提供してくれるという別の施設に患者を移すことを検討するかもしれない．もちろん，そうした施設が存在するという保証はないが．あるいはまた，医師は，代理人の意思決定の権限の無効性を裁判所に訴えることもできる．だが，この方法は，最後の手段として選択されるべきであり，しかも非常に慎重に選択されるべきである．概して裁判所はこのような問題に介入したがらないものだし，裁判のプロセスは，医師にも患者の家族にも，多大な苦痛を課すからである．

5　結　論

終末期の医療行為の決定は，それに関わるすべての者にとって，容易なもの

であることはほとんどない．その困難さは，末期患者が判断能力を欠いており，彼ないしは彼女に代わって意思を表明する家族や代理人もいない場合に，よりいっそう顕著なものとなる．そうした状況下では，終末期の意思決定に関する伝統的な諸前提，すなわち，患者の自律の重視，死のプライバシー，医学的判断の中立性といった諸前提は，内容空疎なものとなり，その結果，臨床医は患者がよりよい死を迎えられるようにする手立てを失うのである．

本章では，伝統的な諸前提を補うものとしての，一連の倫理的諸理念，諸ルール，諸規範に焦点を当ててきた．それゆえ，本章は，死や終末期の倫理をめぐって生じるすべての問題を網羅的に扱ったわけではない．また，そうした問題に関わりをもつ，所管ごとに異なる法律上の留意点についても論じなかった．より控え目に言って，本章の目的は，病院倫理委員会が臨床現場において日常的に遭遇しうる，いくつかの重要かつ困難な諸問題を紹介し，それらを注意深く検討することにあったのである[16]．

さらなる考察のために

1. その重要性にもかかわらず，医師は，患者やその家族と，終末期の医療行為に関して共同的な意思決定をおこなうことに困難を覚える場合が多々ある．共同的な意思決定の妨げとなる三つの障害について説明しなさい．また，あなたの属する病院倫理委員会は，どのようにして，臨床医と患者とその家族がそうした障害を克服するのを手助けできるだろうか？
2. 本章では，医学的中立性という前提の無批判な受け入れに関連した，いくつかの倫理的諸問題について論じている．医学的中立性の前提は，あなた自身の臨床現場においては，どのようなかたちで表明されているかを説明しなさい．また，臨床現場において，寛容と中立性は区別されうるか否かについて検討しなさい．もし区別されうるとすれば，病院倫理委員会はどのようにして，この区別を臨床医たちに理解させ，終末期の患者とその家族に対する彼らのアプローチに活かしてもらうことができるだろうか？
3. 二重結果のルールについて説明しなさい．このルールは，終末期のケアに関しても実践的に適用できるだろうか？

注

1) 本節で提示した諸見解は，かつて私が『医療における死』(Jansen 2006) の序論において展開したものである．
2) 積極的義務はある種の行為をおこなうよう命じる．心肺停止状態に陥った患者に心肺蘇生法を施す義務は，積極的義務である．それとは対照的に，消極的義務は種々の行為をおこなうことを禁じる．患者が望まない医療処置をおこなうことを控える義務は，消極的義務である．
3) この現象的利益と非現象的利益に関する議論は，Jansen, Johnston, Sulmasy (2003) における議論を発展させたものである．
4) チューブによる栄養補給を中止する際に必要とされる「立証責任」については，州ごとにその法律上の規定が異なる．たとえば，ニューヨーク州では，合法的にチューブが取り外される以前から，すでに患者はチューブによる栄養補給を受けたがっていなかったということを立証する「明確かつ説得力のある証拠」を提示することが求められる．倫理コンサルタントは，自身の州における，関連のある諸法律について知っておくべきである．
5) 二重結果のルールは，医療倫理に関する諸著作においては，しばしばより複雑なかたちで定式化されている．たとえば，T・L・ビーチャムとJ・F・チルドレスはBeauchamp and Childress (1994, 207) において，このルールを以下の四つの要素に従って定義している．すなわち，(1)その行為の性質，(2)行為主体の意図，(3)手段と結果の区別，および(4)善い結果と悪い結果の間のつり合い，という四つの要素である．本章で私が注目した二つの要素は，終末期の倫理との関連においてもっとも重要なものであり，倫理的な観点からみた場合，これらの要素をもとにルールを組み立てる私の方法によって失われるものは何もない．
6) このケースは，Jansen, Johnston, Sulmasy (2003) から採られたものである．
7) ここで重要なことは，病院倫理委員会は，臨床医たちの下す決定の良し悪しにかかわらず，彼らが自分たちの下した決定についてもっと心安らかでいられるよう取り計らうべきであるということではない．むしろ重要なことは，病院倫理委員会は，臨床医たちが患者の最善の利益になる決定を下せるよう，彼らに適切なアドバイスを与えうるためにも，彼らが実際に抱いている道徳的見解を真剣に考慮する必要があるということである．それゆえ，臨床医に対して，患者の死を意図することと，単に予見されているにすぎない患者の死を引き起こすことの区別は，彼が思っているほどには道徳的に重要ではないと説得することは，実際の臨床現場においては，現実的ではないかもしれない．
8) アメリカ医師会の倫理・司法問題審議会は，すべての病院に対して，医学的無益性に関する指針の採択を推奨している．AMA policy E-2.037 "Medical Futility in End-of-life Care", http://www.ama-assn.org/ama/pub/category/8390.html（アクセス：2005年11月1日）を参照のこと．
9) たとえば，手続き的・合意重視型の無益性概念を論じたものとして，Tomlinson

and DCzlonka（2000, 419-429）を参照.
10) これは，マンハッタンの聖ヴィンセント医療センターが依拠する，医学的無益性に関する指針の中で用いられている無益性の定義である．その指針は，当医療センターの病院倫理委員会のメンバーたちによって作成され，1998年に病院の指針として承認された．
11) 以下でみるように，医療チームがこれらの処置を中止することが正当化される可能性はある．その場合，その正当化は，医学的無益性という根拠ではなく，利益と負担の評価にもとづくものとなるだろう．
12) たとえば，CEJA（1991）を参照のこと．
13) ここで言っているのは，人工透析や人工呼吸装置が無益性のルールの適用をいっさい受けないということではない．それらが無益性のルールの適用を受けないのは，この特定のケースに関するかぎりである．
14) 生命補助装置の使用を取り止めることと差し控えることの区別については，これまで多くの議論がなされてきた．私はカムの議論に従っている．それとは異なる見解としては，Kagan（1989, 116-21）を参照のこと．
15) 分別のある医師という基準によって強調したいのは，その判断が専門家たちの間で共有されうる判断であり，医師個人の私的な判断ではないということである．
16) 本章の，次から次へと書き直された草稿のすべてに，非常に有益なコメントと批判を寄せてくれたミカ・ヘスターに感謝する．

参考文献

Beauchamp, T. L., and J. Childress. 1994. *Principles of biomedical ethics*. 4th ed. New York: Oxford University Press. T・L・ビーチャム／J・F・チルドレス『生命医学倫理』永安幸正・立木教夫監訳，成文堂，1997年

Beauchamp, T. L., and S. Perlin. 1978. *Ethical issues in death and dying*. Englewood Cliffs, NJ: Prentice-Hall.

Berdes, C., and L. Emanuel. 2006. Adaptation in aging and dying: Ethical irnperative or impossible dream? in *Death in the clinic*, ed. L. A. Jansen, 97-117. Lanham, MD: Rowman & Littlefield.

Brock, D. 1993. The ideal of shared decision making between patients and physicians. In *Life and death: Philosophical essays in biomedical ethics*, 21-54. New York: Cambridge University Press.

Callahan, D. 1993. Pursuing a peaceful death. *The Hastings Center Report* 23: 33-38.

CEJA. 1991. Council on Ethical and Judicial Affairs. Guidelines for the appropriate use of do-not-resuscitate orders. *JAMA* 265: 1808-91.

CEJA. 1998-1999. Council on Ethical and Judicial Affairs. *Code of medical ethics: Current opinions*. Chicago: American Medical Association.

Emanuel, L. 1995. Structured deliberation to improve decision making for the seri-

ously ill. *Hastings Center Report* 6: S14–S18.
Emanuel, L., and E. Emanuel. 1992. Four models of the doctor-patient relationship. *JAMA* 267: 2221–26
Field, M. J., and C. K. Cassell, eds. 1997. *Approaching death : Improving care at the end of life*. Washington, DC: National Academy Press.
Hallenbeck, J. L. 2000. Terminal sedation: Ethical implications in different situations. *Journal of Palliative Medicine* 3: 313–20.
Jansen, L. A. 2006. Introduction. In *Death in the clinic*, ed. L. A. Jansen, 1–14. Lanham, MD: Rowman & Littlefield.
Jansen, L. A., B. Johnston, and D. P. Sulmasy. 2003. Ethical issues. In *A clinical guide to supportive and palliative care for HIV/AIDS*, ed. J. F. O'Neill, P. A. Selwyn, and H. Schietinger, 349–64. Washington, DC: U.S. Department of Health and Human Services.
Jansen, L. A, and D. P. Sulmasy. 2002. Proportionality, terminal sedation, and the restorative goals of medicine. *Theoretical Medicine and Bioethics* 23: 321–37.
Kagan, S. 1989. *The limits of morality*. Oxford : Oxford University Press. See pp. 116–21.
Kamm, F. M. 1996. *Morality, mortality : Rights, duties, and status*. Vol. 2. Oxford: Oxford University Press.
Kant, I. 1964. *Groundwork of the metaphysics of morals*. Trans. H. J. Paton. New York : Harper and Row. カント『道徳形而上学原論』篠田英雄訳, 岩波書店, 1976 年
Lo, B., and G. Rubenfeld. 2005. Palliative sedation in dying patients: "We turn to it when everything else hasn't worked." *JAMA* 294: 1810–16.
Quill, T. E., and H. Brody. 1996. Physician recommendations and patient autonomy : Finding a balance between physician power and patient choice. *Annals of Internal Medicine* 125 (9) : 763–69.
Quill, T. E., R. Dresser, and D. W. Brock. 1997a. The rule of double effect : A critique of its role at the end of life. *New England Journal of Medicine* 337: 1768–71.
Quill, T. E., B. Lo, and D. W. Brock. 1997b. Palliative care options of the last resort: A comparison of voluntary stopping of eating and drinking, terminal sedation, physician assisted suicide, and voluntary active euthanasia. *JAMA* 278: 2099–104.
Quill, T. E. and I. R. Byock. 2000. Responding to intractable terminal suffering : The role of terminal sedation and voluntary refusal of food and fluids. *Annals of Internal Medicine* 132: 400–14.
Quill, T. E., and D. E. Meier. 2006. The big chill—Inserting the DEA into end-of-life care. *New England Journal of Medicine* 354: 1–3.

Schneiderman, L. J., N. Jecker, and A. Jonsen. 1990. Medical futility: Its meaning and ethical implications. *Annals of Internal Medicine* 112: 949-54.

SUPPORT Study. 1995. A controlled trial to improve care for seriously ill hospitalized patients: The SUPPORT principle investigators. *JAMA* 274: 1591-98.

Tomlinson, T., and D. Czlonka. 2000. Futility and hospital policy. In *Readings in health care ethics*, ed. E Boetzkes and W. J. Waluchow, 419-29. Canada: Broadview Press.

Veatch, R. M. 1976. *Death, dying and the biological revolution: Our last quest for responsibility*. New Haven, CT: Yale University Press.

Velleman, D. J. 2006. Against the right to die. In *Death in the clinic*, ed. L. A. Jansen. Lanham, MD: Rowman & Littlefield.

第9章

小児医療の倫理

トレイシー・K・クーグラー
（横野恵訳）

キーポイント

1. 小児医療での意思決定における最善の利益基準とその重要性について説明する．
2. 小児医療における倫理的な意思決定が，子どもの年齢が上がるにしたがって，どのように変化するかを示す．
3. 親の意思決定がどのようにして病院倫理委員会（HEC）または医師によって覆されるのかについて述べる．

　HECが小児の症例についてのコンサルテーションを要請される場合，それは通常，小児患者の親と医療チームとの間の衝突によるものである．たいていの場合，両者は，自分たちが子どもの最善の利益を考慮していると信じているのであり，コンサルテーションに求められるのは，何が子どもの最善の利益であるかについて明確に決定することによって，その対立を解消することである．これは，困難な事態となりうる．というのは，その決定が，当事者の一方が正しく，他方が誤っているというような簡単なものであることはめったにないからである．当事者は双方とも，子どもとの間にそれぞれ異なった関係性を有しているため，最善の利益を判断する際に，子どもについて異なった利益を評価する．このように，同一の，たいていの場合において複雑な状況について異なった見方がある場合には，いずれの決定も完全に正しいわけではない．そこで

本章ではまず，子どもの治療に関する我々の倫理的決定をよりよく根拠づけるために小児医療において用いられる「最善の利益」基準について検討する．その上で，親の治療拒否における最善の利益基準の役割と限界に焦点を当てる．最後に，小児および青年のさまざまな発達段階において生じるいくつかの問題に目を向けることにしよう．

1 最善の利益基準

小児患者は，多くの場合，判断能力が不十分であり，決定一般，ないしはとくにこの種の決定について，決定能力を行使した経験をほとんどまたはまったくもたないという点で大人とは異なっている．子どものための決定を行う際に最善の利益基準が用いられるのはこのためである．すなわち，かつては決定能力を有していたが現在は認知能力を欠く成年者のために代行決定を行う場合には，可能であれば「代行判断」基準が用いられるべきであるのに対して，未成年者（とくに幼少の未成年者）の場合には，──トリストラム・エンゲルハート（Engelhardt 1996）の言葉を借りれば──本人とともに決定をするのではなく，本人に代わって決定をするのである．小児患者の場合には，本人自身が事前に表明した利益を用いることは不可能であるのが常である（事前にそうしたものが表明されていることはまれであるし，もし表明されていたとしても，それが深い経験と慎重な考慮に基づいたものであることはまれである．さらに，後述の未成年者の発達の性質についても考慮する必要がある）．そのかわりに，最善の利益基準が決定者に要求するのは，その子が自分自身で決定をするのにふさわしい状況になく，かつ，おそらく一度もそのような状況にあったことはないという事実に照らして，子どもの最善の利益に適い，子どもに益をもたらす選択肢を選ぶことである．ここで問題となるのは，誰が，そして何が，子どもの最善の利益を決定するのかということである．

不幸なことに，倫理学者の間でも意見は一致していない．一般的に，「最善の利益」に従うためには，子どもがその介入から利益を得ること，およびその子どもの全般的な福祉が促進されること，また他方で必要のない苦しみを避けることが要求される．しかしながら，問題の核心は「利益」と「全般的福祉」についての判断である．医学的な状況の一方の側面では，医師と医療チームが，小児患者の最善の利益になると考える治療の選択肢を提示することによって，

最善の利益基準を適用しようとする．その場合，親には，予想されるQOLについての懸念に少なくともいくらかの注意を払いながら，医学的に適切な選択肢を子の家族的・文化的利益についての自分たちの考えに取り入れることが期待される．HECのコンサルテーションが必要となるような倫理的紛争が生じるのは，まさに，医師が子どもの最善の利益にならないと考える選択肢を親が選ぶ場合である．このような状況の多くにおいて，きわめて重要なものとしてのQOLと，それに対立する至高のものとしての生命の神聖性に関する懸念をめぐって，紛争が展開するのである．

　理論の上では，医師に対して，家族に治療の選択肢を提示する際に医学的適応の評価のみを行うように要求することは可能であるかもしれない．しかし現実には，医師はしばしばQOLの問題を考慮している．このことは，子どもが重度の神経学的障害を有する場合（および有する可能性がある場合）には，かなりはっきりと見て取れる．このような場合には，医師たちが，彼らの判断では，その子のQOLが不良である，あるいは将来的に不良になるであろうという理由で治療の制限を勧奨する可能性が高いのである（Burnes et al. 2001）．もちろん，子どもの将来のQOLに関してこれと同様の評価に至る親もいれば，他方では，子どものQOLについて医療チームの認識とはまったく異なった解釈をする親もいる．

　この状況のもう一方の側面では，子どもは通常家族の一員であり，それゆえに，何が子どもの最善の利益になるかについて判断する親の決定において，家族の利益が重みをもつことがありうる．たとえば，ある子ども個人の最善の利益は，その子が家にとどまって遊ぶことによって達成されるとしよう．しかし，その子の姉が縫合処置を必要とする場合には，その子は姉の最善の利益が達成されるように母親と姉について病院に行くであろう．もちろんこの場合でも，母親の保護下で危害から守り安全を確保することができるから，母親と姉について病院に行くことがその子の最善の利益になると論じることは可能である．しかしながら，このような議論でさえ，その子とその子に固有の利益は，他者から切り離されては存在せず，また他者に依存することを認めているのである．

　伝統的に，親子間の依存的な，親密な関係を前提として，親が子どものための決定者としての役割を果たしてきた．親は，私たちの社会においては，子どもをどのように育てるかについて大きな裁量を認められており，教育，宗教，および社会的な事柄に関して子どもに影響を及ぼす決定をする権限を与えられ

ている．親は，子どものための決定に家族の価値観を組み入れるが，それには多くの場合，子どもの民族的，宗教的，および個人的な背景についての考慮が含まれる．しかしながら，このような，親の意思決定に対する尊重には，子を養育し，教育し，そして子に食べる物や住む場所を提供するといった子に対する義務が伴っているのである．したがって，子どものための決定をする親の権利は多くの場合，問題とされることはないが，それは，親が子どもを危害の及ぶような状態または生命が脅かされるような状況に置かないかぎりにおいてのことである．子どもに危害を及ぼし，または養育を放棄していることが明らかな親は，多くの場合，第三者による後見を命じる裁判所命令，家庭・児童サービス当局による保護，または法執行機関による逮捕といった手段によって政府の介入の対象となるのである．

　もちろん，親による決定は難しい仕事であり，上述した通り，親は，多くの要素を考慮して子どもの最善の利益についての判断を行わなければならない．他者への依存から切り離されて存在する子どもはおらず，また，その子どもの養育によって影響を受ける他者の利益は，意思決定において無視しえないが，他方で，そのような利益は，子どもの状態およびニーズに照らして比較衡量することが困難なものである場合がある．したがって，親は通常，家族の最善の利益に適う決定を行うが，それが個々の家族構成員の最善の利益にはならない場合がある．子どもが病気――とくに重篤な病気――の場合，親は通常，子どもの最善の利益を第一の，場合によっては唯一の考慮事項とする．しかしながら，少数ではあるが，家族の問題がより大きな役割を果たす場合がある．たとえば，その子のケアに関する負担が他の子どもにどのような影響を及ぼすのかについて考慮することは取るに足りないことではない．ある家族は，子どものために緩和ケアを希望するかもしれないが，家で子どもが死を迎え，それが他の子どもにとって精神的な傷をもたらすことになる可能性があると考えると，実現はあまりにも困難である[1]．

2　親の治療拒否

　すでに述べたように，親は，自分の信念と価値観に基づいて子どもを育てることができるように子どものための意思決定について相当程度の裁量を与えられている．世界における価値観および利益の多様性にかんがみれば，親の信念

と価値観が子どもの最善の利益に関する医学的解釈と対立する場合があるのは驚くべきことではない．このようなときには，医師，そして多くの状況においては HEC が，医学的治療の拒否が生命を脅かすものであるか，あるいはその子にとって著しく有害なものであるかを判断しなければならない．法的には，医学的に必要な治療を提供することが要求されており，そうしない場合には，親による虐待またはネグレクトとみなされる可能性がある．もちろん，法的な要求は道徳的解釈を必要とする概念を確立するにすぎず，家族が代替的な治療を施行することが許されるかどうかは，当該の状況についての道徳的な検討に大きく依存する．懸念が生じうる状況の例としては，予防接種の拒否，効果はあるが至適ではない治療の選択，または自閉症に対する薬草療法の施行などがあるが，このような親の決定は大部分が，法的に――道徳的にも――受け入れられている．医療専門職は，子どもを育て，家族の価値観を守る親の権利を尊重するべきである．

　しかしながら，子どもに重大な危害が及ぶ相当程度の危険がある状況では，医療チームが介入しなければならない（Diekema 2005）．このような状況としては，脾裂傷で多量出血している子どもへの血液製剤の投与を望まないエホバの証人の親や，髄膜炎の子に抗生剤を投与することを望まないクリスチャン・サイエンス信徒の親の場合がある．この種のケースは，家族の信仰に合致した親の決定が，つねに子の最善の利益になるわけではなく，それによって子どもが生命を脅かされる状況に置かれることもあることを指し示している．過酷な帰結――たとえば天国の喪失や，教団からの追放など――をもたらしうる宗教上の重要な教義が存在するという事実に敏感であることは重要であるが，上記のいずれの事例についても，最善の対応は，適切な医療を提供するために子どもを法的に保護することである．このような状況下では，将来社会に貢献することが見込まれる子どもを保護することについて州は重大な利益を有するというのが，大多数の州において確立した判例法である．子どもを保護するための手続は州によって異なるため，自分の州の法律および手続についてよく知っておくべきである．大多数の州では，子どもは一時的に保護されるのみであり，治療が完了し，健康になった後に親の保護の下に戻ることになる．

　この領域においてさらに困難なケースは，治療を行ったとしても予後が不確実であったり，限られた時間では病気が治癒しないといった状況に関するものである．脳腫瘍の子の場合を例にとってみると，患児は，治療を受ければさら

に6か月から12か月の十分な質を伴った生を得ることができるが，最終的には，その病気によって死ぬと考えら得る．親が子どもを病院に連れて行くことを拒んだ場合，その子は治療を受けるために家庭から引き離されるべきであろうか．親の希望に反して6か月から12か月生き長らえるためだけに子どもに治療を強制することにどのような意味があるのだろうか．こうした決定は容易ではないため，子どもの年齢と認知能力について考慮しなければならない．子どもが状況を理解するだけの年齢に達している場合には，とくにそうである．親が同意していない治療を強制するための強引な行為は，親の不同意に宗教的な根拠がある場合にはとくに，子どもを非常に動揺させる．

　グレーゾーンの決定は，困難で時間がかかる．診断を受け入れ，治療について評価するための時間を何度も親に与えるように試みることは有益である．親の最初の「ノー」は，たんに「診断と予後にあまりにも動揺していて，今は何も決定できない」という意味かもしれないのである．

　さらに，子が慢性疾患であると診断されたケースが非常に難しくなる場合が少なくない．たとえば，子が1型糖尿病であると診断されたクリスチャン・サイエンスの実践的な信徒を例にとってみよう．一方では，医学的適応が，インシュリンを投与しなければこの子が死んでしまうことを知らせており，他方では，教会の教義が，あらゆる病気は祈禱によって治癒するとしているのである．ここでもまた，重要な諸価値が争われており，子の健康，福祉，そして生命さえもが天秤にかけられている．紛争の解決が困難であった場合にはしばしば，子どもが家庭から引き離され，里親に養育されるという結果を迎えることとなる．そうした結末は不幸であり，悲劇的ですらある．このような境遇にある親は，その多くが──すべてではないとしても──子どもを心から愛しており，子どもにとって最善のものをと望んでいる．それにもかかわらず，何が最善であるかの判断をこれほどまでに困難にしているのは，まさに，医学的適応と霊的な価値との衝突なのである．我々は，社会として，親（または他者）の価値を自分自身のものとして保持できるほどにはまだ成熟していない子どもは，その価値によって危害にさらされるべきではない（そうすることは，子どもが成熟して青年期に達するにつれてよりいっそう困難になるであろう）と判断している．それゆえに，裁判所の介入が必要になる場合があるのである．

　このようなケースを検討するHECのメンバーは，親の同意なしの治療を要求することは，家族の価値観，そして場合によっては宗教上の教義に対する違

背を伴う場合があることを念頭に置くべきである．個人的には，親の価値観について賛同あるいは理解することはできないかもしれないが，我々が自分の個人的・宗教的価値観が尊重されることを望むのと同様に，彼らの価値観を尊重するべきである．それゆえ，裁判所の命令に基づく治療は，その治療が生命を延長または維持するであろうことが明らかな状況においてのみ行われるべきである．ヘマトクリット値の低いエホバの証人の子どもを目の当たりにするのは耐えがたいかもしれないが，家族の信仰を尊重しようとするためには，血液動態の安定した子どもの場合には，経過を見守ることが最善の策である．

3　年代ごとに固有の問題

　親の治療拒否という状況についての検討からはじめたが，子どもの発達段階もまた，意思決定に影響を与える．なぜなら，18歳未満の未成年者は，原則として，医療上の決定を行う法的権利をもたないが（例外についてはティーンエイジャーについての節を参照），子どもが年長になるにつれて，決定に対する意見を表明できるようになることは明らかであるからである．予防接種の際に泣き叫んで抵抗しているように見える1歳児は，たいていその抵抗を無視されるが，事が終われば本人は落ち着きを取り戻す．しかしながら，学童期の子どもは，錠剤と水薬のどちらにするかの選択，あるいは緊急的でない手術が予定されている場合に，その手術を今週または来月，あるいは学校の休暇中のいずれの時期に行うかについての選択ですら委ねられる可能性がある．ティーンエイジャーは，複雑な意思決定のスキルを発達させつつあり，とくに長期間にわたって病気とともに生活している場合には，自分の治療について明確な考えをもつことができる．そこで，それぞれの異なった発達段階において生じるいくつかの問題について検討することにしよう．

4　新生児

　新生児の時期は特別である．なぜなら，家族との歴史のない患者について決定をしなければならず，また，これから全人生が始まるところだからである．著しく未熟な状態（在胎22週から24週）で生まれた子の場合には，13トリソミーまたは18トリソミー，あるいは無脳症のような重度の先天的障害がある

子の場合と同様に，複雑な意思決定が始まるのは分娩室であり，そこで家族が，治療の選択肢に対して積極的にアプローチすべきかどうか，場合によっては蘇生すべきかどうかといった選択について検討しなければならないことがある．多くの場合，この意思決定は，新生児科医と親との共同のプロセスである．しかしながら状況によっては，（施設のポリシーに基づいて）施設が，あるいは（慣行に基づいて）新生児科医が，――重症であることまたは極端な早産であることを理由に――積極的な治療は正当化できないと判断することがある．

医学界におけるこのようなポリシーや慣行の理由はさまざまである．新生児科医が，医学的知見に判断の根拠を置いている場合もある．超早産児（在胎23週以下）または超低出生体重児（出生体重500グラム以下）[2]は蘇生が困難であり，蘇生された場合でも，長期生存率が不良であることが研究によって示されている（Vohr and Allen 2005）．言うまでもなく，この種の知見は，生死を対象としたものである．しかしながら，その他の，13トリソミーまたは18トリソミーのようなケースでは子どもに重大な神経学的発達遅滞があることが確実であり，QOLに着目して検討し，積極的，治癒を目指した治療を試みることではなく，緩和措置を行うことを支持する医師もいる．伝統的に医師たちは，これらの神経学的異常・染色体異常は，致死的異常であり，治療を行っても子どもは1歳に達する前に死亡すると考えてきた．最近になって，一部の家族が医師に疑問を投げかけ，このような子どもたちへのより積極的な内科的・外科的治療を要求するようになったことから，一部の子どもたちは1歳を超えて存命しており，少数ではあるがティーンエイジャーにまで成長している子どもたちもいる（Baty 1994）．発達遅滞の程度は重く，大多数の子どもが言語能力をもたず，歩くことや這うこともできず，乳児と同程度の機能しか持ちえないということに言及しておくことは重要である．しかしながら，こうした子どもたちを家族に受け入れ，生活を楽しみ，こうした子どもたちがまずまずのQOLを有していると考える親もいる．

非常に困難なケースでは医師と親が異なった立場に立つことがある．すなわち，医師が不適切であると考える医療を親が要求するのであるが，ときには両者の役割が逆転することもある．典型的なのは，子どもの早産の程度（在胎26週から28週あるいはそれ以降）または障害の程度（たとえば，21トリソミー）が，積極的な治療および蘇生を行うべきであると医療チームが考えるものであるにもかかわらず，親がそうした措置を放棄したいという考えを表明する場合

である．このような親は多くの場合，緩和措置を要求するが，その要求の理由は，とくに早産児の場合，医学的事実に関するものと同じくらい，発達障害についての不安に関するものであることが多い．早産児として生まれた子どもの多くには，中等度の障害しかないが (Mikkola et al. 2005)，早産児であること，長期にわたる入院，そして発達障害の可能性は，子どもと家族にとってあまりにも大きな負担であると親は考えるかもしれない．そのようなケースにおいては，情緒的な負担が大きなものであろう．大多数の親は，分娩時に子どもを毛布でくるんで親の腕に抱かせてもらうように頼むことよりも，倫理的には不適切でないとはいえ，一度開始した人工換気を中止することの方が困難であると考える．しかし，ほとんどの新生児科医は，一定の在胎週数——24週から26週——を超える場合には，まず蘇生したいと考えている (American Heart Association 2005)．多くの場合，妥協点は，子どもに初期の治療を行い，重大な頭蓋内出血による神経学的損傷またはその他の過大な負担を伴う異常が判明した場合に，積極的な治療を中止することである．

最後に検討するのは，発達遅滞をもたらす遺伝学的異常のある正期産児に対する治療の差し控えまたは中止を親が望む場合である．こうしたケースについての固有の議論には，興味深い歴史がある．1970年代には，ダフとキャンベル (Duff and Campbell 1973) が，このような子どもを死なせるために意図的に積極的な治療を行わないことと救命のための手術を行わないことについて記述した．1980年代になると，21トリソミーその他の発達遅滞のある乳児が気管食道瘻や単純な心奇形のような「治療できる」病気で死を迎えていることについて一般の人々が関心をもつようになった．

こうした関心の高まりを受けて，数回にわたる規制の試みの後（合衆国保健福祉省［DHHS］のベビー・ドゥ規則），連邦政府は，1984年児童虐待防止法の改正法として規制（1984年児童虐待防止改正法として知られている．DHHS 1982, 1983, 1984参照）を成立させるに至ったのである．この規制は州に対して，障害のある新生児の治療放棄に対応するための手続を作り上げることを要求している．そのため，差別であるとして告発されないようにするために，大多数の医師が，知的・身体的障害のある新生児の医学的管理をより積極的に行うようになった．この規制には，限られた例外が列挙されている．これには，以下のようなものが含まれる．(a)患児が慢性的かつ不可逆的な昏睡状態にある，(b)そのような治療を行うことが，(i)たんに死の過程を引き延ばすにすぎない場合，

(ⅱ)患児の生命を脅かしている病状のすべてを緩和または矯正するのに効果的でない場合,もしくは(ⅲ)その他患児の生存に関して無益である場合,または(c)そのような治療を行うことが実質的に無益もしくは非人道的である場合,である.この規制は,無脳症が第二の基準に合致することを明示している.しかしながら,13トリソミーおよび18トリソミーといったその他の重大な先天奇形がこの定義に明らかに当てはまるかどうかは依然としてはっきりしていない(DHHS 1982, 1983, 1984).

　上述の通り,新生児科医は,これらの障害の一部——無脳症や18トリソミーといったもの——についてのみ,緩和措置を支持し,場合によっては勧めるであろう.その一方で,21トリソミーや二分脊椎症のような他の障害については治療を要求する.他の疾患,たとえば左心低形成症候群のような場合は,依然としてグレーゾーンであり,積極的な治療を行わないよう勧める医師・施設もあれば,治療を行うべきであるとする医師・施設もある.

5　子どもの発達とアセントの取得

　一部の重要な例外はあるものの,子どもが成長するにしたがって,子どもの経験と知性の程度も発達する.小児患者に関する医療上の決定は,問題点,治療,要望,および懸念について——もちろん,その程度はさまざまであるが——理解できるようになった子どもに影響を及ぼす.それゆえに,医療上の決定のプロセスに子どもを参加させることは,子どもが成長するにしたがってよりいっそう重要になる.

　アセントは,状況についての一定程度の基本的な理解力を備えた子どもに対して,処置に賛成または賛同する機会を与えるための概念である.米国小児科学会生命倫理委員会(American Academy of Pediatrics (AAP) Committee on Bioethics (1995))によって推奨されているように,患者からのアセントについて,小児科医は発達段階に応じたアプローチを知っていなければならない[3].AAPのガイドラインは,7歳未満の子どもについて,ほとんどの場合,行う可能性のある治療について知らされてよいが,決定プロセスに子どもを参加させる必要はないと述べている.しかしながら,7歳以上の子どもの場合は,処置を行う前に医師が子どものアセントを得ることが推奨されている.アセントを得るためには,何が提案されているか,その理由はどのようなものかを患

者に理解できる形で医師が説明して，その提案に対する本人の賛同を得ることが必要である．これは学童期の子どもに対する配慮の基準としてはよいが，実際にはもっと難しいこともある．アセントが得られなかった場合，実際問題として，何が起こるのか，また何が起こるべきなのか．アセントがなければ取りやめになるのはどのようなレベルの治療なのだろうか．たとえば，子どもがそれを望まないからといって，痛みや不都合を理由に幼い子どもにとって必要な治療を中止する，あるいは遅らせることでさえ，正当化は困難であるように思われる．ルーティンな注射や，味の悪い薬の服用についても同じようなことが言えるだろうか．

　もちろん，このことは小児医療における「アセント」の位置づけについての重大な問題を提起している．現実には，アセントは子どもが実際に提案された一連の治療に賛同している場合にのみ尊重されるべきなのだろうか．「アセント〔賛意の表明〕」は子どもが「ディセント〔反対意思の表明〕」の権限を与えられていることを含意しないのだろうか．もしそうであれば，アセントのプロセスは，実際のところは，どのような機能を果たしているのだろうか．アセントのプロセスが患者にとっての真正な選択を伴わないということについての実質的な合意がないかぎり，必要とされているのは，医師が事情を説明し，質問があれば回答し，そして治療に関して，子どもが実際に決定に到達できるような余地——たとえば，静脈注射を最初に試みるのは左右どちらの腕にするか，あるいは処置のために麻酔を受ける際に何の香りをかぎたいかといった——があればそれを与えることにすぎないように思われる．

6　ティーンエイジャー

　子どもが発達して青年期にはいると，新たな倫理的問題が生じる．ティーンエイジャーは，複雑な決定の主体としてその姿を現しはじめ，中には，治療の選択肢について思慮深く検討することのできるものもいる．このような理由から，成熟未成年者という概念が発展してきた．AAPは，医療の問題について十分に思慮しうる青年期のティーンエイジャー——通常14歳以上——は，治療に関する自分の利害を表明し，場合によっては医療上の主要な決定を行うことを奨励されるべきであると提言している．ただし，そのような成熟未成年者が同意を与えることが法的に許容されるかどうかは各州法の問題である．法的

な問題としては，ある特定の州が（一定の要件を満たした）未成年者が法的な同意を与えることを許容している，あるいはしていないということを前提にするのでは十分でない．こうした問題は，州によって異なるからである．

しかしながら，個別の法的問題がどうであれ，一定の倫理的基準が適用されるべきである．第一に，ティーンエイジャーは，自分の治療に関する話し合いに加えられるべきである．診断および合理的な治療の選択肢について彼らと話し合いがもたれるべきである．このことは，子どもを動揺させることをおそれている親にとっては難しいことかもしれないが，新生児や幼児とは異なり，成熟しつつあるティーンエイジャーを尊重するためには彼らに対して何かをするではなく彼らとともに何かをすることが必要である．成熟した未成年者は自分の治療に参加するよう促されるべきであり，彼らが表明した意見は医療チームによって尊重される．親は子どもの治療に同意する法的権利を保持しているが，子どもは自分の周囲で何が起こっているかを知り，理解する能力を有しているのであり，それゆえに積極的に参加させるべきであることを親に気づかせるべきである．重大な危険が生じるのは，親が子どもを守ろうとして，難しい決定からティーンエイジャーを排除しようとする場合である．このような場合には，ティーンエイジャーが立腹し，親を遠ざけるという結末を招く可能性があるからである．いま自分は家族の支えと慰めをもっとも必要としている時期であると気づく患者がいることを考えれば，このような結末は悲劇的である．

当然ながら，意思決定プロセスへの参加を奨励することによって，ティーンエイジャーの患者が，現実に，特定の治療を拒むという結果がもたらされる可能性がある．おそらく，このような場合のうち，もっとも難しいのは，成熟した未成年者が死を迎えるために，現に行われている救命のための治療を拒否したいと望む場合であろう．一定の慢性疾患に関しては，末期段階で病気にどのように対処するかについてティーンエイジャーとその親の見解がおおきく異なることがある．たとえば，デュシェンヌ型筋ジストロフィー（DMD）の子どもの親は，持続的人工換気と最大限の蘇生措置を希望するかもしれないが，本人は，そうした積極的な努力を中止して死を迎える時期であると考えるかもしれない．彼の決定を形成しているのは彼自身の人生における経験であり，その経験は親がよく知りえないものである．彼がDMDの子どものためのキャンプに参加しているのであれば，彼は毎年，キャンプに戻ってこない友達がいることに気づき，その友達が死んだことを理解しているのかもしれない．また彼は，

人工換気を選択した子どもたちを目にしたことがあるかもしれない．この種の経験を通じて，彼は，機械に依存して生きつづけたくはないと考えるようになったが，親はそれを理解せず——そのかわりに，可能なかぎり息子の生命を引き延ばすことを望むかもしれない．このような衝突は，両当事者がそれぞれの希望について十分な理由を表明しており，倫理的意思決定においてつねに存在する難しさを明確に示すものである．どちらの側も，患者の幸福を願っているのであり，ティーンエイジャー自身が自分の希望と自分の経験についての合理的な説明を結びつける能力を有している一方で，子どもを生かしつづけたいという親の願望に，子どもに対する愛情と配慮があることは明らかである．このような決定に簡単に決着がつくことはまれであり，どのようなものであれ決定が行われる前には何回もの話し合いが行われることになるだろう．すべての関係者が自分の意見を表明する機会を与えられるべきであり，全員がそれらの意見に耳を傾け，尊重しなければならない．このようなケースでは，HECのコンサルテーションは，決定に到達できるよう，そしてその決定が可能であればすべての関係者が納得できるものとなるよう，メディエーションとファシリテーションのスキルに大きく依存したものとなる．

　しかしながら，すべての治療拒否が十分に考慮されたものではない．ティーンエイジャーはまだ成熟の過程にあり，そうであるがゆえに——とくに病気が慢性的なものである場合には——重い病気を認めなくてすむ「魔法」のような考え方に傾きがちである．そのような考え方は，服薬しない，あるいは治療プロトコルに従わないといった——たとえば，糖尿病患者がインシュリンを，ぜんそく患者が気管支拡張薬を，あるいは移植患者が免疫抑制剤を避けるといった——ティーンエイジャーの生命を脅かす行動につながる．長期的な治療の化学療法プログラムを遵守することは，たんに有益であるだけでなく，必要不可欠な場合もある．そのような場合には，化学療法プログラムの不遵守は，医療者にとって対処が非常に困難な問題となる．一方では医療者は，親が，成熟しつつある子どもに，自分の病気と服薬に関する一定の自由と一定の責任を同時に与えようとしていることを認識している．他方で，子どもが自分の治療について責任をもたされ，化学療法プログラムを遵守しない場合には，親は養育を放棄しているとみなされる可能性があり，実際に養育の放棄に当たる可能性がある．親は，治療に関する子どもの習慣が野放しにならないよう，大量の宿題や門限を見張るのと同じようにそうした行動を監視するように注意を与えられ

るべきである．実際に，こうした行動が，移植臓器への拒絶反応を起こした子どもへの再移植の問題のような，のちの医療上の決定に影響を及ぼすことがある．再移植を行うことが正当化されるかどうかは，治療プログラムの不遵守の有無によって変わるだろう．家族が養育を放棄しており危険であるとみなされる場合には，州による介入が行われる可能性がある．

　自分の治療に参加した場合，治療計画を受け入れるか，拒否するか，場合によっては遵守しないかに関わらず，ティーンエイジャーは難しい部類の患者である．というのも，医療における私たちの倫理のあまりにも多くの部分が，完全に成熟した自律的な大人か，完全に認知能力が未熟な乳幼児を基礎に置いているからである．法ですらこの困難さを認めていて，十分な知性を備えた成熟未成年者が医療上の決定を行うことを認めている州もあればそうでない州もある．しかしながら，ほぼすべての州で——成熟未成年者についての明文の法規定がない場合でさえ——ティーンエイジャーが自分で医療上の決定を行うことのできる特別な状況を認めている．

　大多数の州では，ティーンエイジャーが「親権から解放」されることが可能である．これは，18歳未満の未成年者が法的に親から独立するという，法的に特別な状況である．親権からの解放は，婚姻によって生じるか，あるいは裁判所の決定を必要とするかのいずれかであり，ティーンエイジャーは，自立して生活し，かつみずから収入を得ていなければならない．さらに，妊娠しているか，またはすでに親となっている未成年者は一部の州において，自分自身のための決定を行う際に親権から解放されたものとして取り扱われるか，あるいはたんにその子どものための法的な決定者として取り扱われることがある．成熟した未成年者に関する法規定と同様に，親権からの解放に関する法律は州によって異なっている．HECのメンバーにとって重要なのは，特定のケースにおいて州法がどのように適用されるのか，あるいは州法が適用されるかどうかについて，すぐれた法的助言を得る手段を確保することである．

　ティーンエイジャーが親の同意なく医療を求め，かつ受けることができるもう一つの特別な状況は，性的な問題，心理的な問題，および薬物使用の問題に関するものである．これらの例外が目的としているのは，親に知られることをおそれずにティーンエイジャーが必要な医療を受けるように促すことである．倫理的には，これらの例外は，とくに小児科医が子どもだけでなく親とも長期にわたる関係をもっている場合には，しばしば守秘に関する重要な問題を引き

起こす．性や薬物使用に関する部分について調べるように親から求められた場合，小児科医は葛藤を感じるかもしれない．あるいは，医療者自身が，子どもの安全または治療へのコンプライアンスを高めるために親に情報を開示することが重要であると考えるかもしれない．いずれの場合においても，親と話し合うためのさまざまな方法——本人と親だけで話し合うか，医療者が親に話すか，あるいは本人と医療者が一緒に親と話し合うこともできる——を提案しつつ，その問題を親と話し合うことに伴う利益とリスクについてティーンエイジャーとの間で話し合いをもつべきである．ティーンエイジャーがこれらの選択肢のいずれについても不快に感じる場合には，ティーンエイジャー自身の選択を尊重することが望ましいが，何か問題が起こった場合にその子をサポートし，また家庭からサポートを得る方法を見つけることができるように，話し合いを継続するべきである．

　最後に，親は多くの場合，ティーンエイジャーの医療に関する決定を行う権利を有しているが，薬物のスクリーニング，妊娠検査など一定の医学的検査については，ティーンエイジャー本人に知らせてアセントを得ることなく親が要求することはできない．特別な状況——たとえば，子どもが昏睡状態にあり薬物の過量摂取の症候がある場合，女児に腹部痛と出血がある場合——においてその検査が必要だと医師が考える場合には，医学的理由に基づく例外が認められるかもしれない．この場合も，親，ティーンエイジャー，そして医療者との間で話し合いをすることが可能であり，率直さと誠実さが一貫して維持されなければならない．ティーンエイジャーに自分の身体についてある程度の自由を認めることと，取り返しのつかないほど健康と福祉を危険にさらすような愚かな決定からティーンエイジャーを守ることとの間で均衡が保たれなければならないのである．

7　結　論

　小児医療における倫理的な意思決定は，子どもの最善の利益という原則に基づき，子どもが成熟性と知性を発達させるにつれて大きくなる患者の自律に配慮しつつ行われるべきである．多くの場合，子どもが18歳に達するまでは，子のための第一義的な決定者となる法的権利は親に与えられている．親は，QOLの問題と家族の価値観を意思決定プロセスに取り入れる適切な決定者で

あり，他方で医療専門職は，医学的に適切な選択肢を提示し，どのようにすればそれらの選択肢が家族の価値観に適合し，受け入れられる QOL をもっともよい形でサポートするかを家族が判断できるようにするべきである．

子どもの発達の諸段階は，医療チームが意思決定プロセスにおいてどのようにして子どもと交流すべきかに影響を与える．7歳未満の子どもは通常，自分に何が起こるかを知らされているが，病気の治療または診断のために必要な不快な経験に対する彼らの抵抗が決定的なものとして受けとめられることはまずない．7歳から14歳の子どもは処置に対するアセントを与えることができる場合があるが，重症度または治療の必要不可欠性に基づいて，彼らの決定が覆されることがある．14歳以上のティーンエイジャーは，複雑な意思決定スキルを発達させている途上であり，治療の選択肢に関する話し合いに参加させるべきである．ティーンエイジャーの視点を尊重し，治療計画に彼らの考えを取り入れることは，それが可能な場合にはつねに望ましいことであり，彼らの願望には相応の敬意が払われるべきである．

さらなる考察のために

1. リンパ腫の16歳男児．化学療法を行った場合の生存率は90％である．彼の父母は宗教的な理由から彼が治療を受けることを望んでいない．HEC のコンサルタントとしてあなたは何をするべきだろうか．治療についての本人の意見，すなわち，彼が親の決定に賛成であるのか反対であるのかは，重要だろうか．
2. 21トリソミー（ダウン症）とファロー四徴症（複雑な先天性心疾患）を伴って生まれた新生児．ファロー四徴症は生後1週目に手術を必要とし，おそらくはその後も手術を必要とする．父母は手術に同意することを望んでおらず，緩和ケアを受けさせて子どもを自宅に連れ帰ることを希望している．あなたは HEC のコンサルタントとして何をするべきだろうか．

注
1) 子どもの「最善の利益」を判断する際の家族の利益の役割については議論がある．

ブキャナンとブロック (Buchanan and Brock 1989) は,子どもの「自己配慮的利益」のみに焦点を当てることを論じているが,私は,家族の利益は子どもの最善の利益の判断において何らかの役割を果たすべきだとするレイニー・ロス (Lainie Ross 1998) の立場を支持する. Allen Buchanan and Dan Brock, *Deciding for Others : The Ethics of Surrogate Decision Making* (Oxford University Press, 1989) および Lainie Friedman Ross, *Children, Families, and Health Care Decision Making* (Oxford University Press, 1998) を参照.
2) [訳注] 一般には超低出生体重児 extremely low birth weight infant は,出生体重1000グラム未満の児と定義される.
3) 最近の研究は,ガイドラインを知り,適用している医師はわずかであることを示している. Lee K.J., Havens P.L., Sato T.T., Hoffman G.M., Leuthner S.R. 2006. Assent for Treatment : Clinician Knowledge, Attitudes, and Practice. *Pediatrics* (2) 723–30.

参考文献

American Academy of Pediatrics, Committee on Bioethics. 1995. Informed consent, parental permission, and assent in pediatric practice. *Pediatrics* 95 : 314.

American Heart Association. 2005. 2005 American Heart Association (AHA) guidelines for cardiopulmonary resuscitation (CPR) and emergency cardiovascular care (ECC) of pediatric and neonatal patients : Pediatric basic life support. *Circulation* 112 (24) : suppl. IV1–203.

Baty, B. J. 1994. Natural history of Trisomy 18 and Trisomy 13 : I. Growth, physical assessment, medical histories, survival, and recurrance risk. *American Journal of Medical Genetics* 49 (2) : 175–88.

Burns, J. P., C. Mitchell, J. L. Griffith, and R. D. Truog. 2001. End -of-life care in the pediatric intensive care unit : Attitudes and practices of pediatric critical care physicians and nurses. *Critical Care Medicine* 29 (3) : 658–64.

DHHS. Department of Health and Human Services. 1982. Notice to health care providers : Discriminating against handicapped by withholding treatment or nourishment. *Federal Register* 47, no. 116 (June 16, 1982) : 26027.

———. 1983. Interim final rule. Nondiscrimination on the basis of handicap relating to health care for handicapped infants. *Federal Register* 48, no. 45 (July 5, 1983) : 30846.

———. 1984. Final rule. Nondiscrimination on the basis of handicap : Procedures and guidelines relating to health care for handicapped infants. *Federal Register* 49, no. 8 (January 12, 1984) : 30846.

Diekema, D. S. 2005. Responding to parental refusals of immunizaitons. *Pediatrics* 115 (5) : 1428–31.

Duff, R. S., and A. G. M. Campbell. 1973. Moral and ethical dilemmas in the special care nursery. *New England Journal of Medicine* 289: 890-94.

Engelhardt, H. T. 1996. *The foundations of bioethics*. New York : Oxford University Press. H・T・エンゲルハート『バイオエシックスの基礎づけ』加藤尚武・飯田亘之監訳, 朝日出版社, 1989年

Mikkola, K., N. Ritari, V. Tommiska, et al. 2005. Neurodevelopmental outcome at 5 years of age of a neonatal cohort of extremely low birth weight infants who were born in 1996-1997. *Pediatrics* 116 (6) : 1391-400.

Vohr, B. R., and M. Allen. 2005. Extreme prematurity—The continuing dilemma. *New England Journal of Medicine* 352 (1) : 71-72.

第10章

病院倫理委員会の教育的役割

キャシー・キンロー
（林芳紀訳）

キーポイント

1. あなたの組織における倫理的知識の水準を評価すること．
2. 病院倫理委員会（HEC）の委員への教育は，組織のスタッフ全体への教育と深く絡み合っている．
3. あなたの組織の同僚たちの道徳的な実践知や，専門的知識・技能を認めること．
4. 教育はその過程が重要である——教育には高度な関連性と魅力がなければならないし，既存の様々な委員会の活用や，多様な教育手法の利用も考えなければならない．
5. 現実場面の倫理の複雑さを認識すること．
6. HECによる教育活動を追跡・評価すること．

HECの役割と考えられるあらゆる役割の中でも，おそらく「教育」の役割は，もっとも基本的で永続的なものと考えられよう．通常のトレーニングの機会だけでなく，院内指針の検討や，施設内で頻発する問題の事後的な評価，さらには，組織上の問題やマネージド・ケアの問題の検討，そのときに実施されているコンサルテーションなど，すべてが教育の機会を与えてくれる．しかも，それらは，倫理委員会の委員はおろか患者や家族や病院スタッフ全体にとっても，絶好の教育の機会となる．HECが有効に機能するためには，その教育的

役割がどのように具体化され，実行に移されているか，そして，この役割の面での倫理委員会の有効性を施設がどのように評価しているかを，注意深く，またしっかりと目的をもって考察しなければならない．

1　あなたの組織に対する予備的な質問

　教育の側面にきちんと照準を合わせるには，HEC が教育的役割を担うに先立って，一定の基本的な評価のための質問が実施されなければならない．

病院スタッフは，そもそも HEC が院内に設置されていること，または，新たに設置されたことを知っているか？

　HEC の設置当初や，既存の HEC の業務を評価するなどの重大な時期には，病院の医師やその他スタッフへの調査が有効な武器になる．その調査の第一の質問は，「X 病院には HEC が設置されていますか？」であろう．「はい」「いいえ」「わからない」のいずれかの回答を通じて，HEC の認知度についての情報が素早く得られる．それに続けて，「はいと答えた人にお尋ねします．以下の項目のうち，X 病院の HEC の役割に当てはまるものを選んでください」という質問を設けておけば，HEC の役割に対する回答者の理解と，そうした役割を周知させる HEC の能力についての情報が，ともに得られるだろう．

スタッフは，倫理委員会とは何か／何でないかを知っているか？

　ほとんどの倫理委員会にとって，教育という役割は，倫理委員会ともっとも密接に結びつけられる役割ではない．だが，教育という HEC の業務は，当の倫理委員会がそれ以外の役割を果たすうえでも極めて重要である．多くの医療従事者は，倫理委員会とは実際のところ何を行うものなのかと尋ねられたとき，HEC とは困難なケースでコンサルテーションを行うものだとまずは考える．医療従事者の中には，このコンサルテーションの役割は，医療従事者の意思決定に対する一種の追跡や監視にある，と誤解している人もいる．このような，コンサルテーションとは従来の医療上の意思決定に対して「後知恵による難癖」をつけるものだという認識が，委員会のコンサルタントとしての準備具合や有効性に対する不安ともあいまって，多くの医師の不安を招いている．例えば，医師であり倫理学者でもあるマーク・シーグラーは，倫理委員会は意思決

定の際の医師の権威を妨害し，医師─患者関係を台無しにするおそれがある，と警鐘を鳴らしている（Siegler 1986）．倫理委員会のコンサルテーションをめぐる神話の解体は，本書の他の章の中で取り扱われる話題である（第4章，第5章参照）．だが，こうした疑念や不信の種が潜んでいることを認識し，この問題に病院全体で積極的に取り組むことが，・教・育・的・役・割・を担う倫理委員会にとっての手始めの課題になる．このような病院スタッフの課題や関心や不安に対処するには，病院内のHECに関する知識やHECに対する態度を把握するための調査メカニズムを構築しておくことが役に立つだろう．

2　病院倫理委員会の自己教育

　HECが病院スタッフに対して効果的な倫理教育を提供するには，倫理委員会の委員自身が十分な倫理教育を積んでおかねばならない．したがって，委員会は，その中に倫理学の専門知識を持つ委員を含めておくか，あるいは，外部の人に倫理的知識を即座に照会できるような体制を整えておかねばならない．さらに，HEC委員は自己教育のための効果的な・メ・カ・ニ・ズ・ムを確立し，臨床倫理や組織倫理の分野について，委員の側でも基本的な理解を培っておかねばならない．1998年から1999年にかけてペンシルバニア大学が実施したHEC委員長への調査によれば，HECはかなりの割合の時間を自己教育に割いている．回答した322の病院のHEC委員長からの報告では，HECの自己教育に割かれた総時間の平均は29.8%であった．つまり，報告によれば，この自己教育という活動がHECの活動時間の中でも最大の割合を占めているのである（McGee et al. 2001）[1]．

　倫理委員会の委員の自己教育は，教育，コンサルテーション，院内指針の審査・作成・評価などHECのあらゆる機能の点で，委員会の委員が有効な貢献を果たすための技能を用意する．HECの自己教育と関連が深いのは，1998年に米国生命倫理学会（American Society for Bioethics and Humanities : ASBH）がコンサルテーションのためのコア能力として定めた，ケース・コンサルテーションに必要とされる一連の専門知識分野である（表10.1参照）．

　この文書の中では，HECのすべての委員が基礎的な知識や技能を持たなければならない分野がある一方で，高度な知識や技能が必要とされる分野があることも認識されている．この高度な知識や技能は，HECのすべての委員が持

> **表 10.1　米国生命倫理学会による，倫理コンサルテーションのコアとなる知識分野**
>
> 1. 道徳的推論と倫理理論
> 2. 頻出する生命倫理上の諸問題と諸概念
> 3. 医療システム（マネージド・ケア，行政システムを含む）
> 4. 臨床のコンテクスト（医学用語，ありふれた病気，新出の技術など）
> 5. コンサルタントの業務先の医療施設（院内指針を含む）
> 6. 組織に関与する患者集団・スタッフ集団の，信念や観点
> 7. 関連する倫理綱領，専門職行動，認証機関のガイドライン
> 8. 医療関連法規

つわけではないかもしれないが，少なくとも一人の HEC 委員が各領域の専門知識を持っているか，あるいは，委員会はこうした背景を持つ誰か他の外部の人に照会できなければならない，とされている（ASBH 1998）．いずれにせよ，HEC がより広範な病院スタッフ教育へと効果的に関与するには，HEC 委員が臨床倫理・組織倫理の問題圏について，ある程度の水準までは理解している必要がある．

　HEC の自己教育フォーラムに照準を合わせるには，HEC 委員がどの分野についてさらなる倫理教育を望んでいるか，委員の知識がもっとも豊富な分野，もっとも気安く取り組める分野はどこかについて，HEC 委員への定期的な調査を実施するのがよい．また，そうしたニーズ評価と並行して，委員会教育やスタッフ教育を行う際の専門分野・関心分野を確かめるために，HEC 委員への調査を実施するのもよい．すべての HEC 委員が一定の分野に関する専門知識や経験を積んでいることにより，教育に強力な基盤が与えられるだろう．例えば，ホスピス看護師の HEC 委員であれば，患者の物語や終末期ケアの倫理にまつわる問題を，教育フォーラムへともたらすことができるだろう．移植外科医であれば，移植の選別基準に関する倫理的問題や，患者の移植後ケアへの療養参加能力の問題が平等や公平に関する懸念と交差するような場面での倫理的問題を，提起することができるだろう．リスクマネージャーの HEC 委員がいる場合には，医療事故の公表の倫理的問題に伴う患者ケア上の懸念について，その議論を豊かなものにすることができるだろう．これら様々な分野の専門家を臨床倫理学者と組み合わせることで，就任から間もない HEC 委員の場合で

あっても，関連性の高い教育的議論を行うための基盤が与えられるだろう．異なる分野の専門家でも，ひとつの学問分野としての倫理学に関する知識を徐々に増大させていけば，HEC 委員はひとりでも効果的に教育を行えるようになる．

3 病院倫理委員会の教育的役割を成り立たせる背景要因

　倫理委員会の委員が病院の拠り所として役立つようになる背景には，いくつかの要因がある．もっとも重要なのは，倫理の重要性を伝えることについて，病院の上層部からの支援があることである．さらに，委員（やその監督者）は，HEC の委員であるということは病院のその他数多くの委員会とはまったく異なり，倫理学分野の学習への専心やかなりの時間的な専心が要求されるということを，認識していなければならない．様々な委員会がその専門知識を持ち寄って教育に効果的な貢献を果たすためには，委員は自らの豊かな経験や専門職上の徳についての自らの理解を持ち込むだけでなく，倫理への規範的なアプローチをすすんで学習する意欲も必要とされるのである．

　とはいえ，HEC 委員にとっても，教育プログラムの対象となる病院スタッフにとっても，ほとんどの医療従事者がもつとされる「道徳的な実践知」（賢慮）を認めることが肝要である（Churchill and Schenck 2005）．倫理的な考察は，こうした強力な基盤のうえに構築され，別の枠組のもとで問題を眺める方法を提供することで，批判者として敵対視されるのではなくひとつの拠り所として役立つことになるだろう．HEC による教育は，伝統的な医師―医療チーム―患者―家族関係を意思決定の場とみなし，それを支援するものでなければならないし，また，それは，最前線に立つ医師や他の病院スタッフと，高度な関連性を持つものでなければならない．医師や他の病院スタッフが自分自身の倫理的な価値観や信念や意思決定スタイルを検討したり明確化したりする際の支援となることで，倫理的問題をより公平な視点から掘り下げて検討するための基盤が与えられるのである．

4 関連性への気づき

　上で述べたように，HEC による教育の病院スタッフとの高度な関連性は，

> **表 10.2　医師その他病院スタッフの倫理教育のための話題の例**
>
> - 人工栄養・水分補給の中止：テリ・シャイボの物語から得られる教訓
> - 医療水準の変更：緊急性は異なるレベルの治療を正当化するか，正当化されるとすればどのような緊急性か
> - 遺伝学や遺伝子診断に関する倫理的問題
> - 終末期の意思決定に関する法や倫理の観点（このプログラムには，事前指示，DNR 指示，治療の差し控えと中止，医学的無益性の問題，脳死，臓器移植，医師による自殺幇助など，様々な話題が利用できる）
> - 不法移民にとっての医療アクセス
> - パンデミック・インフルエンザに関する倫理的問題
> - 脳神経倫理
> - 患者の秘密保持，プライバシー，HIPAA 法の時代におけるそれらの尊重のあり方
> - 多様性の尊重：倫理的問題はどのようにして，誰によって生み出されるのか（人種，民族，文化，宗教，代替医療，家族システム，ケースの当事者固有の観点などは，関連する論点になるか，なるとすればどのようにしてかを，繊細に観察する）
> - 出生をめぐる倫理的問題（生殖技術，胎児への外科的措置，人格，新生児医療の倫理）
> - 医療アクセス，治療の公平さ，保健システムの長期的持続性

病院全体への調査のメカニズムを活用することで強化されるだろう．医師や他の病院スタッフは，ある臨床・研究・組織上の問題がどの程度頻繁に発生しており，その問題はどの程度倫理的に問題が多いと考えられるかを，評価することができる．部局間や部局内，あるいは特定の患者ケア病棟やユニットなど，集団別の統計情報に基づいてその回答を分析すれば，施設内でどのような問題が頻発しているか，それらの問題は特定の部局やユニットに特化された問題なのかといった，重要な情報が得られる．こうした情報収集手段を通じて，当該の施設にとって高度に関連性のある倫理教育を推し進める際の，その教育方法を肉付けするための情報が得られる．

　HEC 委員は，現代の様々な倫理的問題についての理解を基本的な水準までは培っておかねばならないが，他方で，より広範な病院スタッフのための教育プログラムの構築にも焦点を合わせなければならない．頻発する問題や，最近

の困難な臨床上のケースに見出される事柄や，組織上の事柄などを選び出せば，病院スタッフからある程度の関心を呼び起こすことができる．さらに，最先端の問題や最近全国的に話題となっている問題を取り扱えば，病院スタッフの情報更新や思考訓練にも役立つことだろう（表10.2参照）．

　医療従事者が初めて倫理教育に参加するという場合には，高度な関連性や実践的な影響に照準を合わせ，そうした実践的問題を明確化したり，再構成したり，分析したりするために，倫理学の言語を活用するというメカニズムによる教育形式がもっとも効果的だろう．だからこそ，ケーススタディ・アプローチは，倫理教育の中で頻繁に用いられるメカニズムなのである．ケースは当該の組織の実際の経験から採られるのが望ましいが，現実のケースがもつ文脈の豊かさや物語の詳細は，現場で働く専門職にとってたいへん興味をそそられる入り口となる．他にも，以下のような興味深いメカニズムがある．

- 問題への取り組み方や，討論の際のコミュニケーションの問題をデモンストレーションする，模擬倫理委員会
- 役者や，脚本に沿って演技するHEC委員との，模擬の患者対応
- 何らかの問題の例示となるビデオや映画の一部の鑑賞
- 適当な少人数グループで行われる，短編小説や戯曲の輪読

これらのメカニズムはそれぞれ強力な経験を与えるものであるが，それらが効果的な倫理教育となるためには，同時によく練られた討論を実施することで倫理的問題が明らかにされ，教育的論点が明確に提示されなければならない．

5　倫理的な行動の複雑さ

　HECは，関連性の高い実践的問題を取り扱うだけでなく，どのような過程を経て倫理的な関与が実現されるのかを，医師や他の病院スタッフが理解できるような機会を創出しなければならない．様々なケース・コンサルテーションの方法論（第4章参照）は，確かに個別のケースの分析には役立つものだが，倫理的な行動を促す過程の中ではたかだかその一部を構成しているにすぎない．倫理的な行動がどのような形をとりながら発達するかという，その広い文脈を理解しておくことが，HECにとってはたいへん有用であろう．倫理的な行動

のひとつのモデルは，教育心理学者ジェームズ・レスト（Rest and Narvaez 1994）の著作に見出される．このモデルでは，倫理的な行動の本質的な構成要素として，次の四つが定められている．

1. **倫理的な感受性と注意力**：この中に含まれるのは，当該の問題が倫理的な問題であること（つまり，基本的には，法的な問題，文化的問題，科学的／医学的問題などではないこと）に気づく能力と，その問題に取り組む際の自らの役割責任，すなわち，「責任主体であること」agency を認識する能力である．
2. **倫理的な推論能力**：これは，様々な規範的アプローチや規範理論を活用し，注意深く状況を分析する能力である．
3. **倫理的なコミットメント**：これは，他の，非常に現実的な，拮抗する諸々のコミットメント（これらは，時間，自己保存，衝突回避など，道徳外的な性質のコミットメントであることが多い）が存在することを認識したうえで，自らの行動の自発性を確かめるものである．
4. **倫理的な性格／実行**：これは，次の手立てを本当にとるつもりがあるかどうかを検査し，先に進むためにはどのような素材や実際上の選択肢が存在するかを知るものである．

レストとナルバエス（Rest and Narvaez 1994）の中では，倫理的な行動が生じるためにはこれら四つの構成要素のすべてが必要であるとされている．このモデルでは，倫理的問題とは複雑な文脈の中に位置づけられたものであること，そして，こうした文脈の多層性や実践的能力への自覚が，医療スタッフ・病院スタッフにとって大きな影響を及ぼしうることが認識されている．ある状況を分析できるには，それに先立って，どのような倫理的問題が危機にさらされているのかを認識できなければならない．そうした倫理的問題の認識やその分類作業が単純な課題となることはほとんどない．例えば，何が危機にさらされていると考えられるかという点で，複数の関係当事者の間で異なった見方が提示されるかもしれない．また，たとえ倫理的問題が確定され，注意深く分析されたとしても，行動には結果が伴い，問題を好転させるには様々な技能が要求される．そうした複雑な状況の中で，実際に自分が声を上げて行動を起こすかどうかを決意しなければならないのである．医療従事者は，困難な決定の真

只中でこそ，危機にさらされている事柄に共鳴することができるだろう．

6　既存の教育機会の活用

　教育機会の創出には資源上の制約 logistics もまた問題となるが，その中で大切な倫理教育の場を与えてくれるのは，様々な既存の委員会である．各々の病院ユニットには既存の管理ミーティング administrative meeting や教育ミーティングがある．例えば，ICU のスタッフ・ミーティングが週一回の頻度で開かれている場合には，ミーティング主催者の協力を得て，この既存のミーティングをおそらくは多少延長する形で倫理的問題に取り組むことが，スタッフの時間をもっとも尊重し，出席率のよい議論を生み出すことになるだろう．この倫理のセッションは，その他のシフトの間にも繰り返して催される必要があるかもしれない．HEC の委員がユニット長と協力して，今現在関心の高い話題，不安の大きな話題を決定するという手もある（その病院やユニットの中で，倫理に関連する新たな指針が実施されようとしているか？ ユニットのスタッフは最近困難な患者のケースを取り扱ったか？ スタッフが採り上げたいと思うような，ユニットの中で頻発している倫理的問題はあるか？）．

　毎回のミーティングの中で課題となるのは，スタッフや患者や家族の日常生活と関連性の高い倫理的問題があるかどうかを確かめることである．問題によっては，ユニットのスタッフが自分たちの不安を声に出すことができ，倫理的問題に形を与えるのに役立つような質問が尋ねられるよう，手続き的な倫理が組み込まれた討論の形式で取り扱われるのが最適な場合もあろう．他の議題が同時に取り扱われる場合には，既存の委員会では使える時間が限られているので，さしあたりは HEC 委員たちが討論を行うことで，一層掘り下げた対話に向けた呼び水とするのもよいだろう．HEC 委員が出席して討論へのアプローチの仕方を提示するだけでも，HEC の全体的な役割や有効性についての重要な情報を伝えることになるだろう．

　さらに，HEC のどの委員が教育委員会を指導するのか（そして，なぜその委員なのか）という問題が，注意深く取り扱われなければならない．なるほど，ある特定のユニットの実践に精通した HEC 委員の存在は，討論の中ではとりわけ役に立つだろう．だが，それは，この討論の中ではその人はあくまでもHEC 委員として別個の役割を担っている人，倫理に関する専門知識を持って

いる人であることが，当該のユニットのスタッフによって認められている場合に限られる．なお，後日開かれるミーティングも含めて討論を最後まで見届け，参加者やユニットの代表発言者の発言を追跡することが，院内でのHECの役割が十分に機能しているかどうかを確かめるという点で，重要となるだろう．

7 その他の倫理教育機会

他にも，既存の部局会議 divisional meeting やユニット・ミーティング以上の，組織全体にまで波及効果をもつような教育機会もあるだろう．スタッフ・ミーティングや院内勉強会形式により，すでに委員会への出席に慣れ親しんでいる大集団に向けた，協力的な教育機会が与えられる．組織の状況によっては，倫理全体勉強会を別個に創設するのがうまくいくかもしれない．

さらに，倫理的な討論を上層部集団（例えば，病院幹部委員会や利益相反委員会や病院委員会など）にも導入すれば，この集団にとっても重要な拠り所が与えられるだろうし，当該の組織の拠り所としてのHECの業務の重要性が，はっきりと示されることにもなるだろう．また，こうした上層部のメンバーにHEC委員を担わせておけば，継続的な情報交換のメカニズムが構築され，HECによるさらなる教育が必要と思われる問題を定めるのにも役立つ．他の病院内委員会の責任の範囲内に組織内の倫理的問題が含まれてくることが明らかな場合には，HECは討論や情報共有のための常設メカニズムを確立しておくべきである．リスクマネジメント委員会や研究倫理委員会，法令順守プログラム，別置の組織倫理委員会などは，組織全体の倫理的問題を印象づけるための重要な協力者となるのである．

最後に，HECにとっては，通常とは異なる教育戦略を考えてみることも重要であろう．例えば以下のようなものが考えられる．

・新規スタッフのオリエンテーションの一部に倫理を含めることを慣例としておけば，組織における倫理の重要性がはっきりと認識される．この段階では，基本的な情報の提供がもっとも有用だろう．例えば，倫理ということで何が意味されているのか，なぜそれが重要なのか，患者や訪問者や同僚がもつ異なる価値観の尊重，HECの役割とそのアクセス方法に関する情報などが，それに当たる．倫理的問題を興味深いもの，関連性の高いも

のにすることが，オリエンテーション・プログラムの中での倫理教育の成功の鍵である．
・HEC の目的やそのアクセス方法を記したパンフレットや掲示は，HEC の役割に対する理解を同僚（や患者や訪問者）へと浸透させるのに役立つだろう．
・病院スタッフ向けのニューズレターやウェブサイト，またはそれ以外の一般的なコミュニケーション手段による，時宜を得た倫理的問題に関する記事の掲載は，問題の到達範囲をより一層拡大する機会を与えてくれる．
・HEC チームや委員がカルテに記したあらゆる情報が，カルテにアクセスするすべての人にとって有効な教育手段となる．

8　説明責任と有効性

　HEC がそのあらゆる役割や責任をどの程度達成しているかという，HEC の有効性に関する評価は不可欠である．HEC による医療従事者への教育効果を査定するための方法論を定める場合には，当該の組織の中のアウトカム調査の資源を活用すべきである．上に論じた調査手段を活用すれば，知識レベルや関心領域に関する水準点が定められるだろう．HEC は，年間を通じてその教育活動を追跡し，実施回数，頻度，形式，主題，出席者といったミーティングに関する情報を記述することができるだろう．さらに，ミーティング参加者への簡単なアンケート評価により，出席者の満足度，知識の習得度，行動変容の可能性，講師や形式の有効性，将来採り上げてほしい話題の確定に関する，素早い反応が得られる．場合によっては，知識や技能の習得度をより正確に評価するために，事前テストや事後テストを活用することもできよう．さらに，そこで得られた情報が臨床家の実践に影響を及ぼしているか，及ぼしているとすればどのようにかを確定するために，教育プログラムに参加した臨床家への定期的追跡評価を開始するのもよいだろう．同様に，もっと非公式な形態の教育（例えば，リスクマネジメント委員会との月例会議など）に参加した人々のフィードバックからも，評価のための貴重な情報が得られるだろう．また，ひとつひとつのコンサルテーションが教育の機会となるのだから，ケース・コンサルテーションに参加した人々への追跡アンケートも，知識の習得度に関する重要な情報を与えてくれる．当該年度の教育プログラムの中で照準が合わせられて

いた知識や技能に関する組織全体への調査を年度末に実施すれば，将来プログラムを作成する際に重要となる，集団全体の理解や方向性に関する評価が与えられるだろう．

9　病院倫理委員会の教育的役割

　集団の中で倫理教育の役割を果たしているのは，何も HEC だけではない．多くの地域には倫理コンソーシアムや連携機関が存在し，関心ある医療従事者のために教育プログラムを提供したり，HEC の教育的役割を支援したりしている．米国の教育プログラムは，大学に設置された生命倫理センターや，専門職団体や，ASBH のような米国の学会を通じて入手することができる．だが，医療従事者の時間や施設の資源には限界があることを考えれば，医療従事者が倫理的問題に取り組み，倫理的な考察が組織文化として浸透するのにもっとも効果的な方法は，組織の「内部で」"at home" 教育の機会を設けることであろう．HEC の指導者や委員は，HEC のあらゆる活動や責任が同僚にとっての「倫理教育の時間」となることに，十分自覚的でなければならない．教育活動やその波及効果をきちんと追跡することが，HEC の有効性に関する重要な情報を，組織の上層部や組織全体へともたらすことになるのである．

さらなる考察のために

1. どのようなメカニズムを通じて，あなたの HEC はあなたの組織の倫理的知識の水準を評価できるか．また，こうした評価を可能にするためには，どのような資源や施設からの支援が必要か．
2. 現在あなたの組織との関連性が高く，もし有意義に取り組まれれば医師や病院スタッフの役割を支援することになるような，主要な倫理的問題とは何か．
3. あなたの組織やあなたの地域のどのような人々が，倫理学の理論や言語を実地に活かす能力も含めた，倫理の専門知識を持っているか．
4. あなたの組織では，今年度，倫理的な活動を追跡するためにどんな手段を開始できるか．また，このデータから主要な要素を収集し，分析し，教

育へと利用するには，どのような資源が必要になるか．

注
1) 委員会のその他の活動の中には以下が含まれる．ケース・コンサルテーション (19.9%)，ケースの事後的な評価 (14.9%)，指針の作成と評価 (23.4%)，「その他」(6.1%)．

参考文献
ASBH. American Society for Bioethics and Humanities. 1998. *Core competencies for health care ethics consultation.*

Churchill, L. R., and D. Schenck. 2005. One cheer for bioethics : Engaging the moral experiences of patients and practitioners beyond the big decisions. *Cambridge Quarterly of Healthcare Ethics* 14 : 389–403.

McGee, G., A. L. Caplan, J. P. Spanogle, and D. A. Asch. 2001. A national study of ethics committees. *American Journal of Bioethics* 1 (4) : 60–64.

Rest, J. R., and D. Narvaez, eds. 1994. Moral development in the professions : *Psychology and applied*.22–25.

Siegler, M. 1986. Ethics committees : Decisions by bureaucracy. *Hastings Center Report* 16 (3) : 22–24.

関連資料
Agich, C. J. 2001. The question of method in ethics consultation. *The American Journal of Bioethics* 1 (4) : 31–41.

American Medical Association. 2004–2005. *Code of medical ethics current opinions with annotations.*

Lo, B. 2005. *Resolving ethical dilemmas : A guide for clinicians*.3rd ed. Lippincott Williams & Wilkins. バーナード・ロウ『医療の倫理ジレンマ――解決への手引き』北野喜良・中澤英之・小宮良輔監訳，西村書店，2003 年（原著第 2 版の翻訳）．

President's Council on Bioethics. http://bioethics.gov/

Purtilo, R. B., G. M. Jensen, and B. Royeen. 2005. *Educating for moral action : A sourcebook in health and rehabilitation ethics*.F. A. Davis Company. Written for physical therapy and occupational therapy administrators, curriculum coordinators, and educators.

University of Washington School of Medicine. Ethics in medicine. http://depts.washington.edu/bioethx/toc.html.

第 11 章

病院倫理委員会とヒトを対象とする研究

ティモシー・F・マーフィー

(林芳紀訳)

キーポイント

1. ヒトを対象とする研究の監視機構を明確にする.
2. 革新的治療 clinical innovation と正式な研究の区別を明確にする.
3. どのような場合に病院倫理委員会が革新的治療に関与する可能性があるかを明確にする.

1960年代にワシントン大学は, 当時はまだ稀少であった新しい救命装置——血液透析——の候補者を判定するための, 委員会を設置した (Jonsen 1992). その委員会は, 誰が治療を受けられ, 誰が受けられないかを決めるための, 指針となるべき基準を設定した. この決定の過程に対して, 批判者たちは, その基準には一部の人々の生命の価値に関する無根拠な判断が反映されており, しかもその決定は, 文字通り生死を決するものであることから, とりわけ問題だと批判した (Beam 2004; Pence 1980). 他方, この種の基準に含まれる毒を中和すべく, 一部の論者たちは, ならば治療に関する決定の中には運の要素を取り入れたほうがよいのではないか, と問いただした (Childress 1979). 少なくとも, このアプローチは, 誰の生に価値が認められ, 誰の生には認められないのかという点について, 偏りを避けるのには役立つではないかというのである. 医療の歴史の中で時折見受けられるように, こうした基準をめぐる倫理的議論が完全な解決を見たことはなく, すべての当事者に満足のいくような

合意が到達され，その合意が時の試練に耐えてきたということはない．むしろ，その議論は，連邦政府が 1970 年代に介入し，透析治療の費用の面で多大な貢献を果たすに至って迂回され，係争点としてとどめおかれた (Retting and Levinsky 1991)．この連邦政府のアプローチは，年齢や婚姻関係やアルコール摂取の有無などを基準にして誰が透析を受けるかを決めるという，難しい問題をすべて解消した．政府がこのような介入を示してからは，では連邦政府は費用をどの程度負担するのかという議論の種は残ったにせよ，透析に関する決定を下していた「神の委員会」は，まったく用済みとなった．

この種の委員会は，その審議内容が限定されていたとはいえ，数多くの点で，今日の病院倫理委員会 (HEC) へと至る流れの淵源として位置づけられる．稀少な救命装置を割り当てる明確な基準が見当たらない中で，医師や医療施設は，哲学や神学や法学の専門家たちから助言を求めたのだが，歴史家の中には，こうした外部への波及が生命倫理の現代的形態の出発点である，と指摘する者もいる (Jonsen 1998)．また，例えば重度障害新生児に対する栄養・水分補給や，成人に対する終末期ケアといった困難な医学的決定をめぐる論争も，医療専門職従事者が助言を求めることができるように何かしらの集団を組織しておこう，という関心を呼び起こした (Duff and Campbell 1973, 890–94)．こうしたニーズが HEC に概念空間を用意し，この種の委員会が全国に発生した．1990 年代以降は，JCAHO において，当委員会の管轄下にあるすべての施設は倫理的衝突を解決するための機構を設置しなければならないとされたが，多くの医療施設はその対処法として，HEC に白羽の矢を立てたのであった．

病院の委員会が救命装置の割り当てという厳しい問題と格闘していたのと同じ頃，全国を騒がせた一連のスキャンダルにより，研究という名目で意図的に——または，少なくとも無関心のために——人々を危害にさらしていたことが明るみになった．例えば，1930 年代から 1970 年代の初期に至るまで，米国公衆衛生局は，貧しいアフリカ系アメリカ人の男性に対して梅毒の自然経過調査を実施していたが，それはあくまでも病気の経過の様子を調査するためのものであり，男性たち自身を助けるためのものではなかった．このタスキギー梅毒研究の遺産は，今日に至るまで，科学研究者とアフリカ系アメリカ人との関係に暗い影を落としている (Jones 1993)．配慮に欠けた研究の例をもうひとつ挙げると，ソール・クルーグマンの指揮下で実施されたウィローブルック肝炎研究では，重度障害を持つ入所児童たちに対して意図的に肝炎ウィルスを感染

させていた (Rothman and Rothman 2005). これらの研究スキャンダルに対する対応として, 1970年代末の生物医学および行動科学研究の被験者保護のための全米委員会は, 医学研究者は往々にして何ら明確な倫理的基準もなく研究の設計や実施に関する決定を行っていると指摘し, その欠を埋めようと数多くの報告書を公表した[1].

もちろん, 今日に至っては, 監視委員会は医療情勢を彩るひとつのはっきりした特徴になっているが, それら様々な委員会の間の分業体制の骨格をなしているのは, 「臨床医療」と「研究」の区別である. 一般に, 通常HECがその労力を割いているのは研究に対してではなく, 困難な臨床上の決定や院内指針や教育に対してである. HECは, 個々の施設内のニーズを満たすべく出現したのである. それとは対照的に, 大きな影響力を持つベルモント・レポートも含め, 全米委員会の助言の中で焦点が合わせられていたのはヒトを対象とする研究に伴う倫理的問題である——もちろん, その研究の中には, 臨床医療の研究も含まれるが. このレポートでは, 問題の余地のある研究を発見・阻止するための施設内の監視機構, すなわち, いわゆる研究倫理委員会 (IRB) の創出が要求されていたが, さらに連邦政府は, ヒトを対象とする研究の多くに適用されるような, 規則の採択へと着手した. こうした歴史の結果として, IRBは, ヒトを対象とする研究の監視に関する責任のほとんどすべてを担うに至っている. IRBは, ヒトが個人としてであれ, 集団としてであれ, 不適切に危害にさらされてはならないという連邦政府による助成研究の条件を満たすべく, 出現するに至ったのである.

現状としては, HECは, 研究の審査や承認に関しては, 厳密に言えばいかなる正式な役割も果たしていない. そうした課題はIRBに属しており, IRBは, インフォームド・コンセントや秘密保護や安全性のモニタリングの点で, 明確な責任を負っている. とはいえ, この分業体制の歯車の間には, 多少の遊びの余地が開かれている. 現存する研究監視基準は, 個々の患者に対する革新的な——まったく新しい, とも言えるかもしれない——治療の点で, 臨床家に十分大きな裁量を認めているのである. 言い換えれば, IRBは, 完全に新しい, あるいは, その施設の中で初めて行われるような治療や革新的治療に対しては, 事前審査や承認の権限を持っていないのである. こうした革新的治療が, HECへの注目につながる可能性がある. というのは, そうした革新的治療に従事する臨床家は, 治療を推し進める前に, 何らかの助言を得たいと思うから

である.このような限定された状況では,HEC は新しい治療法の開発や実施の面で一定の役割を果たしうるのである.

1 ヒトを対象とする研究の監視

米国では,ヒトを対象とする研究の監視に関する主要な責任は,IRB に属している.もっとも,一部の事例では,より高次の審査が必要とされることもある(例えば,健康な児童への重大なリスクを伴う研究など)(Kopelman and Murphy 2004, 1-7).IRB の責任は,連邦政府から資金を助成されているヒトを対象とする研究や,市場に出荷される薬品や医療機器に関する民間による助成研究,放射線物質など一部の規制対象となる物質に関連する研究の,すべてにまで及ぶ[2].この責任範囲の広さにもかかわらず,IRB による事前審査や承認を必要としない研究も存在する.例えば,教育実践に関する研究の一部や,ある種の匿名化された社会科学的調査研究には,IRB による事前審査や承認は必要とされない.また,公的活動に関する研究,例えば政治家のキャンペーン活動や公共空間での人々の行動に関する研究の場合にも,事前審査や承認は必要とされない.連邦規則の言葉に従えば,この種の研究は,IRB による審査を免除されているのである.それでも,施設によっては,所属の研究者たちがこの種の許容された研究の境界線を超え出て行かないように,何らかの院内指針を設けていることもある.例えば,この種の研究に従事する研究者は,その研究が IRB の審査を免除されたものであることを施設が認証できるよう,研究の内容を詳細に記述するように施設から要求されている場合もある.

規制の射程は広範に及んでいる一方で,「施設内」目的で実施される一部の研究に関しては,上記のような事前審査や承認の必要性は惹起されていない.例えば,ある食品会社がその商品であるダイエット食品の価値について研究したいと考えているとしよう.この研究には,人々がこれらの食品を使用している期間人々を追跡して,これらの食品がどのくらい効果的であるかを確定するという作業が伴う.この研究は,連邦政府の助成を受けておらず,制限対象になる物質も使用していなければ,その他連邦規則に抵触するような事柄も見当たらないのだから,連邦政府による監視の範囲外である.他にも,ヒトや明確な個人情報を対象とした研究であるにもかかわらず,IRB による審査の必要性を呼び起こさない研究がある.別の例を挙げると,例えばある施設が,どれ

くらい多くの人々が入院期間中にウィルスやバクテリアに感染するかを研究したいと考えている場合，IRB に事前審査や承認を依頼することもなければ，患者の知識や同意を前提とすることもなしに，研究の実施に関連する医療記録のすべてを，望む限り何度でも追跡することができる．その施設の目的は，厳密に言えば，一般化できる知見への貢献ではなく，様々な介入手段を通じてこうした感染をできる限り防止することにある．それとは対照的に，もしある病院の研究者が同じ病院で同じ研究を実施したいと考えた場合，その研究の理由が，専門的知識への新たな貢献として，発見を社会に報告することにある限りでは，IRB による審査が必要とされるだろう．簡潔に言えば，IRB がある種の研究を審査・承認する際には連邦規則が適用されるものの，その他の領域の研究に関しては規則が及ばないのである．こうした研究の中には研究参加者にリスクを及ぼしうるものもあるため，一部の論者たちはより射程の広い基準の必要性を主張してきたが，2001 年には米国国家生命倫理諮問委員会（NBAC）がまさにこうした助言を行うに至った．

　また，連邦規則は，どのような研究に審査の必要があり，どのような研究が免除されているかの規定を超えた事柄にまで言及している．そこでは，IRB の委員資格に関する一定の基準や IRB の主要な機能までもが明確化されている．一般に，IRB の委員資格とは，申請された研究についての適切な評価が可能となるよう，十分な科学上の専門的知識と施設に関する情報を備えていることである．もしある IRB がある研究申請を評価するための専門的知識を持っていなければ，委員外からの補助や助言を求めることもできるだろうが，IRB の委員構成は，通常そこで審査される類の申請を評価するという課題に対処できるだけの，十分な力量を備えているのが普通である．例えば，IRB は医師を最低限の人数備えていなければならないといった個別の要求事項は存在しないものの，数多くの臨床実験を監視するはずの IRB の中に，専門の異なる多数の医師が含まれていなければおかしいことは当然であろう．また，IRB は，男性と女性の両方が委員に選出されるようにしなければならないし，当該の施設とは密接なつながりのない委員を含めておかねばならない．委員資格となるべき条件は他にもあるだろう．例えば，ある IRB が受刑者の健康や福祉に関わる研究申請を評価する頻度が高い場合，連邦規則は，IRB が刑務所や受刑者集団に詳しい人物を含めておくように指導している．

　IRB には，研究参加者となる男性，女性，子どもの権利や福祉の保護に着

目した研究申請の評価が求められている．とりわけ，IRB には，研究参加者がどのような経緯で研究への参加を促されているかという点や，研究参加者となりうる人々に当該の研究のリスクと利益について助言するための，インフォームド・コンセントのプロセスなどを評価するという仕事がある．また，IRB は，研究参加者となりうる人々がその研究に参加する以外の選択肢や，研究参加を撤回する権利，研究を実施する人々の身元などについて助言を受けられるかという点にも着目して，研究申請を評価する．さらに，IRB は，その研究のリスクの大きさに見合った仕方で，研究参加への同意書を整備することが求められている．IRB は，研究を承認する前に研究申請の改訂を要求することもでき，こうした改訂は，先に述べた領域における研究参加者の権利や福祉の保護に役立つと考えられる，すべての事柄に対しても拡張することができる．

　また，IRB は，そこで承認されるすべての研究の継続審査を少なくとも年に一度は実施しなければならないが，例えば当の研究が綿密なモニタリングが必要なほどの医学的リスクを伴うといった場合には，もっと頻繁に継続審査を実施することが求められている．（研究者がデータ及び安全性モニタリング委員会（Data and Safety Monitoring Board）を設立するのはまさにこの継続審査を行うためであり，その場合この委員会が研究のキーポイントを評価する．）さらに，IRB は，妊娠中の女性，子ども，州の被後見人の研究に関しては，もっと多くの評価要素を検討しなければならない．研究の承認は，その研究が中止させられないということを意味するものではない．IRB には研究の開始前にその研究を審査・承認する責任があるのと同様に，例えば研究者が研究工程を順守していなかったことが判明した場合や，予期されていたリスク便益計算が参加者の危害となるほどまで大きく変化したことが判明した場合には，IRB はその研究を中断させることもできる．なお，ほとんどの IRB の委員は，当の大学や医療センターを代表するボランティアによって構成されていることも，付け加えておかなければならない．とはいえ，連邦規則の中ではボランティアによる IRB は要求されておらず，数多くの営利的 IRB が全国各地で運営されている（Emanuel 2006）．

　IRB 審査の現行システムが生まれてから数十年が経つが，その間には多くの批判もあった．様々な学者や連邦政府の委員会が同様にそのシステムを研究し，様々な改変を提案してきた．例えば，ロバート・レヴィンのような論者は，より複雑でリスクの高い研究の評価に IRB の時間を割けるように，非常にリ

スクの小さな研究の監視に関しては研究者自身がより大きな責任を負うべきだと，以前からずっと主張し続けている (Levine 1998). その他の批判の中には，より一層遠大なものもある．2001 年に，米国国家生命倫理諮問委員会は，現行の研究監視システムに対する一連の重大な改訂を提案した．例えば，この委員会が，監視システムを米国におけるヒトを対象とするすべての研究にまで拡張することを助言したのは先述のとおりであるが，さらにこの委員会では，例えば IRB に対する認定機構が助言されたほか，とりわけ利益相反を発見・対処するための基準なども助言されている．さらに，委員会は，より高次のリスクをもたらす恐れのある研究に対して一層精密な調査を実施するために，連邦政府による研究監視を統一化し，リスクの度合いに応じて研究を等級化することを助言している (NBAC 2001). これらの助言の背後にどのような政治的牽制が働いていたのかは不明であるが，実際のところ，いくつかの変更の試みはすでに暗礁に乗り上げている．とはいえ，それでも一部の監視基準の変更は，将来いつの日にか実施されることだろう．

2 病院倫理委員会・研究・革新的治療

連邦規則や院内指針が適用される引き金となったのは研究なのだから，ヒトを対象とする研究を審査・承認する責任は，HEC ではなくひとえに IRB の肩にのしかかっている．入院・外来患者その他を対象とした研究プロトコルの審査は，HEC の業務ではない．研究申請を科学的観点と倫理的観点の双方から評価するためのシステムは，すでに存在するのである．一般に，研究——連邦規則や院内指針の中で定義されるような意味での，研究——に関わる事柄は，IRB に照会する必要がある．

とはいうものの，IRB と HEC の分業体制——大まかに言えば，研究対臨床医療——は，HEC は新たな知識の出現の場面で決して役割を果たすことはない，ということを意味するものではない．HEC にも時折降りかかる可能性があるひとつの役割は，革新的な臨床医療に関して連邦規則の中に「遊び」が残されているところから，発生する．

1979 年のベルモント・レポートでは，監視委員会による事前の審査を受けなければならない調査研究 (investigation) と，そうした種類の審査を免除されるべき医療ケア (medical care) を区分するために，「研究」と「革新的治

療」が区別された．この区別に従えば，研究とは，「一般化できる知見」に貢献するために行われる作業である．この貢献は，科学雑誌や学術雑誌上での公表か，もしくは専門職集団への正式な伝達を通じて行われるのが普通である．対照的に，革新的治療とは，ある特定の患者個人を治療するために医師が用いる技術や戦略のことであり，おそらくそこには，その成果を専門職集団に伝えるといった考えはまったくない．例えば，ある医師が，自分の担当するすべての糖尿病患者には，通常とは異なるひとつの特性が共通して見出されることに気付いたが，そうした特性は糖尿病に関する科学文献の中にはこれまで記されてこなかったとしよう．その特性が糖尿病の病理のひとつなのか，それとも，単にこれらの患者の間に見られる偶然の一致にすぎないのかを確かめるために，その医師は，元来の患者たちも含めた大勢の糖尿病患者を対象とした調査を行いたいと考えるとしよう．この調査には，いわゆる研究としての折り紙がつけられてしかるべきである．というのも，その調査は，糖尿病患者の治療に当たるすべての医師の関心を惹くはずの，医療管理の問題に応えるべく設計・計画されており，そこでの発見は，もしそれが有意義な発見であったとすれば，専門誌を通じて医学共同体に伝えられる可能性が非常に高いからである．

　それとは対照的に，ある症状の患者に対して推奨される投薬量が，自分の担当患者の一人にとっては過多ないし過少であることに，ある医師が気付いたとしよう．となれば，医師は，その一人の患者にとって効果のある量を見つけようと，投薬量を様々に変えていくだろう．ここで問題になっているのは，この一人の患者にとっての最善の投薬量はどれくらいかという問題である．また，ある医師が，ある症状の治療薬として承認された医薬品を，まったく別の異常を治療するために利用したいと考えることもあろう（これは「適応外」使用と呼ばれる）．これら以外の革新的治療の例としては，例えば，非典型的な肝解剖所見を示す患者に対する，新しい手術手技の利用なども含まれるだろう．これらの例が示すように，患者の状態や治療のあり方は無数に変化するのだから，臨床家は自らの実践を通じて，薬理的であれ外科的であれ，個々の患者に合わせて独特で革新的とすら言えるような治療をしつらえることが要求される．こうした臨床家たちに対して，患者の治療に際して行う新しい選択のすべてについて事前の審査と承認を求めるよう期待することは，無茶というものである．

　こうした無茶な干渉から臨床的判断を保護するために，ベルモント・レポートは，個別の治療に携わる臨床家に関してはほとんど踏み込んだ発言をしてい

ない.このレポートには次のように記されている.「臨床家が,標準的な,またはすでに承認されている治療から際立った方法で逸脱するとき,その革新的行為だけで,あるいはそれ自体が,研究となるわけではない.ある手順が,新しい,テストされていない,または異なるという意味で『実験的』であるという事実は,その手順が自動的に研究の範疇に入ることを意味するものではない」.この結論が行き着く先は明らかである.つまり,新しい医療的介入のすべてがいわゆる研究と考えられるべきではなく,医師は,個々の患者に対する臨床医療の場面では,その目標がまさしく個々の患者の治療にある限りでは,根本的に新しい革新的治療に着手することすら許されているということにほかならない.

だが,こうした臨床の場面での自由があるからといって,新しい治療を開始する際には,すべての医師がカウンセリングもなしに完全に独立独歩で行動したいと考えているわけでもなければ,そのように行動すべきだということにもならない.臨床家の中には,自分の革新的な治療に関する何かしらの対処策を立てるための手立てとして,他人に助言を求めたいと思う人もいる.治療法の先駆者がHECと交わる可能性があるのは,まさにこのような形でである.そうした場合に臨床家がHECに求めているのは,いわゆる研究への承認ではなく,計画されている革新的治療を受ける患者を保護するための最善の手立てに関する,手続き上の助言である.そのコンサルテーションの中で目指されている目標が,ある一人の患者のケアについての助言を与えることにある限り,医師は自由にHECに助言を求めることができるのであり,またHECもその能力に応じて自由に助言を与えることができる.この助言の具体的内容としては,使用されるべきインフォームド・コンセントの手続きの種類から,新しい治療法をモニターするために適宜設置されるべき,手続き上の安全策にまで及ぶだろう.

これらと同様の意向から,一部の論者たちは,臨床家が新しい治療法を推し進めるのに先立って有益な情報を求めることができるような委員会として,「革新的治療委員会」(innovative therapy forum)を提案している.この委員会は,いわゆるHECではないものの,その機能は上記のような助言的役割に近いものとなるだろう.革新的治療委員会の厳密な性格と役割については専門家の間でも合意に達しておらず,十分に解明されているとは言いがたい.一部の論者たちは,それを,IRBの評価ではありえないような仕方で臨床家に役

立つ,媒介的な委員会と考えている (Restima and Moreno 2006).他の論者たちは,一人以上の患者に実施される新しい治療法に関するすべての企てに対して,IRB が関与すべきだと考えている.革新的治療委員会が長期的に見てどのような運命をたどるかは明らかでないが,多くの臨床家たちは許容されている革新的治療といわゆる正式な研究の間の境界線について明確には理解しておらず,それらの領域を定めている文書や言葉を様々な仕方で解釈するおそれがあることは,指摘に値する.例えば,外科医は,何が通常の外科手技上のよくある変種に該当し,何が通常の手技からの大幅な逸脱に該当するのかを,明確には理解していないかもしれない.また,専門職種の中には,革新の創成へと向かう大きな背景的動因が働いていることもある.そうした状況では,一部の医師が同僚の委員会に助言を求めることにより,自分一人での判断と IRB の要求する事前審査との間の,中道を見つけ出したいと考えたとしても驚くには当たらない.すでに,HEC の中には,新しい手技やプログラムを導入する際の助言を提供しているところもあるが,一般的には,HEC が IRB の真似をし,またそれゆえに IRB の仕事の邪魔をすることは避けるべきであるのと同様に,いかなる医学分野の治療の場合であれ,革新的治療に対する監視の責任を常時引き受けることには慎重であるべきだろう.

　また,注意しておかねばならないが,一部の医療従事者は,それ自体としては新しくもない治療計画の実施を企てる際にも,HEC を訪れる場合がある.例えば,その治療法は他の病院やクリニックでは使用されているもののその施設では初めてであり,しかもそれはあまりに複雑であるため,利用に先立って綿密な査定が必要だという場合がある.例えば,臨床家が死後の臓器提供に関する提案を HEC に持ち込む場合があるかもしれない.その施設では初めて行う医療ケアをどのように取り入れるかについて助言を請う以外にも,医師は,治療計画への参加を請うために HEC を訪れるかもしれない.ある大学病院は,生体肝提供プログラムの導入に際して HEC が参加し,さらにそのプログラムの中で直接的な役割を引き受けたという事例を報告している (Anderson-Shaw et al. 2005).移植プログラムのスタッフは,まず,家族や友人に自分の肝臓の一部を提供することについての,ドナー候補者の医学的・心理学的適応を評価する.こうして提供への道が開かれた場合には,HEC の委員がドナー候補者に対して独自の面接を実施し,そのドナーは本当に手術へと進むことを望んでいるのか,そのドナーの決定には不適切な影響関係や強制の要素が入り

込んでいないかを,探知しようとする.HECの委員は,この種の心配事や,手術に対するドナーの理解に関するあからさまな欠陥を,その時点では注意されていなかったドナーの心配事とともに,移植チームに報告するのである.

HECは,新しい臨床医療や新しい治療計画に関するコンサルテーションを提供するという役割だけでなく,ヒトを対象とする研究の監視という点で,さらにもう一つの役割を担っていると言えよう.上記のとおり,ベルモント・レポートは臨床医療のことを,個々の患者の治療に関して医師が自由に決定することができる領域としていた.だが,このレポートの執筆者たちは,革新的治療に対する評価の必要性にも気づいていたのであり,続けて次のように述べている.「だが,ここで述べる画期的に新しい方法は,安全性と有効性を確認するために,早い段階で正式な研究の対象とされるべきである.このため,主要な革新的治療が正式な研究プロジェクトの中に組み入れられるべきことを主張するのは,診療行為評価委員会 medical practice committees などの責任である」.言い換えれば,革新的治療は,その価値を一般的に査定するために,早期に正式な研究の対象とされるべきなのである.もし,ある臨床家の革新的治療が,その一般的なリスク便益評価についての十分な証拠もないままに,言伝やケース・スタディの報告などを通じて広範に利用されるようになったとすれば,それは不幸なことだろう.そして,以前は広く利用されていたものの,非常に限られた便益しかないことが後になって証明された外科手術のケースのように,残念ながら実際にそうした事態は時折発生する (Moseley et. al. 2002).ベルモント・レポートは,革新的治療ができるだけ速やかに正式な研究の対象とされるよう指導する責任を診療行為評価委員会に課しているが,場合によってはHECが革新的な治療法の実施を察知し,新しい介入についての正式な研究へと移行するよう,臨床家に助言するのがふさわしいこともあるだろう.

3 結 論

米国では,ヒトを対象とする研究の評価・追跡に責任を負う中心的機構はIRBであり,これからもそうであり続けるだろう.1970年代にIRBによる監視システムが初めて施行されて以来,その具体的な責任の点で実質的な変化はない.だが,IRBの業務に関する厳密な性格をめぐる議論は継続中であることから,たとえ最終的にはいくつかの変更が採択されたとしても,驚くには値

しないだろう．また，たとえいくつかの変更が実際に生じたとしても，IRBの責任の概略は，当面はそのままで変わらない可能性が高い．つまり，IRBの主たる責任とは，研究参加者となる人々の権利や福祉の保護であり続けるだろう．IRB がこうした課題にきちんと対応できるよう，委員資格として何らかの教育が要求されることは普通であるし，この教育として通常行われているのは，『連邦規則集』Code of Federal Regulations の関連箇所やベルモント・レポートの研究，あるいは，濫用，インフォームド・コンセントの基準，社会的弱者，地域社会との話し合いなどの問題を取り扱う，短期研究倫理コースである．共通の語彙，基準，目的を備えたうえで IRB は研究審査を評価するが，その際の評価項目となるのは，自分たちが研究の中で何を要求されているのかを人々が理解できるようにされているか，リスクが見つけ出され，それと潜在的な便益が注意深く比較考量されているか，研究参加者の勧誘の際にアクセス権や公平さが保護されているか，研究がその潜在的リスクの度合いに応じて追跡されているか，といった点である．これらの点に関して，連邦の被験者保護局 Federal Office for Human Research Protections は，数多くの手引きを提供している[3]．この手引きは必ずしも連邦規則ほどの力を持つわけではないが，それでもその手引きは，研究倫理に関する最良のあり方を明示したものとして役に立つ．

　総じて言えば，米国には，問題のある研究を発見・抑止しうるだけの非常に優れたインフラが存在する．もっとも，そのインフラがあらゆるレベルにおいてどのくらいうまく機能するかについては，問題が残る．（例えば，一部の論者たちは，個々の IRB の間の差や，全国の多施設で行われる研究に関して多重のIRB 審査がもたらす負担を，問題視している．）対照的に，全国の HEC のほとんどは共通の任務を持っていない．各施設は倫理的衝突を解決するための機構を整備しなければならないという，JCAHO の要求ですら，これらの施設がいわゆる HEC を整備するように要求しているわけではない．各施設がこの要求を満たすためには，例えば，様々な背景をもつ様々な人々をスタッフとした，倫理コンサルテーションサービスを提供するだけでよいのである．しかも，HEC には，その活動や意思決定の手引きとして役立つような共通規則・共通指針等も存在しておらず，全国の HEC の委員が，委員会サービスの準備となるべき何かしらの共通の教育経験を積んでいると期待することはできない．HEC の委員の中には，IRB 委員としての経験を持ち，それに伴う教育の経験

を積んでいる者もいるだろうが，HEC と IRB の委員構成の間にまったく重なり合いがないという施設もあるだろう．

　以上の事柄が意味しているのは，あらゆる点を考慮したとき，HEC は，委員構成，教育準備，その中心的活動などの点で多様に変化しうるということだろう．その業務を定めた国の基準が存在しないという状況下で，HEC の実際の活動やその業務の達成法には幅広い多様性が見出される．確かに，一部の HEC は他の HEC よりも熱意を持って業務に取り組んでおり，幅広い教育活動を実施したり，院内指針の洗練に継続的な取り組みを示したり，臨床医療に関する多かれ少なかれ迅速なコンサルテーションを提供したりしている．対照的に，HEC の中には，さほど十分には発達しておらず，当該施設との関わりもさほど強くはないというものもある．そうした HEC は，他に比べて相当限られた資源をもとに活動しており，またその結果として，成果も限られたものとなっている．こうした幅広い多様性のために，各々の HEC は，全体としての活発さや施設内の役割の点で互いにまったく異なった様相を呈しうる．

　HEC は，連邦規則や院内指針上の事柄として，ヒトを対象とする研究の監視面ではいかなる正式な役割も担っていない．HEC がヒトを対象とする研究プロジェクトを単独で承認することは，ほぼ間違いなく，連邦規則や院内指針を侵犯することになるだろう．ヒトを研究参加者とする研究申請の評価の求めがあった場合，HEC はそれを IRB に照会しなければならない．そうでなくとも，HEC には，すでに十分たくさんの業務がある．そもそも HEC とは，困難な臨床上の決定や，役に立つ教育プログラムや，院内指針の必要性などを議論するための，施設内委員会の必要性に端を発するものである．技術革新や法改正や社会的論議のために急速な変化を免れえない環境の中では，当面はこうした事柄が HEC の中心的な活動であり続けるだろう．

　とはいえ，臨床家が，それ自体まったく新しい治療法や，その施設の中では初めてとなる治療法を試みるに際して助言を求めるといった場合に起こりうるように，HEC は新たな知識や新たな治療法の創出の場面で一定の役割を果たしうる．こうした事柄を議論することは，いわゆる研究の場合の監視の役割に該当するわけではなく，例えば新しい内分泌外科手術のためのインフォームド・コンセントに関与する場合などでは，HEC が助言を与えることに何ら本質的な問題は存在しない．もちろん HEC は，この種の助言の求めへの対策として，問題となっている介入の複雑さに十分対応できるだけの専門的知識を備

えていなければならない．HEC は，問題が自分たちの専門的知識の範囲外にあるとか，他に行うべき業務の支障になるなどと考えられる場合には，この種の議論に関与するのを遠慮することもできる．HEC がこの種のコンサルテーションを行う中で，いわゆる研究に該当するような臨床上の活動を発見した場合には，適切な監視機構にすみやかに連絡するよう，関係する専門家たちに直ちに忠告しなければならない．また，HEC は，新しい治療法を用いている臨床家に対して，この主題に関するベルモント・レポートの諮問と調和する形で，可能な限り早い機会に正式な評価を受けるよう助言するという役割があるかもしれないことも，頭の片隅に置いておかなければならない．

また，HEC はこのように様々な活動に従事しているため，時に利害衝突の発生に巻き込まれる可能性があることも，頭の片隅に置いておかなければならない．例えば，ある治療や治療計画に関する助言を行う際に，HEC は施設の利益を促進するよう動くべきなのか，それとも，参加する患者を保護するよう動くべきなのか．施設の利益の促進に躍起になると，どのような基準や実践であれば，新しい治療や複雑な治療に直面した患者をもっともよく保護できるかという点で，助言を曇らせてしまう可能性がある——あくまでも可能性がある，にすぎないが．その他の諮問機関と同様，HEC は，現実のそれであれ潜在的なそれであれ，利害衝突を可能な限り回避できるよう努めなければならないが，HEC は，他の何にも増して患者の福祉に脇目も振らず専心することにより，それを達成することができるのである．

さらなる考察のために

1. サンドラ・エドワーズ医師が HEC を訪れ，小児肥満手術プログラムの実施に関する助言を求めている．彼女がとりわけ関心を抱いているのは，腹部のサイズを恒久的に減少する手術である．この手術の子どもへの使用が及ぼす長期的な影響は十分研究されていないものの，全国の複数の医療センターが現在この手術を使用しており，エドワーズ医師は，その医療処置を医学実験と考えるべきかどうかを知りたいと思っている．
2. ジェイソン・ルオ医師は，彼の担当する四人の患者が，専門文献上どこにも記載されていない薬物治療に効果を示していることに気づいた．彼が

これらの患者に投与していたのは，米国食品医薬品局（FDA）が他の目的で承認した薬品であった．彼はHECを訪ね，これらの患者をこの薬物療法によって治療しているが，その結果について報告する必要はあるか，と尋ねている．
3. 一般的な問題として，その施設の中で実施されている臨床実験に関してHECがより大きな責任を引き受けるべきだと考える，何らかの理由はあるか．これがよい考えだとすれば，その理由は何か．よい考えでないとすれば，そう考える理由はあるか．

注

1) 以下参照．http://www.bioethics.gov/reports/past_commissions/index.html
2) 研究監視の基準について記載している関連箇所は，『連邦規則集』第45編第46部と，第21編第50部である．
3) 以下参照．http://www.hhs.gov/ohrp

参考文献

Anderson-Shaw, L., M. L. Schmidt, J. Elkins, et al. 2005. Evolution of a living donor liver transplantation advocacy program. *Journal of Clinical Ethics* 16 (1): 46–57.

Beam, T. E. 2004. Medical ethics on the battlefield: The crucible of military medical ethics. *Military Medical Ethics* 1: 369–402.

Childress, J. F. 1979. Who shall live when not all can live? *Soundings* 62: 258–69.

Department of Health, Education, and Welfare. *The Belmont Report*. 1979. http://poynter.indiana.edu/sas/res/belmont.html.「ベルモント・レポート」津谷喜一郎・光石忠敬・栗原千絵子訳，『臨床評価』28 (3), 2001年所収．以下のウェブサイトからも入手可能．http://homepage3.nifty.com/cont/28-3/p559-68.html (2008年10月20日確認)

Duff, R. S., and A. G. M. Campbell. 1973. Moral and ethical dilemmas in the special care nursery. *New England Journal of Medicine* 289: 890–94.

Emanuel, E. J. 2006. Should society allow research ethics boards to be run as for-profit enterprises? *PLoS Biology* 4: 7, pe309.

Jones, J. 1993. *Bad blood: The Tuskegee syphilis experiment*. 2nd ed. New York: Free Press.

Jonsen, A. R. 1992. *The new medicine and the old ethics*. Cambridge: Harvard University Press.

——. 1998 *The birth of bioethics*. Oxford: Oxford University Press. アルバート・

R・ジョンセン『生命倫理学の誕生』細見博志訳,勁草書房,近刊
Kopelman, L. M., and T. F. Murphy. 2004. Ethical concerns about federal approval of risky pediatric studies. *Pediatrics* 113 (6): 1-7.
Levine, R. J. 1988. *Ethics and regulation of clinical research*. 2nd ed. New Haven, CT: Yale University Press.
Moseley, J. B., K. O'Malley, N. J. Petersen, et al. 2002. A controlled trial of arthroscopic surgery for osteoarthritis of the knee. *New England Journal of Medicine* 347 (2): 81-88.
NBAC. National Bioethics Advisory Commission. 2001. *Ethical and policy issues in research involving human participants*. Washington, DC: National Bioethics Advisory Commission. Available at http://www.georgetown.edu/research/nrcbl/nbac/pubs.html.
Pence, G. E. 1980. *Classic cases in medical ethics*. New York: McGraw-Hill. グレゴリー・E・ペンス『医療倫理1・2——よりよい決定のための事例分析』宮坂道夫・長岡成夫訳,みすず書房,2000年
Reitsma, A. M., and J. D. Moreno, eds. 2006. *Ethical guidelines for innovative surgery*. Hagerstown, MD: University Publishing Group.
Rettig, R. A., and N. G. Levinsky, eds. 1991. *Kidney failure and the federal government*. Washington, DC: Institute of Medicine Press.
Rothman. D. J., and S. M. Rothman. 2005. *The Willowbrook wars: Bringing the mentally disabled into the community*. Somserset, NJ: Aldine Transaction.

第12章

病院医療における分配的正義

マイケル・ボイラン,リチャード・E・グラント
(林芳紀訳)

キーポイント

1. 中心業務となるのは院内指針,教育,臨床上のケース・コンサルテーションだが,これらは分配的正義も含めた社会的な世界観に照らして遂行されなければならない.
2. 病院倫理委員会(HEC)は,自らの病院という枠を超えたグローバルな文脈の中に,自らのものの見方を位置づけなければならない.
3. HECは,可能なかぎり競争的基準よりも協働的基準に基づいた配給を模索しなければならない.

今日の米国は,「よいお知らせと悪いお知らせがあります」式のシナリオに直面している.一方で,我々は,未だかつてないくらい大量の資源を保有しており,そのかなりの部分が医療に回されている.他方,医療の進歩は凄まじく,そのために我々は,すべての人には供給できないくらい高価な治療上の選択肢が存在するという状況へと,移行しつつある.HECの中心業務は,院内指針や教育や臨床上のケース・コンサルテーションに関して,助言を行うことにある.それに対して,本章が主張したいのは,これらの課題を確実に遂行するには,病院が置かれている環境や正義の文脈に対して関心をもつことが決定的に重要だということである.だが,いったんこれらの事柄に対して関心をもちはじめれば,我々は,複数の患者の間や病院の中でどのように資源を配分するの

が最善であるかを突き止めざるをえない．そこで，道理にかなった配分の枠組を与えるべく，今度は分配的正義の原則へと話を転ずる．

　原則に基づいた考察に断固としてこだわることが，何よりも大切である．つまり，HECは，単に実用的で場当たり的な流儀からではなく，一般原則に従って資源配分の問題を考察しなければならない．なぜかと言えば，そうした実用的で場当たり的な流儀で資源配分の問題を考察することは，結局のところ，もっとも手練手管に長けた要求者が最大の資源を獲得できるといった，政治的な猟官制度へと帰着するからである．これに対しては，次のように主張する人がいるかもしれない．「そこに何の問題があるというのか．それこそまさに民主主義というものではないか」，と．このような主張があれば，それに対する回答として本章の著者らは，権力によるあからさまな操作は「クラテリズム」と言われるのが最善である，という趣旨の非難を展開する．この言葉は，古代ギリシャ語のクラテイン krateinという語に由来しており，それが意味しているのは，「力の行使を通じて有利に立つことにより，その力を見せつけること」である．したがって，クラテリストとは，古代ギリシャの哲学者プラトンの対話篇『国家』と『ゴルギアス』に登場する，二人の人物によって体現されるような人のことである．これらの対話篇の中で，プラトンは，トラシュマコスとカリクレスという登場人物に仮託して，クラテリズムに対する賛否両論を展開している．とりわけ，これらの登場人物は，正義とは強者にとっての規則であるという主張を展開しているが，プラトンの師であり対話篇の主人公でもあるソクラテスは，この立場を不適切なものと判定している．現代の我々の世界の中でクラテリズムが容易に見出されるのは，独裁者の規則のもとであろう．事実，「正義とは強者の規則である」というスローガンは，独裁者のマントラをよく特徴づけていると言えよう．こうした人々の世界観は，いわゆる社会ダーウィニズムの一形態であるが，社会ダーウィニズムそれ自体が大きな問題を孕んでいるというのが，本章の著者らの考えである．

　もっとも，クラテリストの世界観には，純粋でまじり気がないという利点がある．その世界観は，エゴイズムの充足に尽きるのである．一般に，クラテリストは，世界の神秘性を非常に敵視しており，強者のみが生存すると考えているのが普通である．彼らは負け組の中に入ることを嫌うので，成功のために必要な事柄であれば進んで行う．彼らは，大きなリスクを引き受けて大きな稼ぎを得ることを好む．クラテリズムの中の唯一の正当化根拠は成功であり，ゲー

ムが終了するまでは，自分が成功したのかどうかは分からない．他方，クラテリストは，自分の立場を守るために，うさんくさいいかさまの状況を作り出すことも多い．それがクラテリストの典型的な反応である．敵対者の行動と対決する場面で，クラテリストは，自らの行動を変えるのではなく敵対者を出し抜こうとする．

となれば，クラテリズムが資本主義（「各人の価値ある労働に応じて各人に」）と酷似していることは明らかであろう．この資本主義の配分スローガンの中でも決定的に重要なのは，「価値ある」という語である．ほとんどの行為者は，自分がすること（あるいは，したいこと）に他の何物にも勝る価値を見出しているのだから，この資本主義の配分図式が機能するためには，何らかの自立的な価値序列が必要になる．この価値序列は，往々にして，操作権力者（広告主や政治家）によって形作られる．彼らは，こうした権力者に勝利がもたらされるよう，一般の人々の社会的な価値観に影響を及ぼそうとする．このように，資本主義は，クラテリズムに依存して初めて稼動するのである．両者はいずれも，分配的正義の競争的理論を代表する見解とみなされなければならない．この立場を唱道する人々は，医療の中であれ，その他の制度の中であれ，すべての配分は競争的であると考えている．本章の著者らの考えでは，そうした立場は，医療という領域を形作っている協働的な性格を見過ごしているために，誤りに陥っている．「配分」は競争へと還元されるものではない．確かに，様々な人々が共通資源に対する正当な請求権を持っている．だが，それと同時に，一部の主張は他の主張に対して絶対的な優先権をもつ（し，そうなるべきだ）ということを認めることもできるのである．この点を認識して受容することが，医療よりも大きな枠組のもとでの分配理論の，すなわち協働的理論の，出発点となる．

協働的理論の中でももっともよく知られているのは，経済的な社会主義と平等主義である（Boylan 2004）．古代の医療であれ現代の医療であれ，その使命は競争的ではなく，協働的である[1]．善行，無危害，自律尊重，正義の諸原則は，協働的な前提のもとで基礎づけられている（Beauchamp and Childress 2001; Boylan 2000）．医療の使命は協働的であるのだから，クラテリズムや資本主義は医療資源配分の適切な根本的基礎にはならない，というのが本章の立場である．むしろ，何らかの協働的な分配方式が仕立て上げられなければならないのである．この分配方式は，今日の医療共同体の文脈の中で調整されなけ

ればならない．確かに，本章で議論される問題の中には，HEC の院内指針上の特権の範囲内には属していないような問題もある．だが，委員会の委員は，自分たちの討論や思考の背景をなす一層大きな文脈を理解することで，自分たちの業務先の病院に影響を与えるような意思決定を，より整合的かつ確実な仕方で行えるようになるだろうというのが，本章の背後にある著者らの考えである．

1 病院の現在

　正義にかなった資源配分の協働的理論に到達するためには，米国で運営されているもっとも典型的な種類の病院が現在掲げている，その使命に対する評価が必要である．一般に，各々の病院には一定の基本的ニーズがある．(a)人員：医師，看護師，支援スタッフ，(b)基本的な収容施設：部屋，病床，食料，汚染されていない室内の空気，(c)通常・特殊の医薬品，(d)診療器具，(e)手術室や救急部 (ED)，(f)その他，様々な特殊なニーズに応じた特殊な装置や人員，(g)会計部．これらの基本的な必要物以外にも，病院によっては，それ固有の使命に基づく特殊なニーズがある．議論を単純化するために，病院の種類を，教育病院，コミュニティ病院，公立病院，在郷軍人病院の四つに分類しておこう．
　教育病院には，(a)病人のケア，(b)新たな医師の養成，(c)実験室や臨床での研究を通じた人間の知識の拡張という，三つの使命がある．これらの病院の運営は非常に高価である．というのは，そうした病院で必要とされる種類の資源の中には，教育施設，より基本的な医薬品（この状況が構造的に非効率性を作り出している），医師の養成のための最先端の診療器具，研究室の運営に必要とされるあらゆる物資などが含まれるからである．
　コミュニティ病院は，概して医療保険に加入しているような富裕層のための，私立病院であることが多い．ここでは医療資源ニーズのほとんどが，典型的モデルへとまとめあげられる．ただし，これらの病院は，ある特定の診療科（例えば循環器学など）を専門領域としていることがあり，この特化された形態を支援するための専門的設備が必要になることもある．
　公立病院は，都市部であれ地方であれ，政府その他の拠出によって設立されており，ケアの大部分を貧困者や無保険者に提供している．この種の患者の経済状態のために，多くの人がこれらの病院の救急部をプライマリ・ケアのため

に用いているという現状がある．これらの病院では，この種の患者集団のためにプライマリ・ケアを提供しなければならないので，特別な医療装置よりも基本的な医薬品が重用されることが多い．というのも，そうした配分戦略のもとでこそ，より多くの人々が治療を受けられるようになるからである．また，これらの病院では，経営を成り立たせるために会計部への過剰投資が必要とされることもある．それ以外にも，行政やその他同様の援助を与えてくれる私立のプログラムへと家族を照会するための，ソーシャルワーカーの増員が必要とされることもある．

　在郷軍人（VA）病院は，軍人やその家族のケアを特別な使命としており，従軍中に被った損傷や障害のケアを重視している．ここでの特殊な医療資源ニーズとして挙げられるのは，リハビリテーションや精神科治療サービスのための設備増加や増員である．また，軍隊の全員が志願兵であった時代の在郷軍人の多くは，下から五分の二までの所得者層の出身であることから（ジニ係数による；Alker 1965参照），都市部の病院であれ地方の病院であれ，そのプロフィールには重なり合うところが多い．

2　営利病院と非営利病院

　上記の病院の種類は，主にその使命や患者集団に焦点を合わせて区分されている．だが，本章が照準を合わせているのは資源配分の問題なのだから，病院をその財政構造に即して，特に，病院が「営利的」であるか「非営利的」であるかに即して観察することも，重要である．公立病院や在郷軍人病院は，すべて非営利的である．それに対して，コミュニティ病院や教育病院は，私立で営利的であることもあれば，私立で非営利的であることや，公立で非営利的であることもあろう．

　営利病院で意図されているのは高価なケアの提供であるが，それは，企業や株主にとっては，利潤をあげることにほかならない．この種の病院は，全国的な企業や病院管理会社によって経営されていることが多い．営利病院は，コミュニティ病院を吸収して新たな業務確認書を開発することにより，頻繁にその業務を拡張している．大病院センターの場合には，病院が存亡の危機や極度の経済的逼迫に直面しているのでないかぎり，自ら経営することを好む．この10年間，健康維持機構や経営会社は困難に陥っている．というのは，大きな

医師団体が懲罰的な財政モデルに反抗したからである．代わりに，医師たちは，大きな健康維持機構を自分たちで開発し，医師が所有する病院の経営へと乗り出している．

病院が営利的なものになる場合，病院は，その元来のビジネスモデルや陳述書に記載された使命を無視してクラテリズムの極北へと突き進んでしまう傾向に，抗わなければならない．その一例となるのが，1990年代半ばのコロンビア／HCA社の事例であろう．コロンビア／HCA社は，340もの病院を傘下にもつ，米国最大の営利病院グループであった．だが，コロンビア／HCA社は，同社への行政査察により，メディケアへの診療報酬を組織的かつ犯罪的に不正請求していたことが発覚している．こうした傾向は，たとえ公に商業活動を営んでいる会社でなくとも収支決算には心血を注がなければならない，という至上命題に由来するものと言えようが，この例だけをとっても，営利病院の中でこうした傾向を回避するには，あらゆる（HECも含めた）管理段階における日常業務の追跡や戦略的な計画立案が重要であることを，思い出させるには十分である．こうした営利的な病院システムは，医療サービスを患者に供給し，その経済活動に対する支払いを保証しているメディケイドやメディケアや民間の保険会社へと，請求書を回すのである．

医療とビジネスという営利病院の二重の使命のために，営利病院のHECは，慈愛の情を表現することで病人を癒すという病院の医療上の使命の観点から，分配的正義の問題を比較考量しなければならない．この慈愛の情は，患者の支払能力の有無や多寡とは無関係に治療を施すことを命じるので，営利モデルとは逆行することも多い．まず患者の治療ありき，なのである．その成り行きがどうなるかについては，とりわけ営利病院においては恒常的な監視が必要である．

まず患者の治療ありきの場合には，収益の低下につながることは明白であり，営利病院の使命陳述書の中に潜む，収益の確保という不文律が満たされなくなる．そのために，こうした傾向はまず収益ありきに向かい，最終的にはクラテリズムへと到達する．もしこの傾向に関する以上の説明が正しいとすれば，病院の運営や患者の治療を監視し，病院がその医療上の使命に忠実であり続けることを保証するという役割は，ひとえにHECの肩にのしかかってくる．

非営利病院は，営利モデルとはまったく正反対である．これらの施設の世界観の上での明らかな相違点を見出すためには，非営利組織からの助成金や連邦

政府や州政府からの拠出を通じて経済的に支援されているような，公立の（または郡立の）病院システムに照明を当てるのがよいだろう．基金財団による助成の例としては，ジョイス財団，ロバート・ウッド・ジョンソン財団，マッカーサー財団，フォード財団などが挙げられる．財団は，公立病院の主要な経済的支援者になることで，このシステムの連邦資金の限界を補っていることが多い．連邦資金の例としては，米国保健福祉省（HHS）の健康資源サービス局を通じて公立病院システムが獲得する資金などが挙げられる．これらの資金源は，以前は底なしと考えられていたが，クリントン政権の後期（1998-2000年）以降は縮小の憂き目にあった．HHSはメディケイドとメディケア，及びメディケア・メディケイドサービスセンター（CMS）を管理しているものの，連邦政府の一部門であるCMSの究極的な支配権は，長官として政治任用された人物のもとにある．新たな長官の政治任用が，従来受け入れられてきた実践や指針を脅かすこともある（Weisman 2005, A-1参照）[2]．したがって，ある政権下のある一群の前提のもとで機能していた配分の決定は，別の政権下の別の一群の前提のもとでは，違ったものになる可能性がある．HECは，このような時流からも目を離すことなく，オンブズマンとも協力しながら，病院の上級管理職者によるこうした時流への対応を監視する必要がある．

　地方の病院はほぼ例外なく，連邦や地方行政からの助成による公立病院システムである．郡立病院システムなどほとんどの公立病院にとって，公的な助成の必要性は，病院の使命の中でも中心的な位置を占めるようになっている．連邦からの助成を受けているすべての郡立病院システムは，これら公立病院特有の使命に対応する任務に沿うような運営を行わなければならない．つまり，これらの病院は，「貧困層」に属する患者集団の少なくとも3～4％の治療を請け負わなければならない．また，公的助成憲章をもつ公的に助成された病院は，構内に入るすべての救急患者を治療しなければならない．HECは，法令順守の確保のために，その成り行きを慎重に監視しなければならない．

　公立病院や郡立病院は，「セーフティーネット病院」と考えられている[3]．多くのセーフティーネット病院は，「公立病院」であることを臆面なく存分に活かして，貧困層の集団に包括的医療を提供することをその使命としている．だが，こうした病院は閉鎖されつつあるか，または経済的に恵まれない人々という標的集団の関連動向を十分に捕捉できていないかの，いずれかの状態に陥っている．まず，全体のレベルで眺めれば，1996年から2002年までの間に公

立病院の数は，ロバート・ウッド・ジョンソン財団の最近の報告によると，郊外の貧困地域で 27％ 減少，都市部の貧困地域では 16％ 減少している（Andrulis and Duchon 2005）．富裕層に分類される集団を主要な取扱対象とする営利病院の数が，非営利病院の数をはじめて上回ろうとしているのである．さらに，この報告の中では，都市やその郊外の極度に貧困な地域は，より富裕な集団と比較したとき，医療面でも欠乏していると結論づけられている．この調査結果が示唆しているのは，我々の社会の医療面のセーフティーネットは急速に瓦解しつつあるということにほかならない．こうした公立病院の実態は，シカゴ地方の一例を多少詳しく検討することで，より適切に把握できるようになるだろう．

　イリノイ州クック郡は，郡の病院システムの使命遂行に要する費用を，納税者の税金を用いて負担する責務を負っている．現在，クック郡病院システムの予算の 35％ を占めるのは，クック郡立病院からの納税である．ただし，その割合は，数年前の 50％ から徐々に低下の傾向にある（Stroger 2005）．郡のセーフティーネット予算の残りは，メディケアとメディケイド助成金，及び，第三者支払機関からの保険の支払によってまかなわれている．したがって，2005 年までのクック郡病院システムの予算の少なくとも 65％ が，今や税収以外の資金源に由来しているのである（Stroger 2005）．明らかに，この資金構成比が示唆しているのは，（ロバート・ウッド・ジョンソン財団の報告の中でも注目されていたことだが）貧困者集団の大多数が適切な治療を受けていない，ということである．現在の予算機構の中で見捨てられたこの貧困層に属する人々には，早世するか，まったく治療を受けないかという選択肢しか残されていない．ほとんどの都市部では，無保険者に対してはほとんど金を使わないというのが時流となっているのである．もっとも，無保険者たちは，大変機知に富んだやり方で，この迷路を潜り抜けて治療へと到達する道筋を見つけ出している．事実，無保険者の中には，あれこれと利用可能なサービスや治療を組み合わせることで，自らの医療ニーズを満たそうとしている人もいる．

　ロバート・ウッド・ジョンソン財団の報告書の中で詳細が示されているように，ほとんどの公立病院にとっては，既存の救急医療サービスを圧迫する大量の患者の存在が悩みの種となっている．例えば，クック郡の救急医療部の患者は，治療を受けるまでに一時間待つ必要がある．なぜならば，そうした患者の多くは，民間の医師の治療を受けることも，支払いを行うこともできないから

である．都会の病院の救急医療部は，事実上，無保険者のためのプライマリ・ケア供給源になっているのである[4]．

　クック郡では2004年の1年間に，少なくとも227,000人が救急医療を訪れた．シカゴのプロビデント病院では50,000人が救急医療に来訪し，22,800人が入院した（Provident Hospital website 2005）．公立病院や郡立の病院センターの基本的な特色のひとつに数えられるのは，救急医療部を訪れる無保険患者の多さであり，その純然たる数の多さだけでも圧倒的である．無保険患者は，無料のプライマリ・ケアや，不面目で厄介な社会的影響をもつ性感染症の治療を求めて，郡立の病院へとやってくる．患者が匿名性を保ちながらも性感染症の解決を願う場合，患者は，郡立の保健センターや郡立病院の救急治療室でのサービスを求めることが多いだろう．セーフティーネットである郡立病院の救急治療部は，その他の性感染症患者やがん患者，あるいは治療を求める不法移民などとも並んで，エイズやエイズ関連の病気をもった患者を数多く受け入れている．

　クック郡立病院の医療従事者の労働力の主要な供給源は，クック郡医療システムの内部で働くレジデント（卒後臨床教育をまだ完全には終えていない医師）である．地域のメディカルスクールは，レジデントに対する臨床教育の実施にあたって，郡の病院システムと協定を結んでいることが多い．クック郡は，レジデント教育については開放政策をとっており，いかなる教育病院であれクック郡病院システムの管理者と接触し，レジデントに対する医療教育活動の場の提供をクック郡に要請することができる．レジデントの給料は，彼らの身元引き受け施設によって支払われるのが普通である．

　公立病院の目標は，地域のニーズを評価し，どのような資源が利用可能であるかを確かめたうえで，その地域のニーズに応えることにあり，医療の公共性という一般に受容された教義に従いつつ，最高の治療を施すことにある．だからこそ，公立病院は，一定の医療費から最大の効果を引き出すことを目指した戦略を常に採択しなければならない．ほとんどの公立病院で公衆衛生が強調されるその目的は，予防医学に照準を合わせることにある．そのほうが，急性多臓器不全に対する三次医療や，その長期化する入院に力を注ぐよりも，費用対効果の点ではるかに優れているのである．

　貧困層の集団を相手にする公立の病院システムは，財政的支援が縮減されつつある現実を認識しなければならない．上で紹介した事例は，そのための技法

を例証するものである.また,HEC 委員は,こうした環境の中で自らの置かれている個々の状況に対して,自覚的でなければならない.それはなぜかと言えば,倫理的な決定は真空状態の中に存在するものではないからである.院内指針や教育や臨床上のケース・コンサルテーションといった HEC の中心業務は,こうした文脈の内部で理解されなければならないのである.

3　環境を理解する

前節の最後で示唆されたように,HEC 委員は,院内指針上の助言や,教育や,臨床上のケース・コンサルテーションの提供などの業務を,文脈に即して理解する必要がある.それはなぜかと言えば,確かに HEC 委員が自分たちの業務を遂行する際のやり方は,こうした様々な要因によって制限されるのだが,同時にそれに対する反省的な考察も,広大で複雑な環境を背景として発生するからである.以下では,そうした環境のいくつかの特徴を議論しておこう.

慢性疾患:都市と地方
ひとつの重要な特徴は,医療の公共性に関する理解を背景とした医療資源配分の問題を挙げた前節の最終部で,すでに示唆されている.慢性疾患に関する病院のアプローチは,この動力に左右されているとも言えよう.我々の延命の能力が向上するにつれ,慢性疾患の件数も増加の一途をたどっている.だが,高脂血症,高血圧,成人型糖尿病,慢性閉塞性肺疾患,喘息,一部の腫瘍など,慢性疾患の少なくとも 80% が予防可能であることには,注意が必要である.米国の医療費の大多数を食い潰している 10 大死因について評価すれば,集中治療の最終段階における莫大な額の支出はこれらの疾患によるものであるが,そもそもこうした事態は,数年に及ぶ放置や不十分・不適切な治療の結果として発生している (Lubtiz and Riley 1993; Scitovsky 1984, 1994; Barnato et al. 1999).公衆衛生に関する提言者のほとんどは,疾患が放置されたままにされたり,救急・集中治療ユニットへの緊急入院を必要とするような慢性期に到達したりするのを防止するための,方策を定めようとしている.米国の刑務所に収監された人々の多くは,その拘禁期間中,塀の外にいる経済的に貧しい人々よりも恵まれた治療を受けているという事実は,注目に値する.収監者は包括的な医療プログラムを与えられており,刑務所の中にいる間,予防的な医療措

置が施されるのである (Lindquist 1999).

医師の賠償責任，医療過誤保険，法改正

将来的に病院を悩ませるもうひとつの問題，臨床上のケース・コンサルテーションの際にHECが考慮に入れておく必要がある問題は，現在の医療過誤情勢である．高騰する医療過誤保険料の額は，病院にとっても医師にとっても関心の的である．例えば，フィラデルフィアのような都市部地域では，整形外科開業医にとっての医療過誤保険の平均費用は，一年あたり約250,000ドルである．対照的に，病院スタッフの一員であり，病院の全種（一括補償）保険信託によるカバーの対象となる整形外科医にとって，その費用は一年あたり約197,000ドルである（米国病院協会のウェブサイト参照）．だが，整形外科のレジデント教育の担当スタッフのために少なくとも197,000ドル支払っているような教育施設では，病院の経営管理部が，その力点をレジデント教育から病院の生産性，RVUs法，CPTコードなどへと移すにつれて，経営管理部と整形外科の関係が大幅に変化することは明白である．法改正の情勢が医療実践のあり方に影響を及ぼすことは，間違いない．HECにとって何より大切であるのは，既存の全体勉強会 ground rounds のあり方について再考し，困難な種類のケースに関係するような院内指針に対しての，病院の姿勢を討論する「倫理全体勉強会」（もしそうしたものがまだ設置されていなければ）を創出することである．病院の法務スタッフもこの中に引き込んで，些細なケースでの不必要な資源の損失を防止したり，補償に値するケースでは積極的に補償を提供したりするよう，病院全体が一丸となって努めるべきである．誠実さや対応の素早さを頼りとすれば，（たとえこちらに落ち度のあるケースでも）ほとんどの訴訟は抑制可能であるということを，忘れてはならない．

国際保健

もちろん，医療を取り巻く環境は，自国の国境を越えていく．『ワシントン・ポスト』誌は，最近の記事の中で，予防可能にもかかわらず失われた命の数は数百万人であるとする，世界保健機構（WHO）の見解を報じている．来る10年の間に，約4億人が心臓病や糖尿病その他の慢性疾患が原因で死亡すると予測されているが，これらの死亡の多くは，生活習慣の改善や安価な薬によって予防可能である．こうした非感染性の疾患による死亡者の増加がもたら

す財政的負担は，インドや中国のような新興国にとっては莫大な費用になることが予測される．こうした途上国にとっての費用は，数十億ドルに上ると試算されており，WHO は，世界中の死亡者の5分の3を占める非感染性の疾患の脅威の増大に対して，注意を喚起している．WHO の主張によれば，これらの死亡は健康的な食事制限，禁煙，運動，安価な投薬によって予防が可能である．

以前は，こうした状況は，より多くの死亡者を生み出していた HIV／エイズのような感染症の背後に隠れて，影の薄いものとなっていた．WHO の試算では，来る10年間に，インドや中国のような途上国での2,800万人の死亡を含む，3,900万人の慢性疾患による死亡が予防可能である．

HEC にとってここで重要な論点は，それぞれの病院はその自らの使命を，医療のグローバルな使命という文脈の中で理解しなければならない，ということである．これが意味しているのは，どこか別のところを助ける手段を作り出すということであるのかもしれない．公立病院や在郷軍人病院の場合には，自分の病院だけでもすでに圧倒的なニーズが存在するのだから，こうしたことは不可能であろう．だが，支払能力のある教育病院やコミュニティ病院の場合には（そして，間違いなく，利潤を上げている営利病院の場合も），そうした責務が行為指針になると考えなければならない．

4　配給の問題

ここまで議論してきたことは，本章や HEC の中心問題を検討するために必要な，背景知識と言えるかもしれない．正義にかなった協働的な分配原則，HEC が働く病院環境，米国やそれを越えた現在の医療を取り巻く環境などを考慮すれば，HEC が院内指針や教育上の役割を果たすにあたって，始めから受け入れておかねばならないのは，以下の問題である．すなわち，正当な請求権に基づいて配分されるべき医療の量は，供給可能な医療資源の量よりも，常に多くなるということである．この事情は世界中のどこにでも当てはまる．そして，ここから帰結するのは，明確な配分戦略を実施する必要があるということである．こうした事柄の多くは，個々の病院の手に負えるものではない（むしろ，州や連邦政府レベルの問題である）．そのため，個々の病院の配分戦略は，「呼応的」なものにならざるをえない．呼応的ということで意味されているのは，個々の病院にとっての配給戦略を仕立て上げる際には，社会的・政治的環

境に呼応したものにならざるをえない，ということである．

　ところで，医療資源の配分の問題について語るとき，多くの人々は，「配給」という言葉に対して非常に嫌な響きをおぼえる．その原因は，我々米国の文化の中では個人の選択が重視されていることや，個人の権利主張の性質にある．個人の権利主張が適切とみなされるのは，そこで請求されているのが行動に関連した財である場合に限られる．言い換えれば，財の請求には（道徳的な）ヒエラルキーが存在し，それは，行動とどれくらい密接な関連を持つかによってランク付けされるのである．本章の著者の一人は，以前に別の著作（Boylan 2004）の中で，もっぱら行動の根拠を基盤に据えた分配的正義の議論を，より詳細に展開したことがあり，行動と密接な関連を持つという根拠からすべての行為者に一定の財の供給を正当化するその論証は，脚注の中で素描されている[5]．ここでのさしあたりの目的のためには，基礎的な人権の主張が次の表のように図式的に説明できれば，それでよいだろう．

埋め込み表[6]

I．基本的財
  A．レベル1：食料，衣服，住居，不当な身体的危害からの保護（医療へのアクセスを含む）．
  B．レベル2：基礎教育（小学校，中学校）と人間としての自由．
II．二次的財
  A．レベル1：自己実現に向けた（高等）教育，雇用，人生計画を追求する機会の平等．
  B．レベル2：社会的に類似した状況にある他人と同等の財を獲得する（近隣の人に負けまいと見栄をはる）
  C．レベル3：社会的に類似した状況にある他人を超えるほどの財を獲得する（近隣の人を超える）

HEC委員の一員としてこうした図式的な表を脳裏にとどめておくことの目的は，それが分配的正義の基礎を形成しており，またそれゆえに，配給の背後にある理論的正当化を提供しているという点にある．配給は，すべての諸個人が正当に主張できるような，財の請求の序列によって根拠付けられていなければならない．これらの財の請求の中でももっとも基礎的な請求が，さほど重要で

ない請求に対して絶対的な優先権を持つものとして，常に機能しなければならないのである．この原理は，標準的な臨床上のトリアージと同様であり，倫理的観点では，「埋め込み表」によってより一般的に叙述されるものである．より医療に即した形で言えば，医療に関する（社会の観点から眺めたときの）正義の問題は，もしすべての人が医療に対する請求権を持っているとすれば，おそらく医療にはそれ固有の埋め込み表が見出されるだろう，という点にある．その医療固有の埋め込み表は，医療ニーズに対する様々な請求を，行動とどれくらい密接な関係を持つかという点だけではなく（というのも，おそらくあらゆる医療ニーズは行動と密接な関係を持ちうるから），どれだけ多くの人々のニーズが満たされるのかによっても重み付けなければならないのである．

　総和の最大化や快楽に訴えた正当化が試みられているわけではないので，これは，最大多数の最大幸福という社会的効用のもとに権利主張を根拠付ける，功利主義の原理とは一線を画している．むしろ，それは，妥当な権利主張がどれだけ多く満たされうるかという，政策評価の問題である．あらゆる医療の権利主張は，行動とある程度密接な関連を持っているのだから，それらの主張ができるかぎり多く満たされることは当然望まれてしかるべきことである．これは，多くの病院の中でもトリアージの方式として表明されている事柄である．だが，本章の中で示唆されてきたように，様々な病院には様々な異なるニーズが存在し，この事情が様々な病院に対して一律なトリアージの方式を課すことを不可能にする．なぜかといえば，そもそもトリアージとは，ニーズ対資源という基盤に基づくものだからである．考えうる最善の状況下にあるのならば，我々は，最大のニーズをもつ人々を最初に治療し，それから残りの人々に向かえばよい．だが，病院の使命を果たすには極度にお金が欠乏しているという状況下では，再調整が必要とされる．そして，HECは，そうした再調整の前線に立たなければならないのである．

　以下では，その再調整の背後に置かれるべき理論を評価してみたいが，その際，議論の単純化のために，医療資源の請求者が求める医療の種類が，一次医療，中間医療，救急医療という三つの集合に分類されるとしよう．各々の集合に属する人々は，病院の資源が各々の集合に対して平等に分配されることを請求するにちがいない．だが，このことが意味するのは，各々の集合の内部では一部の人々に医療が与えられないかもしれない，ということである．なぜならば，各々の集合の内部で配給が必要になるからである．全員を支援するのに十

分なお金はないのである．だが，本章の著者らの推測するところでは，およそあらゆるタイプの病院において，配給の必要なケースが発生するのは，ほとんどが救急医療のレベルである．

どのレベルの請求者も医療に対する平等な請求権を持っていることからすれば，無作為の選択プロセスが採用されざるをえない場合もある．このいわゆるくじ方式の場合には，どの集合に属しているかはまったく問題にならない．100人の請求者がいるが90人分の資源しかないという場合には，10人が自分のニーズに基づく適切な治療を受け取れないことになるのである．その結果として，彼らは死に至ることもあろう．だが，もしこの無作為の選別手続きが公平で透明性の高いものならば，自分が病気や災難に遭遇してしまったこと，そして，医療くじに外れてしまったことの「運の悪さ」への非難を除けば，何も非難するには当たらない．

これらは揺るがしようのない現実である．誰も，他の人に正面切って，医療資源がないのだから解決策はないのだ，などと言いたいとは思わない（特に，米国が世界でもっとも豊かな国であることを考えれば）．むしろ，我々が警戒しなければならないのは，この無作為選択プロセスに歪みが生じて支払能力のある人々（富裕層）のほうへと傾いていき，結局はクラテリズムに陥る，という事態である．

だからこそ，倫理委員会は，平等主義（各々の請求者の集合に対する平等な処遇）や社会主義（ニーズに応じた伝統的なトリアージ分配）のような協働的な正義理論が利用されるよう，助言を行わなければならない．すべての倫理委員会にとって包括的原則とされるべきは，以下の原則である．

各々の集合の医療資源（一次医療，中間医療，救急医療）の請求者に対して平等に分配すべし．また，各々の集合の内部では，ニーズに応じて分配すべし．ただし，「べしはできるを含意する」ので，平等やニーズに応じた分配が不可能な場合には，無作為の分配方式が適用されるべし．

この原則の中では，多少議論の余地のある見解が果敢にも述べられている．というのは，この原則は，人々をそのあるがままの状態のもとで捉えるもので

あり，人々をそうした状態へと陥らせた原因となる行動によって人々を判断しようとしたり，そうした行動に罰を与えようとしたりするものではないからである（詳しくは，Boylan 2004 参照）．これこそがもっとも公平な分配方式であるというのが，我々本章の著者らの提言である．

5　結　論

　あらゆる可能性に対応できるようなひとつのモデルを作り出すことは困難である．病院には様々な種類が存在する．本章は，四つのクラスの病院を説明したが，他方でそれらは二つの集団にも分割可能である．そのうちの第二の集団（公営病院と在郷軍人病院）は，厳しい配給事情にある．第一の集団，つまり，利潤を上げている教育病院やコミュニティ病院の場合は，（すべての営利病院の場合と同様に）これらの病院が自分自身のニーズを満たすことができるかぎり，より広範な地域社会のニーズの一部も考慮しなければならない．これらの病院は，より広範な国内・国際社会の資源に対しても，貢献しなければならない．国内・国際社会ではあまりに資源が不足しているため，人々が基本的なプライマリ・ケアの欠乏のために死亡するという，明らかな不正義が発生している．これは，赤の他人の問題ではない．医療共同体は，協働という世界観を採択しなければならない．これが意味しているのは，医療共同体はマーティン・ルーサー・キング・ジュニアの名言「どんな場所にある不正義も，あらゆる場所の正義への脅威である」にしたがって行動しなければならない，ということである．我々は皆，解決に向けて各々が積極的に取り組まなければならない．各々の病院が，社会についての世界観を共有し，まずは自らの病院の人々，次に近隣の地域の人々，そして同じ国の人々，最後には人間社会一般へと視野を広げて，その健康増進や疾病・事故の治療を考えなければならない．

さらなる考察のために

1. HEC は，分配的正義に関する理論的な概念を，どのようにすれば我々の日常業務の中へと取り入れることができるか．
2. HEC は，正義に関する国内的考察やグローバルな考察を，どのようにす

れば院内指針や手続的・制度的取り組みの中に取り入れることができるか．
3. 医療が配給の問題を免れえないことは当たり前であるが，どのようにして我々は，病院の使命やHEC委員の倫理的感受性を満足させるような，倫理的手続きを作り出すことができるか．

注
1) インターンの研修先施設の照合という主題をめぐるヘスターの二つの論文の中では，これと同種の議論が異なる観点から展開されている（Hester 2001, 2003）．
2) こうしたケースの数は増加しつつある．例えば，USA Today.com（2004年5月6日付，2006年5月8日確認）によれば，「モーニング・アフター・ピル」を「処方箋なしで」販売することの危険性を訴える専門家の助言が，政治任用されたFDA長官によって却下されている．別のケースでは，ウガンダでエイズ対策のために大量のコンドーム配布を求めるWHO勧告を，ブッシュ政権の役人が無視している．代わりに，政治任用された役人たちは，貞潔プログラムに一層多くの費用が用いられることを望んだのであった（公衆衛生専門家の助言にもかかわらず，である．New York Times.com, 2005年8月30日付，2006年5月9日確認）．
3) その例としては以下が挙げられる．DC General (Washinton, DC); Cook County Hospital (Chicago, Illinois); Charity Hospital (New Orleans, Louisiana); Grady Hospital (Atlanta, Georgia).
4) その一例となるのは，イリノイ州シカゴ，サウスサイドにあるプロビデント病院であろう．この病院は，イリノイ州シカゴ全域の中で救急治療が二番目に多忙な地域となっている（病院ウェブサイトより）．
5) この点に関するボイランの議論は，以下のとおりである（Boylan 2004, ch. 3）．
 1. 何よりまず，すべての人々は行動することを欲する——事実
 2. すべての人々が何よりまず欲する物事はみな，その種にとって自然である——事実
 3. 行動することを欲するのはホモ・サピエンスにとって自然である——1, 2 より
 4. 人々は自分たちにとって自然な物事に価値を認める——前提
 5. 人々が価値を認める物事を，人々は保護したいと願う——前提
 6. すべての人々は，何よりまず行動する自らの能力を保護したいと願う——1, 3, 4, 5 より
 7. もっとも強力な間主観的「当為」は，宗教・道徳・美学という，我々の最高の価値体系を通じて表現される——前提
 8. すべての人々は，論理的矛盾を犯さないためには以下の事柄に同意しなければならない．すなわち，自分たちにとって個人的には自然であり望ましい物事は，各人にとって集合的にも個人的にも自然であり望ましい——前提
 9. 各人は，宗教・道徳・美学に基づいて行動する自分自身の能力に関して，個人的

な保護を求めなければならない——6, 7 より
10. 各人は，論理的矛盾を犯さないためには以下の事柄を容認しなければならない．すなわち，他のすべての人間はみな，宗教・道徳・美学に基づいて行動する自らの能力に関して，個人的な保護を求めることになる——8, 9 より
11. すべての人々は，論理的矛盾を犯さないためには以下の事柄に同意しなければならない．すなわち，基本的財が行動者の属性に帰せられることは一般的述定であるため，個人特有の選好を主張することは不整合である——事実
12. 一般的な述定を通じて主張されている財は各々の行動者に等しく該当し，各人はその財の保護に対する利害関係を持つ——10, 11 より
13. 権利と義務は対応関係にある——前提
14. 各人は，少なくとも，行動者としての基本的財に対する道徳的権利を持っており，社会の他の人々は，これらの財を全員に供給する義務を持つ——12, 13 より

6) これを完全に列挙したものが，ボイランが埋め込み表と呼ぶものである（Boylan 2004, ch. 3）．具体的には以下の通りである．

基本的財
レベル1：もっとも深く埋め込まれている物事（人間行動にとって絶対的に必要な物事）食料，衣服，住居，不当な身体的危害からの保護（医療に対するアクセスを含む）
レベル2：深く埋め込まれている物事（いかなる社会の中でも，効果的な基本的行動のために必要な物事）
・その国の言語の運用能力
・基本的な数学的能力
・その国において能力ある行動者となるために必要とされるその他の基礎的な能力，例えば，米国では，ある程度のコンピュータ・リテラシーが必要となる
・居住国の文化や歴史に関するある程度の精通
・あなたと交流する人々が，自分自身の利益促進のために嘘をついているのでないという保証
・あなたと交流する人々が，あなたの人間としての尊厳を（至上のものとして）認めており，あなたを単なる手段として搾取することはないという保証
・合衆国権利章典や国連人権宣言の中に列挙されているような基本的人権

二次的財
生活向上：埋め込みの度合いが中から中の上
・基本的な社会的尊敬
・社会の合理的な財を求めて競い合う機会の平等
・個人的世界観の命法に従って人生計画を追求する能力
・共有された社会的世界観の命法に対して，ひとりの行為者として等しい立場から参加する能力
有用：埋め込みの度合いが中から中の下
・自分の選ぶとおりに自らの現実的で持ち運び可能な財産を活用する能力

- 出発点に関わらず,自らの労働によって利益を獲得し,労働の結果を利用する能力
- ほとんどの市民が概して保有しているような財を追求する能力.例えば,今日の米国であれば,電話,テレビ,自動車がこの集合の中に入るだろう.

奢侈:埋め込みの度合いが下
- 行動からはかけ離れており,またその国のほとんどの市民の予期からもかけ離れているものの,心地よい財を追求する能力.例えば,今日の米国であれば,ヨーロッパでのバカンスがこの集合の中に入るだろう.
- 自分自身の使用のために社会の資源を不均衡なほど大量に引き出すことができるよう,自らの意志を遂行する能力

参考文献

Alker, H., Jr. 1965. *Mathematics and politics*. New York: Macmillan.

American Hospital Association. http://www.hospitalconnect.com (accessed December 19, 2005).

Andrulis, D. P., and L. M. Duchon. 2005. *Hospital care in the 100 largest cities and their suburbs 1996–2002*. Princeton, NJ: Robert Wood Johnson Foundation.

Barnato, A. E., A. M. Garber, C. R. Kagay, and M. C. McClellan. 1999. Trends in the use of intensive procedures at the end of life. In *Frontiers in health policy research*, vol. 2, ed. A. Garber. Cambridge, MA: MIT University Press.

Beauchamp, T. L., and J. F. Childress. 2001. *Principles of biomedical ethics*. 5th ed. New York: Oxford University Press. T・L・ビーチャム／J・F・チルドレス『生命医学倫理』永安幸正・立木教夫監訳,成文堂,1997年(原著第3版の翻訳)

Boylan, M. 2000. *Basic ethics*. Upper Saddle River, NJ: Prentice Hall.

———. 2004. *A just society*. Lanham, MD, and Oxford: Rowman & Littlefield.

Hester, D. M. 2001. Rethinking the residency matching process and questioning the value of competition in medicine. *Academic Medicine* 76 (4): 345–47.

———. 2003. What constitutes a "just" match?: A reply to Murphy. *Cambridge Quarterly of Healthcare Ethics* 12 (1): 78–82.

Hohfeld, W. 1919. *Fundamental legal conceptions*. New Haven, CT: Yale University Press.

King, M. L., Jr. 1963/1995. Letter from Birmingham Jail. In *Philosophy of Law*, 5th ed., ed. J. Feinberg. Belmont, CA: Wadsworth.

Lindquist, C. H. 1999. Health behind bars: Utilization and evaluation of medical care among jail inmates. *Journal of Community Health* 24 (2): 285–303.

Lubtiz, J. D., and G. F. Riley. 1993. Trends in Medicare payments in the last year of life. *New England Journal of Medicine* 328 (15): 1092–96.

Plato. 1903. *Republic and Gorgias*. Vols. 3 and 4 in *Platonis opera*, ed. J. Burnet. Oxford: Clarendon Press. プラトン『国家』藤沢令夫訳,岩波書店,1979年.プラ

トン『ゴルギアス』加来彰俊訳,岩波書店,1967年
Provident Hospital of Cook County website : http : //www.cookcountyresearch.net/prov.html (accessed December 19, 2005).
Scitovsky. 1984. The high cost of dying: What do the data show? *Milbank* 62 (4) : 591–608.
———. 1994. The high cost of dying revisited. *Milbank* 72 (4) : 561–91.
Stroger, J. H. 2005. *Presidential address to the board of commissioners of Cook County*, January 5.
Weisman, J. 2005. Justices to review DeLay-led districting. *Washington Post*, December 13.

第13章

院内指針を率先して開発する

デイヴィド・T・オザール
（林芳紀訳）

キーポイント

1. 病院倫理委員会（HEC）による三つのタイプの院内指針上の助言を区別する．
2. 受動 Receptivity，提言 Advocacy，任務 Mandate という，院内指針上の助言に際して HEC がとりうる三つの姿勢を区別し，それぞれにまつわる実践的問題に対応する．
3. 指針上の助言を与えるために必要となる，HEC の教育ニーズを評価する．
4. 既存または計画中の組織倫理委員会や法令順守委員会と，HEC との関係にまつわる実践的問題を評価・対応する．

ほとんどの HEC にとって，院内指針上の助言の提供は，臨床倫理ケース・コンサルテーションや教育とも並ぶ，委員会の使命のひとつとして理解されている．そうした助言の中には院内の臨床指針に関するものもあるが，医療施設における様々な臨床外の指針にも，倫理的な重要性が認められることは明白である．後者の指針の中には，経理会計や人事雇用その他様々な経営管理上の指針もあれば，専門職上・教育上の事柄に関わる指針もあるが，それらにはすべて各々に特徴的な倫理的問題が含まれている．そのため，臨床指針であれ，臨床外の指針であれ，院内指針の開発に対して HEC がどのような貢献を果たしうるかという問題は，詳細な検討に値する．

本章では，まず，三つのタイプの院内指針上の助言について確認する．その三つのタイプとは，臨床指針上の助言と，二つのタイプの臨床外の指針上の助言である．次に，受動，提言，任務という，HEC が助言を行う際にとりうる三つの姿勢を検討する．これら各々の姿勢は，HEC に対する教育面での影響が認められるのだが，以後の節ではこうした影響が議論の対象になる．最後の数節では，組織倫理委員会・法令順守委員会と HEC との関係を眺める．その上で，HEC はもっと積極的な指針提言に取り組むべきではないか，指針上の助言の提供を HEC の任務として行えるよう求めるべきではないか，などと院内指針上の問題に関して HEC が不安を抱いている場合に，HEC はどのような戦略を追求することができるかが示される．なお，本章の末尾には，組織倫理に関する簡単な参考文献リストも付されている．

1　院内指針上の助言の三つのタイプ

一般に，HEC が関与する可能性のある院内指針上の助言は，重なり合うところもあるとはいえ，三つのタイプに区分される．それは，臨床指針上の助言，臨床外の指針の適用と解釈，臨床外の指針の策定である．

第一の種類の指針上の助言が HEC の業務に該当することは，当の HEC がすでに臨床倫理ケース・コンサルテーションに従事している場合，当然のことである．というのは，HEC が臨床倫理的な問題について，コンサルテーションを通じて支援を与えるといったケースでは，同時に臨床指針上の問題が発生していることも珍しくはないからである．そうした臨床指針の中には，例えば DNR 指針や移植用臓器の摘出手続に関する指針のように，病院や医療機関の全体に関わる指針もある一方で，DNR 指示が出されている患者の手術の際の麻酔科医の行動に関する指針や，生殖医療クリニックによる卵子の購入に関する指針のように，病院の特定の診療ユニットに関わる指針もある．

HEC の委員が，コンサルテーションを通じて，臨床指針上の問題が発生していることに気付いた場合，HEC は，院長や医療機関長，関連するユニット長などが HEC に支援を求めてくるまで待つべきか（これは次節で「受動」と呼ばれる姿勢である），それとも，HEC はもっと積極的な態度を示し，指針上の問題が取り組まれるように努力すべきか（「提言」）を決定する必要が生じるだろう．もちろん，新たな指針の開発であれ，既存の指針の改訂であれ，臨床指

針上の問題に関しては HEC による倫理的内容の審査・評価が必須とされている（「任務」）といった施設も考えられる．これら三つの姿勢の詳細と，各々に関連した HEC の戦略については，後に取り上げる．

　臨床指針上の助言に関して HEC がどの姿勢をとる場合でも，指針の文言の起草という活動と，ある問題に関する臨床指針の複数の代替案が比較検討されるその考察のプロセスとは，きちんと区別されなければならない．例えば，病院の臨床科の責任者や，ある臨床ユニットの責任者が，院内指針の開発に際して HEC に助言を求めるという場合，同時に彼らは，その指針を適切な文言で表現することについても助言を求めているのが普通であり，彼らは助言を求めるにあたり，それら二つの課題を特に区別してはいない可能性がある．したがって，適切な文言の開発も，臨床指針の開発に際して HEC（または何か他の助言機構）が支援を提供するそのメカニズムの中に含まれることが多い．だが，病院やユニットの責任者が，指針をすでに決定したうえで，ただ起草に関する助言だけを必要として HEC のもとを訪れるという場合，この区別には実際上の重要性が認められるだろう．

　HEC によるこの第一のタイプの院内指針上の助言業務を，残り二つのタイプの助言から区分しているのは，助言対象となる指針の臨床的な性格である．つまり，臨床指針は，治療の決定の場面や，医療従事者と患者・家族との関係，ベッドサイドや手術室（OR）や救急処置室（ER）で医療従事者が行う，その他同様の決定の場面に適用されるような指針なのである．もっとも，そこには臨床的な問題のもっとも明白な目印が，すなわち，治療を受けている特定の患者の存在という目印が欠けていることには，注意しておかなければならない．なぜそうした目印が欠けているのかと言えば，それは，ここで議論されているのは指針に関する助言であるが，そもそも指針とは，一般的集合としての患者や臨床場面に適用されるものだからである．このタイプの指針上の助言と，以下に述べる残り二つの臨床外の指針上の助言との間の境界線が往々にしてぼやけてしまうのは，こうした理由のためである．

　HEC が院内指針に関与する第二のタイプとして考えられるのは，臨床外の院内指針の適用と解釈に関して HEC が助言するという場合である．臨床外の問題の責任者が取り決める数多くの院内指針上の問題が，患者や医療従事者など，病院や医療機関の関係者に大きな影響を及ぼすことは明白であり，またそれゆえに，重大な倫理的問題を生み出すことになる．HEC の存在や，その臨

床倫理コンサルテーションの役割が院内で十分に周知・尊重されている場合には，臨床外の問題の責任者が困難な倫理的問題について，倫理委員会の助けを求めようとする可能性もある．例えば，活字その他の媒体を用いてなされた，病院や医療機関に関する特定の広告について，その倫理的含意を評価するよう広報部がHECに要請するかもしれない．または，医師の治療グループと施設との契約更新時に，新たに提案された部分について倫理的な評価を行うよう，どちらかの交渉の当事者がHECに要請することも考えられる．

　そうした状況でHECが支援を提供するそのやり方が，臨床倫理ケース・コンサルテーションを構築するやり方と，形の上ではまったく変わりがないということも十分に考えられる．だが，そこには二つの重要な相違点がある．第一に，当たり前だが，ここでの「コンサルテーション」の主題は臨床外の事柄になる．第二に，病院や医療機関のような格式ある組織の中では，経営や管理に関わる決定は，たとえその当時には特殊で個別的な問題であったとしても，将来の同種の問題に対する先例としての重みをもつことが多い．そのため，こうした決定は，臨床倫理ケース・コンサルテーションの中で通常取り組まれるような問題に比べ，施設の将来の決定という一層重大な影響を及ぼすことが多い．

　この第二のタイプの院内指針上の助言にHECが関与する場合も，HECはいくつかの姿勢をとることができる．例えば，臨床外の問題の責任者が自発的にHECの助言を求めるという形で，HECに助言の要請がもたらされる場合が考えられる．この場合，HECは，その問題に関する自らの専門的知識をどのように評価するかに応じて，要請を引き受けるかどうかを決める．これは，次節で「受動」と呼ばれる姿勢である．また，HECは，要請がないにもかかわらず施設の責任者や臨床外ユニットと接触をもち，その指針がどのように解釈・適用されるべきかについて，助言を申し出ることもあるだろう（「提言」）．あるいは，その施設の中で，ある種の院内指針を解釈・適用する際にはHECへの諮問が必須とされている可能性もある（「任務」）．

　HECが第三のタイプの院内指針に関与する場合には，HECは，すでに策定された指針を臨床外の問題の責任者が解釈したり適用したりするのを支援するだけではなく，ある問題に関してその施設がどのような臨床外の指針を策定すべきかという判断にも，直接に関与する．もちろん，この場合のHECの役割とは，もっぱら倫理的な観点に照らして指針の候補を評価することであろう．また，そうであるならば，院内指針の策定に際してHECが単独行動に打って

出ることは断じてないだろう．

　ここでもやはり，HEC の姿勢としては，院内指針の策定責任者によって要請されたときにのみそうした役割を担う，という場合が考えられる（受動）．または，HEC は，ある臨床外の院内指針を策定するために積極的な働きかけを行わなければならない，と決意することもあるだろう（「提言」）．あるいは，提議されている臨床外の指針に関して，HEC は，倫理の専門家としての観点からの助言や起草だけでなく，拒否権の発動に至るまでの重大な権限を，施設によって与えられている可能性もある．例えば，一部の宗教関連の病院や医療機関は，その中に設置されている「神の使命倫理委員会」に対してこの種の重大な責任を与えているが，場合によってはこの委員会が，その施設にとっての臨床上の HEC の役割を担っていることもあるだろう．

　一部の病院や医療機関の中には，臨床外の指針に関わる問題や，理想的には組織全般の行動に関わる倫理的問題について倫理的な助言を提供するための，臨床上の HEC とは区別されるような委員会を設けているところもある．したがって，HEC とそうした「組織倫理委員会」や「法令順守委員会」との関係についても，議論しておくことが重要であるだろう．

2　三つの姿勢：受動，提言，任務

　院内指針上の助言を提供するにあたり，HEC は三つの姿勢をとることができる．これらの三つはいずれも，臨床指針上の助言を提供する際に HEC がとりうる姿勢であることから，ほとんどの HEC は臨床指針と関連づけてこれらの姿勢を考えることであろう．だが，HEC の中には，二つのタイプの臨床外の指針上の助言を提供した経験をほとんど，あるいはまったく持ち合わせていないところも多い．こうした HEC にとって，臨床外の指針上の助言に関して HEC がとるべき最善の態度を決めることは，重大な決定になろう．したがって，以下本章では，臨床外の指針上の助言提供，つまり，前節で確認された第二，第三のタイプの指針上の助言提供に照準を合わせることにしよう．

　第一に，HEC は，受動的でありうる．この場合，HEC は，臨床外の指針の問題に関して院内指針の策定責任者が支援を求めてくる場合に，それを受容するにすぎない．そうした HEC は，要請がある場合には指針上の助言に対応するものの，要請のないかぎりは，新しい指針の策定や指針の改訂を提案したり

提言したりはしない．(なお，要請があるにもかかわらず，臨床外の問題に関して倫理的な支援を与えることをHECが拒絶する，という場合も考えられる．ここでは，その第四の姿勢の可能性についてこれ以上議論するつもりはないが，一言だけ述べておくと，HECが一度か二度このように振る舞うだけでも，将来的にHECが施設の臨床外の院内指針の策定に関与する機会も一切失われてしまうことは，ほぼ間違いない．しかも，そのことは，臨床指針上の助言に関するHECの関与に対しても，深刻な悪影響を及ぼす危険性がある．)

　第二に，HECの姿勢は，提言の一種でもありうる．この場合，HECは，もっと積極的な態度を示し，臨床外の指針一般について，あるいは，とりわけHECにとって重要な一部の領域に関する問題について，問題提起することを選ぶ．例えば，HECは，施設の関連の責任者や委員会に対して提案を行う一方，いったん提案さえ行えばそれ以上の積極的な提言は差し控えるという形で，臨床外の指針の新規策定や改訂を提言することもあるだろう．あるいは，HECは，もっと積極的に提言することが自らに要求された倫理的課題であると考え，例えば，施設の多くの責任者や数多くの委員会に対して指針の新規策定や改訂の必要性を示したり，それについて繰り返し提言の努力を払ったりすることもあろう．HECによる提言の方法は，関係者との直接の接触に限られることもありうるが，指針の新規作成案や改訂案を詳しく記載した勧告書を作成したり，自らの提言する指針を実際に起草し，その草稿を関連の意思決定責任者に提出したりすることもできるだろう．さらには，専門職スタッフのリーダーや委員会，何らかの上級管理職者，施設内で(あるいは，おそらくそれを超えるほどにまで)影響力をもつその他の拠り所などから支持を取りつけて初めて，HECがそうした積極的な提言に関与することを選ぶ，という場合もあるだろう．

　第三に，HECが臨床外の院内指針に貢献する際の姿勢は，正式な任務の一種でもありうる．そのひとつの形態としては，指揮系統の中の一段階において，重要な倫理的問題に関してはHECに情報を求めるというステップが，院内指針の正式な開発プロセスの中に組み込まれていることもありうるし，ある種の院内指針，おそらくは施設全体に関わるような院内指針を策定する場合にはそうしたステップが組み込まれている，ということもあるだろう．もしくは，経営・管理職者からの求めに応じて倫理的な助言を与えられるよう「準備万端である」ことだけがHECの任務とされている一方，いかなる問題に関しても，

施設の意思決定責任者は，委員会への助言の要請を要求されていないという場合もあるだろう．先に注意しておいたように，どちらの場合でも，臨床外的な指針の策定に関するこれらの HEC の姿勢は任務の一種であるが，この任務という姿勢の場合，専門的知識の欠如やその他何らかの理由のために委員会が支援を拒むことは，許されない可能性もある．

3　教育面での影響

　受動の姿勢の場合，HEC が臨床外の院内指針の策定に関して影響を与えることは，ほぼありえないと言っても過言ではなかろう．経営・管理職者の業務は十分に激務であり，しかも彼らは，自分たちはもっぱら施設の使命や中心的価値の実現を目指して働く善人なのだという，強固な信念を抱いていることが普通である．そのため，彼らの中で，自らの責任の範囲内にある院内指針上の問題に関して倫理的助言の必要性をはっきりと自覚している人は，数えるほどにすぎない．さらに，彼らが倫理的助言の必要性を意識している場合でも，通常彼らが支援を要請するのは別の経営・管理職者であり，その経営・管理職者サークルの外側にいる人々ではない．この点の説明となる，もうひとつの事柄も存在する．それは，たとえ経営・管理職者が HEC の存在やその倫理コンサルテーション業務に気づいていたとしても，通常彼らはその機能をもっぱら臨床上のものだと狭く理解しており，優れた経営管理や優れた院内指針といった課題にも関連するような倫理意識を含むものとしては理解していない，という事実である．

　したがって，受動の姿勢を選ぶような HEC に持ち込まれる可能性が高い，唯一の院内指針上の問題とは，施設内の臨床科の責任者のもとからやってくる，臨床指針上の問題である．教育面から見れば，これは悪い話ではない．そもそも HEC は臨床倫理を背景としているのであり，しかもその委員は，臨床指針が施設の中でどのように策定され，その施設にどのような影響を及ぼすのかを，熟知している可能性が高い．となれば，こうしたことから，臨床指針上の助言を行うにあたって要求される HEC のニーズは，学習曲線の急勾配を経験することもなく，およそいつも満たされていることになるだろう．

　とはいえ，次の点は指摘しておく価値がある．もし HEC が臨床外の指針上の問題に関する提言者になることを選ぶのであれば，関連する専門的知識をど

のようにして獲得するかという問題に取り組まなければ，道義に反するというものである．つまり，HECが受動の姿勢を越えるような一歩を踏み出すことは，教育面で絶大な影響を与えるのであるから，HECはこうした影響を真剣に考慮することもなしに，踏み出すべきではない．

　第二の，提言の姿勢に関して言えば，そもそもHECは，技術や施設に関する適切な情報的基盤のもとに提言を行う．だが，この提言という姿勢の場合，HECは，提言を行うのに必要とされる専門的知識をすでに身につけているか，または，そうした専門的知識を容易に獲得できるような臨床外の分野に関してのみ，提言を実施することを選びとれるので，その点が教育面での利点になる．もし，ある臨床外の分野に関する指針の新規策定や改訂の提言者になることをHECが決意したものの，その問題に関しては貧困な情報しか持ち合わせていないとか，理解が不十分ということであれば，施設の意思決定の責任者が，臨床外の問題に関するHECの支援に対してすぐさま扉を閉ざしてしまうことは明白であり，また，もしそのようなことになれば，臨床上の問題に関するHECの貢献をも危うくするリスクを冒しかねない．

　臨床外の指針の策定にあたって倫理上の支援を提供することがHECの任務とされている場合，HECは，関連性の高い委員教育を実施し，委員会外部の専門家からの支援を要請し，関連専門領域が含まれるように委員構成の拡大を考えるなど，明らかに重大な責任を担っている．

　これらの役割のためにHECに対して実施される教育の中には，提案された指針を判定するのに必要とされる対象分野の技術的情報や，そうした指針が提案され，開発され，承認されるまでの，施設の意思決定構造に関する詳細な理解が，明らかに含まれていなければならない．さらに，もう少し細かい事柄として，この種の倫理上の助言の基礎になる以下の二つの分野についても，HECの自己教育が必要である．

　第一に，委員会は，組織倫理の基本前提に関する自己教育を必要とする．組織倫理とは，ひとつの全体としての組織の行動に焦点を合わせた，倫理的問題の検討である．米国文化の中では，企業やその他の大組織のことを，あたかも複雑な機械であるかのように考える傾向が強く，その唯一の価値や目標，またそうした価値や目標に関わる唯一の行動基準とは，それを経営する個人やその中で働く個人にとっての価値や目標や基準であるかのように，非常に無人格的に考える傾向が強い．だが，ここで要求されている視点のもとでは，組織はそ

れ自体で価値や目標をもつと考えられており，またその行動はそれ自体で，適切・不適切，倫理的・非倫理的などとして評価できるものだと考えられている．

したがって，HECは，組織のことを倫理的にも非倫理的にも行動しうるひとりの行為者と考えた場合の，その基本前提について自己教育し，この種の施設的な行為者についてまともに言えること，言えないことを理解する必要がある．また，HECは，組織の活動における使命や中心的価値の役割を検討する必要があるとともに，そうした組織的価値がより広範な倫理的考察・判断の領域の中でどのような位置を占めているのかを，検討する必要もある．さらに，HECは，組織の行動基準と，組織の内部で特定の役割を担う個人の判断や行動，特に上級意思決定者の判断や行動との関係についても，考察する必要がある．

第二に，HECは，HEC自身の施設に関しても同様の問いを立てる必要がある．委員会は，組織の実際の使命や中心的価値，及びこれらと組織の間の関係について詳細な知識を得る必要があるし，その施設が公式に，あるいは広報活動の中で，社会に向けて自らのことをどのように描写しているのかについても，詳細な知識を得る必要がある．HECは，これらの使命や中心的価値が，組織内の様々な部局やユニットの業務・実践の中でどのように具体化されているか，またはされていないかを学ばなければならないし，特に，それらが施設の様々な領域の意思決定の中で，経営・管理職者の決定に対してどのような影響を及ぼしているかを学ばなければならない．組織レベルでの倫理的な考察を行う際には必ず，そうした使命や中心的価値を，その組織における正しい行為の主要な決定要因として考慮に入れなければならない——もっとも，これらの基準自体は，より広範な倫理的観点のもとで定期的に見直される必要があるのだが．

4　組織倫理の学習

医療倫理の中の下位領域のひとつとしての組織倫理は，この10年間で成長著しい領域であり，HECにとって助けになるような，数多くの著書や雑誌論文その他の情報源も存在する．なお，本章の最終部には，これらの情報源のサーベイが掲載されている．また，関心あるHECが教育の準備を進めるとか，特別な事情がある場合などには，HECがある特定の問題や指針と格闘するにあたって，教育プログラムやガイダンスを与えてくれるよう依頼できる医療倫

理学領域の研究者も数多く存在する．さらに，ビジネス・エシックスの領域の中にも，この分野の自己教育に役立つような文献が多数見出される．とりわけ，「ステイクホルダー理論」と呼ばれる見解に関する文献は，組織の使命や中心的価値と，組織が多様かつ広範な人々へと及ぼすその影響との関係を理解するうえで，大変役に立つだろう．

また，組織理論の研究者による文献も，組織理論に関する一般的文献はおろか，医療組織における使命・中心的価値の役割やその影響の問題を取り扱う，医療組織に特化された専門的文献に至るまで，膨大な数に上っている．最後に，システム理論の文献も，組織がどのように機能しているか，施設の諸々の構成要素における価値やコミットメントが，組織全体の判断や行動に対してどのような役割を果たしているかを理解するうえで，重要である．

当たり前のことかもしれないが，次の事柄は指摘しておく価値があるように思われる．すなわち，HEC自体がひとつの集団として正式な教育活動に同意するのでないかぎり，組織倫理やそれに関連する技術上・施設上の問題についてHECが自己教育を実施するということは，ほとんどありえないことである．それらの正式な教育活動として考えられるのは，関連文献の勉強会やワークショップ，合宿などであろう．これらの教育活動は，すでに何らかの専門的知識をもっていたり，自学自習を通じてそれを身につけたりしたHEC委員の主導で行われるか，または，外部の専門家に参加してもらって支援してもらうこともできるだろう．こうした教育活動は，委員会の定期ミーティングの中に押し込めることもできようが，もし委員会が，コンサルテーションや教育など臨床上の業務のためにすでに多忙であるならば，定期ミーティングに加えて別の時間を設けるのでないかぎり，委員会が臨床外の指針上の助言に関する自己教育を十分には行えなくなることはほぼ間違いないだろう．

5　組織倫理委員会との関係

既存の院内指針を，組織全体の使命や中心的価値の観点から検討することは重要である．こうした認識が医療施設の中で増大するにつれて，一部の施設では，組織内で臨床倫理コンサルテーションやその他の臨床倫理上の業務を行う委員会からは区別されるような，こうした特殊な観点を持つ別個の倫理委員会が設置されている．その委員会の正式な名称や指揮系統の中での位置づけは，

施設に応じて異なるだろうが，それは，特に「倫理」という言葉が一部の人々を敬遠させることになりかねないからである．また，そうした委員会は，その任務や——より重要な問題としては——組織内の役割が慎重に制限されないかぎり，他人に不適切に利用されてしまうのではないかという恐怖心も，一部の上級管理職者の中に見出される．JCAHOは，近年の調査の中で，組織が組織倫理の問題を自覚しているかどうかの証拠を探し始めている．このように，組織がそうした証拠を明確かつ具体的なものにするよう努めていくにつれて，別個に組織倫理委員会を設置することへの関心も高まりつつある．

　前述のとおり，そうした委員会は設置されていないものの，臨床外の指針上の問題に関する倫理的助言の必要性は理解されており，しかもHECの臨床上の業務は施設内で尊重されている，という場合には，この課題がHECのもとに降りかかってくるのは当然であろう．だが，以下では，そうした別個の組織倫理委員会が設置されているような状況で，HECはこの組織倫理委員会とどのような関係を構築すべきか，という問題を取り扱うことにする．

　この問題に簡潔に答えるならば，それは，明らかに，対等な仲間のような関係ということになろう．組織倫理委員会が別個の委員会として設置されている場合，その委員構成は，財務，法務，広報，顧客対応，患者ケア管理など，施設の上級管理職の代表者によって担われるのが普通である．また，とりわけ医療施設の中では，臨床指針と臨床外の指針の間に明確な線引きは存在しないので，HECと組織倫理委員会はよく協力して動くことが大切である．したがって，両者の間に風通しのよいコミュニケーションを築き上げ，両者の間に継続的で対等な分業関係を確立するとともに，両者に共通して関係する問題について相互コンサルテーションを実施できるよう，両方の委員会を兼担する委員の存在が重要である．問題が別の委員会の責任範囲にも属している場合や，別の委員会に助言したり助言を求めたりする際には，一方の委員会は他方の委員会に対して気兼ねなく問題を照会すべきである．

　だが，多数の問題が重なり合う可能性が高いとはいえ，各々の委員会が他方の委員会とは異なる明確な責任範囲をもっていることも，重要である．これは，可能なかぎり正式な形で表明されるべき事柄である．というのも，これは，単に二つの委員会が対等な仲間意識をもつだけでは十分に解消できない事柄だからである．言い換えれば，これは単なる手続き上の問題ではなく実質的な問題であり，最初にあらかじめきちんと交渉しておいたうえで，曖昧な事柄が現れ

た場合には適度に調節するのが最善であるような事柄である．同様の理由から，どちらの委員会も，指揮系統の一部として他方の委員会に報告を上げるのではなく，両者ともに同じ上役や上部委員会に直接ないし間接に報告するという形をとるのが最善である．つまり，どちらの委員会も，他方の委員会に対して従属的であってはならない．というのは，両者の役割の上での実質的な相違点は，具体的な主題の面での相違であり，施設内での両者の関係は，両者を別け隔てているこの相違点を保つことができるように，計画されなければならないからである．目下のところ，多くの施設では，HEC は法令順守委員会に報告を上げるものとされている（理想的には，委員構成が何らかの形で共通していることが望ましい）．もしそうした施設の中に組織倫理委員会もまた別個に存在する場合には，組織倫理委員会にも，法令順守委員会に報告させるのが最善と思われる．

　言い換えれば，組織倫理委員会がすでに存在する場合や新たに設置された場合には，HEC は二つの委員会の役割を明確化し，差別化するように務めなければならない．そうした状況下では，偶然 HEC のもとにもたらされた臨床外の問題に関して，HEC はその指針上の助言に決して関与してはならず，それを組織倫理委員会に照会しなければならないことはほぼ間違いない．これは，あらゆる臨床外の問題を別の部署に照会するという姿勢が適切と思われる，唯一の状況である．こうした状況では，HEC は，組織倫理委員会からの要請がある場合にかぎり，臨床外の指針上の助言へと関与すべきである．

6　法令順守委員会

　現在，ほとんどの医療機関や独立系病院には，法令順守委員会と呼ばれる委員会が設置されている（その他の名称も見つかるかもしれないが，施設がそうした委員会を設置する動機は法律からなので，多くの組織では，法的な意味合いのあるこの法令順守委員会という名称が用いられている）．法令順守委員会が設置されている施設の中には，その施設の HEC を決定プロセスにまったく関与させることもなければ，ましてや HEC に対して助言を要請することもなく，法令順守委員会の設置を決めた施設もある．おそらく，その原因は，法令順守委員会の機能と HEC の機能はまったく違うものだと考えられていることにあると思われる．

法令順守委員会の業務の中に通常含まれるのは，従業員が守るべき組織の倫理綱領の整備や普及である．だが，法令順守委員会の主要な責任は，組織の意思決定の最高段階で決定されたすべての事柄を，医療施設に関連する無数の法令，特に保険やコード化など会計上の事柄に関連するような法令と，調和させることにある．したがって，臨床場面での倫理，特に治療の決定や医療従事者と患者・家族との関係に関連するような倫理へと照準を合わせた委員会，すなわち，通常は HEC として理解される委員会は，同じ施設の中でもまったく異なる領域との関連をもっているように思われるのである．

　こうした二つの委員会の間の業務の隔たりを理解するためには，法令順守委員会に関連する歴史を，特に 1991 年 11 月に発効した，組織に対する連邦量刑ガイドラインの改正を中心に少し眺めておくことが役に立つだろう．

　組織に対する連邦量刑ガイドラインとは，連邦法・連邦規則違反によって組織が有罪宣告された場合に，連邦裁判官がその量刑を定めるにあたって利用するガイドラインである．このガイドラインの改正版では，有罪決定を受けた組織に対する基本的罰金は，組織が従業員の違反行為の監視や最小化に努めていること，責任を認めていること，警察の捜査に協力的であること，犯罪を自己申告していることなどの記録の提示に応じて，加算（最高で 4 倍）されることもあれば軽減（最高で 95％）されることもある，と新たに定められた．『フェデラル・エシックス・レポート』誌によれば（1995 年 11 月号，5 頁），1991 年 11 月から 1995 年 6 月までの間に，このガイドラインのもとで有罪決定され刑罰を課された 208 の組織の中で，ガイドラインに沿った有効な法令順守プログラムを実施していたという理由で量刑を軽減されるのに十分な記録を提示していたのは，わずか 1 企業であった．とはいえ，それらの組織の 87％ は，責任を認めている，捜査に協力的，自己申告しているなど，何らかの評価要素を認められている．

　このガイドラインのもとで当然守られるべきとされる注意事項は，以下の 7 項目に要約されている．

1. 組織のビジネス運営と特に関連性の高い潜在的な不法行為に対処できるような，法令順守基準の確立．
2. 上級管理職者の就任によるプログラム責任者の設置を含む，法令順守プログラムの正式な構造の確立．

3. 違反者に対して実質的な裁量権限を付与することを回避できるような，システムの構築.
4. 全従業員に対する，法令順守基準の効果的な周知.
5. 監視や，効果的な査察や，秘密保持された内部通報メカニズム（例えばホットラインなど）の構築による，組織の中で法令順守や法令順守基準の周知を達成するような，効果的な方策の開発.
6. 規律確立のための，公平で効果的な強制メカニズムの開発.
7. 犯罪の発覚時や調査時の，適切な対応.

とはいえ，合意判決や司法取引により，ガイドラインの規定する以上の注意事項だけではなく，裁判所の指示する個別の指針や手続きやシステムなども加味した，包括的な法令順守プログラムを課されている組織も数多く存在する. そのため，メディケアからの支払いを受けている組織など，連邦政府と関係のある組織にとっては，ここには明らかに様々な危険性が潜んでいる.

多くの保健医療施設が「法令順守監督責任者」を任命し，その業務を支援するための法令順守委員会を設置しているのは，以上の理由からである. また，やはり以上の理由から，この監督責任者や委員会の主たる関心は，組織による関連法規遵守の徹底へと注がれており，だからこそ，多くの施設では，法令順守委員会は HEC とは非常に異なった役割を果たすものと理解されているのである.

現在，ほとんどの医療組織には法令順守委員会が設置されているが，連邦量刑ガイドラインの中には，HEC 委員が気づいておかねばならないさらに二つの事柄がある. 第一に，現在のところ非営利組織は，営利組織とは異なり，ガイドラインの適用対象にはされていない. 第二に，2005 年 1 月の連邦最高裁におけるブッカー対合衆国判決では，裁判官はガイドラインを組織に適用する際にそれを被告組織の量刑を高めるために使用しているが，そもそもその基礎となるべき情報は陪審に提示されていないという理由から，ガイドラインの従来の解釈は憲法違反と判断された. その結果，今日では，連邦量刑ガイドラインは量刑の範囲を義務的に規定するものではなく，裁判官にとっての文字通りの「ガイドライン」になった. とはいえ，これらの事実は，多くの保健医療施設の中に効果的な法令順守委員会を設置することの重要性を損なうものではない.

したがって，法令順守委員会が設置されている多くの組織では，組織がその使命と中心的価値をどれくらい首尾よく遂行しているかを観察することを課題とする委員会は，すでに機能していると考えられている．つまり，組織倫理に関する助言の提供は（三つの姿勢のどれであれ）法令順守委員会の通常の取扱い業務の中には含まれないにもかかわらず，多くの組織では，法令順守委員会が一種の組織倫理委員会であると考えられているのである．

　そのため，優れた設計に基づく効果的な法令順守委員会が設置されている場合ですら，HEC は，重要な臨床外の指針の倫理的側面について慎重な検討が行われているような場所は施設の中には存在しない，という結論を下すかもしれない．そうした状況下で HEC が直面する問題は，法令順守委員会が設置されていない場合に比べ，一層複雑なものとなる．というのは，そうした場合，上級管理職者は，組織レベルの倫理的問題に取り組む正式な委員会を設置するための投資はすでに行われているではないか，と考える可能性が高いからである．これは，HEC が施設の臨床外の指針の倫理に関与する場合に直面する他の数多くの問題と同じく，慎重な戦略的思考を要求される問題である．

7　戦　略

　戦略にアルゴリズムは存在しない．HEC が提言の実施に関心を抱いた場合にとりうる上述の様々な進路は，臨床外の指針を形成する際の HEC の役割を高めるにはどのような進路をとるのが実際のところ最善であるかという問題に対する，単なる回答の例示として役立ちうるにすぎない．

　この点に関してもっとも重要であるのは，以下の三つの事柄である．第一に，施設の変革に向けて歩みを踏み出す際には，行動に先立つ慎重な戦略的思考，信頼可能な事実，予測される結果に対する慎重で現実主義的な態度，そしてこれらすべてに必要とされる忍耐が不可欠である．ある指針上の変化が多くの人々の生活をよりよくするだろうとか，提案された指針はそれ以外の可能な選択肢よりもはるかに優れているだろうといった確信があるだけでは，意思決定の権限を持つ人々もまた同じように，その重要性を認めてくれるとは限らない．施設はまさにその施設という性質上，上級（及び，その他すべて）の意思決定責任者が作用を及ぼしうる事柄の範囲を定めており，価値ある物事を成し遂げるには，慎重な戦略的思考を要求されるのである（それは，個人間の対人関係

の中でも「如才なさ」と呼ばれ，必要とされているものである)．第二に，HECの戦略それ自体が，幅広い倫理的観点から慎重に検討されなければならない．特に，HECが主導的に動いた場合の効果は，あらゆる角度から慎重に比較検討されなければならない．いくら施設内でのHECの主導権をもっとも効果的に発揮できるように見える事柄であっても，バランスのとれた倫理の知恵袋というHECに対する施設の認識を損なったり，HECが他の問題に関して特定の管理職者や委員会からの支援をあおげなくしたり，その他何らかの仕方でHECの今後の業務遂行能力を損なったりする危険性はある．したがって，短期的に見ればさほど効果的でなかったり，首尾よく事が運ぶ可能性が低かったりしても，所期の目標達成のためには他の手段を見つけ出さなければならない場合もあるだろう．

　戦略のためのアルゴリズムが存在しないことは認めざるをえない．だが，すでに述べたように，HECが倫理の観点から臨床外の院内指針の策定に貢献することを望む場合に，特に重要となる戦略も存在する．それは，HECの自己教育である．まず，組織倫理に関する一般的内容の教育が必要であり，これによって委員会は，整合的な枠組や概念，重要な倫理学の語彙などを用いて自らの主張を展開することが可能になる．また，その施設の使命や中心的価値，意思決定構造に関する個別的内容の教育が必要であり，これによって，HECの主張は，施設やその上級意思決定責任者が耳を傾けることのできるものとなる．このように，HECには教育が必要であるということが，第三に重要な事柄となる．指針に関するHECの倫理的判断は，十分な情報に基づいたもの，危機にさらされている事柄に関する繊細な理解に基づいたものでなければならず，そのためには，委員会の委員自体から直接に与えられるにせよ，その他の専門家の助けを得て行われるにせよ，教育が必要である．もし，HECの判断や提案の根底にこの程度の専門性が備わっていなければ，どれだけ巧妙な戦略をとろうとも，端から役に立たない可能性が高い．

　HECが積極的に活動しており，臨床上の問題に関するケース・コンサルテーションを通じた倫理的助言や，臨床指針に関する助言や，臨床倫理教育などを十分に提供する能力をもつ場合，おそらくHECは，それ以上に積極的になって，その施設内の臨床外の指針の策定に関して倫理的な観点から貢献する必要があるのかどうかを，検討しなければならないだろう．この問題に答えるためには，その施設の中で他にどのような委員会や構造が機能しているかを，慎

重に考察する必要があるだろう．法令順守委員会や組織倫理委員会が設置されている場合には，特に慎重な考察が必要である．また，HEC は，そうした課題を細心の注意を払って遂行する時間があるか，進んで遂行に努めるつもりがあるか，特に，適切に仕事をこなし，実際に役に立てるという望みをもつのに必要とされるだけの，膨大な自己教育に進んで取り組むつもりがあるかどうかを，決める必要があるだろう．

　冒頭で述べたように，指針上の助言の提供が臨床倫理ケース・コンサルテーションや教育と並ぶ委員会の使命の一部であることは，ほとんどの HEC が認めている．だが，実際問題として，ほとんどの HEC によって遂行されているのは，ほとんどの成熟した HEC であれば十分に準備を整えているような課題，すなわち，臨床指針に関する助言の提供という機能に限られているように思われる．それ以上に困難で大きな課題となるのは，HEC は施設による臨床外の指針の策定に助力すべく倫理的助言を提供すべきか，提供すべきであれば，それは，いつどのようにしてなされるべきか，といった問題である．本章で目指されてきたのは，まさにこうした可能性について考察する際に HEC が自問してみなければならない問題を要約し，それを提示することであった．

さらなる考察のために

1. あなたの施設の中で，HEC は，どのタイプの指針上の助言を，誰に対して提供しているか．
2. そのタイプの指針上の助言を提供する際に，HEC はどのような姿勢をとっているか．
3. あなたの施設の現状を背景としたとき，その HEC の姿勢は，現時点でとるべき最善の姿勢と考えられるか．なぜそう考えられるのか．もし最善でないとすれば，どのような姿勢のほうがよいのか．またそれはなぜか．もし別の姿勢のほうがよいとすれば，HEC がその方向へと一歩を踏み出すための，何かうまい手立てはあるか．
4. 施設内で指針上の助言という業務を担当することに関して，あなたの HEC の中での最重要の学習上のニーズは何か．
5. あなたの施設の中で，もし組織倫理委員会や法令順守委員会が設置され

ているならば，それらの委員会とHECはどのような関係にあるか．それは，あなたの施設の現状を背景としたときに，現時点でHECが構築すべき最善の関係と言えるか．なぜそう考えられるか．もし最善でないとすれば，どのような関係が最善と考えられるのか．またそれはなぜか．もし別の関係のほうがよいとすれば，HECがその方向へと一歩踏み出すための，何かうまい手立てはあるか．

関連資料

American College of Healthcare Executives. *Code of ethics*. Available at http://www.ache.org.

American Society for Bioethics and Humanities. *Annual meetings of the ASBH organizational ethics affinity group*. See Affinity Group website at: www.asbh.org.

Boyle, P. J., E. R. DuBose, S. J. Ellingson, D. E. Guinn, and D. B. McCurdy. 2001. *Organizational ethics in health care: Principles, cases, and practical solutions*. San Francisco: Jossey-Bass.

Collins, J., and J. Porras. 1994/1997. *Built to last: Successful habits of visionary companies*. New York: Harper-Collins. ジェームズ・C・コリンズ，ジェリー・I・ポラス『ビジョナリー・カンパニー――時代を超える生存の原則』山岡洋一，日経BP社，1995年

Darr, K. 1997. *Ethics in health services management*. 3rd ed. Baltimore: Health Professions Press.

Fiorelli, P., and C. Rooney. *Federal sentencing guidelines: A guide for internal auditors*. Altamonte Springs, FL: The Institute of Internal Auditors.

Freeman, R. E. 1999. Stakeholder theory of the modern corporation. Reprinted in *Ethical issues in business*, 6th ed., ed. T. Donaldson and P. H. Werhane, 247–57. Upper Saddle River, NJ: Prentice-Hall. R・エドワード・フリーマン「現代企業のステイクホルダー理論」鶴田尚美訳，トム・L・ビーチャム，ノーマン・E・ボウイ編『企業倫理学1――倫理的原理と企業の社会的責任』加藤尚武監訳，晃洋書房，2005年所収

Hall, R. T. 2000. *An introduction to healthcare organizational ethics*. New York: Oxford University Press.

Hosmer, L. 1996. *The ethics of management*. 3rd ed. Boston: Irwin/McGraw-Hill.

Kaptein, M. 1998. *Ethics management: Auditing and developing the ethical content of organizations*. Dordrecht/Boston: Kluwer Academic Publishers.

Khushf, G. 1997. Administrative and organizational ethics. *HEC Forum* 9: 299–309.

McDaniel, C. 2004. *Organizational ethics: Research and ethical environments*. Burling-

ton, VT: Ashgate.
Metzger, M., D. R. Dalton, and J. W. Hill. 1993. The organization of ethics and the ethics of organizations: The case for expanded organizational ethics audits. *Business Ethics Quarterly* 3 (1): 27–43.
Mills, A. E., E. M. Spencer, and P. H. Werhane. 2001. *Developing organization ethics in healthcare: A case-based approach to policy, practice, and compliance.* Hagerstown, MD: University Publishing Group.
Organizational Ethics: Healthcare, Business, and Policy. Hagerstown, MD: University Publishing Group. An interdisciplinary journal on healthcare organizations and their ethics.
O'Toole, B. 1994. *A social contract foundation for the professional ethics of health care administrators.* PhD dissertation, Loyola University, Chicago.
Ozar, D. T. 2004. The gold standard for ethics education and effective decision-making in health care organizations. *Organizational Ethics: Healthcare, Business, and Policy* 1 (1): 32–42.
Ozar, D. T., et al. 2000. *Organizational ethics in health care: A framework for ethical decision-making by provider organizations.* Chicago: American Medical Association Institute of Ethics. Available at http://www.ama-assn.org/ama/upload/mm/369/organizationalethics.pdf.
Payne, L. S. 1994. Managing for organizational integrity. *Harvard Business Review* 72 (2): 106–17.
———. 1997. *Leadership, ethics, and organizational integrity.* Chicago: Irwin. リン・シャープ・ペイン『ハーバードのケースで学ぶ企業倫理——組織の誠実さを求めて』梅津光弘, 柴柳英二訳, 慶應義塾大学出版会, 1999年
———. 2003. *Value shift: Why companies must merge social and financial imperatives to achieve superior performance.* New York: McGraw-Hill. リン・シャープ・ペイン『バリューシフト——企業倫理の新時代』鈴木主税, 塩原通緒訳, 毎日新聞社, 2004年
Pearson, S., J. Sabin, and E. Emanuel. 2003. *No margin, no mission.* New York: Oxford University Press.
Potter, R. L., ed. 1999. Special issue on organizational ethics. *Journal of Clinical Ethics* 10 (3): 171–246.
Reiser, S. J. 1994. The ethical life of health care organizations. *Hastings Center Report* 24 (6): 28–35.
Scott, W. R. 1998. *Organizations: Rational, natural, and open systems.* Upper Saddle River, NJ: Prentice-Hall. W・リチャード・スコット『制度と組織』河野昭三・板橋慶明訳, 税務経理協会, 1998年
Spencer, E., A. Mills, M. Rorty, and P. H. Werhane. 2000. *The ethics of healthcare organizations.* New York: Oxford University Press.

U.S. Department of Justice, *Sentencing organizations, federal sentencing guidelines*. Available at http://www.ussc.gov/guide/ch8web htm.

U.S. Sentencing Commission. 1991. Sentencing guidelines for organizational defendants. *Federal Register* 56: 22786–22797.

Weber, L. J. 2001. *Business ethics in healthcare: Beyond compliance*. Bloomington: Indiana University Press

Werhane, P. H. 1991. The ethics of healthcare as a business. *Business and Professional Ethics Journal* 9 (3–4): 7–20.

Werhane, P. H., and M. V. Rorty. 2000. Special section on organizational ethics. *Cambridge Quarterly of Healthcare Ethics* 9 (2): 145–241.

Wicks, A., ed. 2002. Special issue on health care and business ethics. *Business Ethics Quarterly* 12 (4): 409–526.

Worthley, J. A. 1999. *Organizational ethics in the compliance context*. Chicago: Health Administration Press.

第 14 章

病院倫理委員会の審議における法の取り扱い

ケネス・A・ドゥヴィル，グレゴリー・L・ハスラー
(横野恵訳)

キーポイント

1. 病院倫理委員会 (HEC) の歴史的発展
2. HEC の活動における法と生命倫理の必然的な相互作用
3. HEC における法律家および法的視点の効用と限界

過去 30 年間にわたって，HEC，臨床医，行政官，倫理学者，および研究者は，生命倫理と法の関係と格闘し，HEC の議論，審議，および助言に対して法が与える破壊的で有害な効果であると彼らが考えるものについての不平を述べてきた．一部の HEC では，「法について語ることは，法律家と同様に，倫理的な議論から排斥されるかもしれない」(Scott 2000)．こうした懸念は，経験や合理的な不安，そして法と倫理はつねに合致するわけではないという正確な所見に根拠を置いていることが多い．しかし，こうした懸念があるにもかかわらず，法的な検討は，多くの場合無視することが困難であるか，不可能である．すべての生命倫理に関わる問題が，不可避的に法的な問題としても立ち現れてくるわけではないが，二つの活動の共通の対象および倫理的推論と法的推論との間の類似点は，HEC が法の影響と法についての検討を完全に免れることはけっしてないことを示している．免れようと試みることすらできないだろう．法は，HEC の誕生と興隆において重要な役割を果たした．法と法的思考は，HEC の内部および外部における生命倫理に関する対話の知的内容と手続

的外形にも寄与してきた．そして最後に，正確で思慮深い法的知識と法的判断は，施設内における HEC の実際の活動において，代わるもののない一部分をなしている．これらの知見は，道徳的推論を法的分析に，倫理学者を法律家に置き換えることを支持するものではない．そうではなくむしろ，HEC がよりいっそう制度化され，成熟するにしたがって，法と HEC の任務との関係についての明確で，洗練された，一貫性のある見方を HEC が熱心に求めるようになったということである．

1 創造に立ち会う

　法，法的検討，および法制度および準一法的制度が HEC の成立と興隆において果たしてきた役割にかんがみれば，法が，HEC の作業と審議においても中心的な役割を果たしつづけていることは驚くべきことではない（Scott 2000; Wolf 1991; Annas 1991; Cranford and Doudera 1984; Hoffman 1991; Povar 1991; Wilson 1998)．HEC に与えられたもっとも初期の，かつもっとも重要な影響の多くは，法または規制に関わる性質のものであった．言うまでもないことだが，カレン・クインラン事件（1976年）は，当時は無名であったロー・レビューの論文を引用し，その論文は生命維持治療を中止したいという家族と臨床医の要求を監視する上で HEC が有用でありうると示唆していた（Quinlan 1976）．ほどなくして，解決の困難なケースに関する判断においては，裁判所が，HEC の助言や結論をすくなくとも考慮はするであろうということが明らかになってきた．サイケヴィッツ事件（1977年），スプリング事件（1980年）およびトレス事件（1984年）は，暗黙のうちにあるいは明示的に，HEC による審議と結論が法的な重要性をもつ可能性を認めた．HEC モデルの支持者たちは，HEC が裁判所にとっての指針となりうることを施設にとっての便益として，また HEC の発展に拍車をかけるものとして引き合いに出してきた（Wolf 1991）．そしてまた，難しい決定を行う個人や施設のために HEC が法的な「覆い」を提供してくれるだろうという，おそらくは成就しない希望によって，HEC の数の増加が加速してきた可能性がある（Annas 1991）．

　1983 年の医学及び生命医学・行動科学研究における倫理的問題調査のための大統領委員会は，HEC の発展にとっての重要な「法的でない」動機付けを象徴しているが（President's Commission 1983），法的な影響と懸念は依然と

して重要であった．いわゆる「ベビー・ドウ規則」(1984年) は，「乳幼児医療審査委員会」の利用を公認し，主だった医療機関に HEC 方式を導入し，一部の論者によれば，「すべての患者のための倫理委員会の設置に向けた動きにもっとも重大な影響を与えたといえる」(Cranford and Doudera 1984). 法によって義務づけられた研究倫理委員会も，医療施設への HEC 方式の導入に影響を与え，いったんは医師，研究者，患者，および被験者の手に委ねられた決定や活動を HEC が審査するという概念を定着させる助けとなった (Scott 2000). ある報告によれば，HEC を設置した病院の数は，1983年から1985年までの間に2倍になっている (Povar 1991).

いくつかの州の議会は，解決が困難なケースにおける HEC の審査の利用を促進した．一例を挙げると，メリーランド州では1987年に，各医療施設に「諮問委員会」を設置することを義務づけた (Hoffman 1991). テキサス州の1999年の医学的無益性と終末期の意思決定に関する立法では一段と進んで，一定の状況における HEC の審査を義務づけている (Flamm 2000). ニュージャージー州の行政法典は，HEC または予後委員会のいずれかを設置することを病院に義務づけている．アリゾナ，ハワイ，モンタナなど一部の州では，HEC の設置を義務づけてはいないが，HEC の委員であることを条件にした免責を認めることによって HEC の活動を法的に支援している (Wilson 1998). 1992年には，JCAHO が，その認定プロセスの一部として医療に関して生じた倫理的問題に対処するためのメカニズムを医療施設が提供することを要求するようになった (Powell 1998; Scott 2000). 多くの施設が HEC を設置すること，または HEC に頼ることによってこの要件を満たそうとした．JCAHO は法的機関ではないが，多くの領域で JCAHO の指令が法的に尊重されることによって，JCAHO には，無視することの難しい準‐法的な重要性が与えられたのである．HEC の出現と発展にこれほどまでに法が複雑に入り込んでいることを考慮すれば，倫理的審議から法を排除することが可能であると考えるのは現実的でないように思われる．また，HEC が事実上のファシリテーターまたはメディエーターとしての役割を果たす際にも，参加者が倫理的衝突の中から行動の選択肢を選び出すのを助ける上で，法は，すくなくとも補助的な役割を果たしている．

2 生命倫理および病院倫理委員会の審議に法が与える影響

　ロジャー・ドウォーキンは，HECは実務上，適時の指針を必要としているため，一部の参加者が倫理ではなく法に依拠するようになり，道徳的推論は，すでに法によって出されている答えに到達するための，時間がかかるやっかいで複雑な方法だと考える者もいると指摘している（Dworkin 1996）．ドウォーキン（Dworkin 1996）はもっと精緻な分析を切実に必要としている問題に対して「何も考えずに」法を適用することに対して警鐘を鳴らす一方で，問題を解決する上で，またはファシリテーションやメディエーションを通じて他者の問題解決を助ける上で法が何の役割も果たさないというのは「ばかげているし非現実的」だと強調している．もっとも適当な態度は，生命倫理の問題に解答する法の能力はつねに「非常に限定されている」ことを理解しつつ，法の位置づけを認めることである（Dworkin 1996）．

　しかしながら，法が，HECの発展のみならず生命倫理思想の発展をも方向づけたと考える論者も多い．たとえば，ジョージ・アナスは，「アメリカ法が──哲学や医学ではなく──アメリカの生命倫理のアジェンダ，発展，および現状に対する主たる責任を負っている」と大胆に断じている（Annas 1993）．アナスは，生命倫理学者に支配的な権利ベースのアプローチと事実への原則のあてはめよってケースについての判断を下す傾向の起源を，アメリカ社会に蔓延する法の影響に求めている．同様に，アレクサンダー・ケイプロンによれば，法が生命倫理に与えた影響は，この領域が「経験的な事実」よりも「抽象的な原則」に，「具体的な規範的結論」よりも「手続主義」に焦点を当てる傾向があるのはなぜかを理解する助けとなる（Capron 1999）．

　さらに，ベビー・ドウからカレン・クインランへ，カレン・クインランからベビーKへと，生命倫理のアジェンダとHEC運動それ自体が，衆目を集める訴訟によって動かされてきた（Capron 1999）．コニー・ザッカーマンによれば，「法は，死に瀕した患者とその家族に対する我々の医学的，道徳的，社会的献身を再定義するためのこれらの試みに積極的に参加してきたのである」（Zuckerman 1999）．同様に，たとえば，インフォームド・コンセントの法理は──おそらくは不運にも──医師─患者関係に関する学識と見識に富んだ多数の文献よりもはるかに大きな影響を医師─患者関係に与えた（Brody 1989）．結果

的に，訴訟手続に影響を及ぼそうとして，あるいは，それが立法という形であるにせよ，施設の命令という形であれ，法原則または法政策を明確化しようとして，さまざまな生命倫理に関する議論が広範囲にわたる法の「影」の中で行われている (Capron 1999). たとえば，医療施設は，争いのある状況において治療を中止することに対する法的な認許を求める前に，まず，提案した治療に対するHECの承認を確保することを選択する場合が多い．注目を集めたギルガン事件，ワングリー事件，およびベビーK事件では，各施設は，患者の代理決定者の意思に反して生命維持治療を中止する前に，まず施設のHECの助言と承認を得ていた．

　生命倫理の知の系譜は本章のトピックではない．生命倫理のように複雑な知的・社会的運動の発展は，あまりにも切れ目がなく一体的であるので，さまざまな専門領域がどのように寄与したかを正確に識別することは——とりわけ道徳的推論と法的推論のように両者が密接に関連している場合には——不可能である．ただし，多くの専門領域のうちのひとつがどのようにして生命倫理という試みに重大な寄与をしたかを説明することはできるかもしれない．いずれにしても重要なのは，法が生命倫理の実践に，そしてそれゆえにHECの行為と審議に，消すことのできない痕跡を残してきたし，今も残しつづけていることである．重要なのは，HECの委員の大多数が，憲法と法に基礎を置く正義についての見方に染められたアメリカの文化に浸ってきたことである．このような心性は，たとえ実体法についての議論を徹底的に避けようとしたとしても，ほぼ必然的に——暗黙のうちにではあるが—HECの議論の中に持ち込まれ，HECの議論の一部をなしている．法的なものはすべからく生命倫理の対話から排斥するという不可能な作業を試みるかわりに，HECは，みずからのアイデンティティが多数の要素によって形成され，影響を受けつづけていることを認めるべきである．個々のHECの成熟，および施設全体の成熟によって，否定的なものは和らげ，肯定的なものは深めるといった方法で，このようなHECの形成に関わるさまざまな影響をHECが受け入れることが可能になる．

3　病院倫理委員会における法の不可避的な重要性

　しかし，歴史と系譜は，法がHECの審議において一定の役割を果たすべきであることの唯一の理由ではない．HECの活動が本来的に実務的な性質をも

っていることにかんがみれば，倫理に関する議論から完全に法の姿を消し去ってしまうことは無責任であろう．HECで実践される生命倫理は，まず第一に，具体的な臨床上の問題と施設の具体的な慣行や指針の発展に関して，道徳的に正しい選択を明らかにするための試みである．そうした議論の目的は，究極的には現実の生身の患者に影響を与える臨床の行為または施設の行為に指針を提供することである．ファシリテーションやメディエーションの議論において検討される選択肢は，法的検証に耐えうるものでもなければならない．社会と医療に広く浸透しているという法の性質は，いかなる決定またはポリシーの実現であっても暗黙の法的検討または明示的な法的検討を伴うということを意味している．当然ながら，当の問題について関連性のある医学的・法的指針に従わなかった個人および施設には重いものからそれほどでないものまでの法的制裁が課される可能性がある．しかし，それに加えて，大多数の人は，法に従う道徳的義務を何らかの意味で感じており，法がそれ自体にすくなくとも何らかの道徳的な重みをそなえており，法を捨て去ることによってもたらされる可能性のある負の帰結を凌駕すると考えている（Murphy and Coleman 1990）．結果的に，生命倫理の問題は，実務的なレベルでは，倫理の問題と法の問題を伴うことがほぼ避けられず，HECはそれに直面し，それを受け入れ，あるいはすくなくとも認識しなければならない．倫理的なことは適法なこと（または法的リスクが最小の選択肢）とは異なる場合があるというのはたしかだが，それがつねに真実であるわけではない．実際，大多数のケースでは，法に関する明確で合理的な知識があれば，HEC，臨床医，および施設は自分たちがもっとも倫理的であり臨床上効果的であると考える，しかも同時によりリスクの小さい道を進むことができるのである．法についての正確な知識は，臨床の行為者たちの手を縛るかわりに彼らを自由にすることができる．

それゆえ，法意識は，HECの審議その他の活動において重要な役割を果たしうるのであり，また大多数のケースにおいては重要な役割を果たすべきなのである．そうであるとすれば，責任あるHECは，関連する医事法だけでなく，検討対象の状況に近い実際の場面では法がどのように展開すると予想されるのかについての知識または知識を入手する手段を備えておかなければならない．HECの審議が正確な臨床情報と科学的判断に基づいて行われることが倫理的に必須であるのと同様に，臨床の場面における法的問題を評価して，もっとも適切な手段を採用する上で役立ち，利害関係者らに適切な選択を促す助けとな

る正確な情報をHECが保持することは必要不可欠である．

　HECは，委員またはリソースを通じて，検討対象のケースまたは問題に関連する法域の制定法および判例法について詳細に理解するべきである．法的問題を網羅的に列挙することは不可能であるが，HECが定期的に取り扱う一連の問題はかなりの程度予測することができる．それには，以下のような事項に関する法が含まれる．

事前指示
リビング・ウィル
持続的代理権授与状
代理決定者
死の定義
「無益性」／不適切な治療
臓器移植
栄養・水分補給
DNR［蘇生処置の禁止］
救急医療・分娩法（EMTALA）
インフォームド・コンセント
守秘とプライバシー
通報義務
専門家責任
一般の法的責任（たとえば，個人的権利に対する被害，名誉毀損，不法監禁など）
代理と使用者責任
高齢者虐待
生殖に関わる問題
能力と決定能力
措置入院／自傷他害のおそれ
後見
ベビー・ドウ規則
成人年齢／親権から解放された未成年者
医療に対する未成年者の同意

児童の虐待とネグレクト
親の権利
医師免許の付与と診療の範囲
抑制
医療費の請求
医師による診療の放棄と医師の助言に反した患者の退院
刑事法（たとえば，暴行，殺人など）
臨床試験・臨床研究
地域の裁判所の組織

　これらは，比較的日常的な HEC の審議その他の活動において浮かび上がるであろう法的問題と，ケースの分析，委員会によって検討される利用可能な選択肢，およびその集団によって最終的になされる決定または助言に影響を及ぼすであろう法的問題の範囲を反映している．HEC には，これらの問題について指導することのできる委員または適切なタイミングで相談のための手段にアクセスすることのできる委員がいるべきである．

　しかし，適用可能ないわゆる基礎的法原則について知っているだけでは十分でない．HEC は，作用している法すなわち，実務における法のあり方についても理解しているべきである．「作用している法」には，関連する法の担い手たち（裁判官，地区検事，原告代理人など）がどのようにその法規定を解釈および適用することが一般的であるのか，あるいは予想されるのかについての十分な情報に基づいた見識が含まれる．制定法の内容は，法によって何が要請されるかについての重要な見識を与えてくれるが，制定法が裁判官によってどのように解釈・適用されるかも同じくらい重要である．そのような見識は，民事あるいは刑事の法的リスクが関わる場面ではとくに重要である．こうした状況では，どのような種類の現実の場面が原告代理人または司法長官に注目されるのかについて理解することも重要である．理論的には，多数の訴訟を提起することが可能であるが，施設または個人を民事で提訴する，あるいは医師を刑事告発するという決定は，幅広い考慮に基づいた複雑な判断を必要とする．最後に，HEC の議論と活動は，法の世界における手続的現実についての一定の知識を得た上で行われなければならない．特定のケースが進展するかどうかは手続的現実によって左右されることが多い．手続的障壁によって，それがなければ存

続可能な訴訟が妨げられそうな場合には，実体法についての検討のみを根拠とした HEC の希望あるいは不安が，現実のものとなることはないであろう．法制度や法的サービスが実際にどのように機能するのかについての知識も，適切な選択肢を形成する助けとなる．たとえば，HEC のある委員は，議論されている問題は，子どもの虐待またはネグレクトの問題を社会福祉局に通報することによって解決すると善意で思いこんでいるかもしれない．しかし，虐待とネグレクトに関する成文法だけでなく，実際の児童保護サービスの運用についてよく知れば，その思いこみは否定され，他の解決策を模索する必要があることが浮き彫りにされるだろう．要するに，HEC は，成文法と一定の状況における法の作用の双方について理解することを可能にするすぐれた法的リソースへのアクセスが可能でなければならないのである．

4　法を称賛する？

　法的視点は，多くの点において生命倫理の議論の質を高め，議論を助けることができる．学問の一領域および知識の集合体としての法は，医学における倫理的決定の選択肢を比較衡量する際に役に立たないものではけっしてない．法が，正式の，制度化された紛争の解決に関して効果的な領域であることは明らかになってきている．法は，客観性，公平性および一貫性を重んじる．法的な推論と議論は，ある見解とそれに代わりうる諸見解に関する活発で開かれた議論に基礎を置いている．これは，場合によっては，対立する諸見解の弱点を同定する上で有益な手段である．

　さらに法は，道徳的内容を欠くものではなく，少なくとも受け入れられる最低限の行動の範囲を指し示すもの，または明確に表すものとして重要性をもつ．オリバー・ウェンデル・ホウムズが記したように，「法は，我々の道徳的生活の証人であり外部の貯蔵庫である．法の歴史は人類の道徳的発達の歴史である」(Holmes 1897)．ホウムズの主張は誇張されたものではあるが，多くの点において彼の主張は正しい．医療における倫理的諸問題の研究のための大統領委員会は，「法は，社会がその価値を政策の形に置き換え，それを人間の行為に適用するための基本的な手段のひとつである」と認めている (President's Commission 1983)．法は，ある意味では社会の道徳的信念と道徳的態度の具体的な集積であり，そしてそれゆえに，生命医科学の問題に関する法の結論は，

通常の道徳的推論をほぼ正確に反映している場合があるのである．

　要するに，法と生命倫理との関係は，ひとつの専門領域が他の領域に影響を与える関係よりもはるかに複雑なのである．それは一種の相関関係であり，法が生命倫理を特徴づけ，生命倫理は法を特徴づけている．しかし，より重要なのは，法と生命倫理およびその他の専門領域が，おそらくは非常に多くの主題と伝統を共有しうることである．というのも，それらはすべて共通の文化的，政治的，知的遺産を受け継いでいるからである．これらの知的試みは，解きほぐすことが現実には不可能であるほどに相互に密接に絡み合っている．法は，HECの道徳的審議において一定の役割を果たしつづけるであろう．なぜなら，アメリカ人の頭の中で概念的に両者を切り離すことは，いまなお困難であるからである．

5　法の危険性と限界

　法的推論と道徳的問題解決との間には類似点があるにもかかわらず，倫理的審議に対する法的アプローチの限界を浮き彫りにする明白な非‐類似性が存在する．実体的な立場に関して言えば，法は，倫理的で，社会的な利益をもたらし，公正な市民的権利および社会福祉に関するプログラムの導入を遅らせただけでなく，奴隷制，強制的な不妊処置，および差別的な慣行を支持するために用いられてきた．ときには，法的推論は，比較的機械的に繰り返される一組の議論と反論にすぎないことがある（Balkin 1986）．法が誇りとする客観性と一貫性を高めるために，法の手続，訓練，および伝統は，関連する原理や法理を優先し，人間性や個性を軽視しがちであった．このモデルは一定の限定的な目的をうまく達成することができるが，生命倫理に関わるジレンマを解消するための適切なモデルではないかもしれない．最後に，法的な形式の推論は，原則に基づいた倫理的議論と，患者，医師，社会および施設の関連する諸権利に焦点を当てがちである．こうした検討は重要ではあるが，場合によっては，同程度に重要な，あるいはより重要な倫理的指針の供給源の力を弱めてしまう可能性がある．

　明らかなのは，法廷も，上級裁判所の判断も，道徳的に正しい結果を保証しないということである．19世紀の法諺が認めているように，「ハード・ケースは悪法を作る」のである．事実上すべての生命倫理のケース——すくなくとも

HECが直面するような類のもの——はハード・ケースの典型であり，生命医学に関する判例法には多くの「悪法」の例があると論じることができる．法的判断は，利益団体の活動，裁判官や立法者の個人的信条，不十分なリサーチ，および場合によっては不十分な弁護活動によって左右される．さらに，法の多くは，裁定または救済を求めて提起された特定のケースまたは特定の状況によってもたらされた結果である．そのケースについての裁判所の判断によって，後に類似の状況に適用される法理が生み出されることがある．それゆえ，もともとの，裁定を求めて訴訟が提起されたされたケースの性質がそのケースの結果として生まれた法理の普遍性と有用性を掘り崩すことがある．法は，道徳と関連しているが，一般に道徳に立ち遅れると指摘する学者もいる (Hart 1961)．結果として，場合によっては法が，倫理委員会が直面する個々のケースにとっての客観的で，十分な推論に基づいた，信頼のできる倫理的指針としての役割はもちろん，社会知の集合を正確に反映する役割すら果たしえないことがある (De Ville 1994)．しかしながら，根本的なところでは，生命倫理の審議における法と倫理の相互作用は，法と倫理全般のいまだ解決を見ていない関係から生じている．両者の相互作用の性質について依然として争いがあるという事実は，法にとっての適切な領域についての不確実さが存在しつづけることの一因となっている (Murphy and Coleman 1990)．

　法的責任についての不安は，医師の間だけでなく，多数のHECの委員と今後委員になる可能性のある人々を含む，医療専門職全体を通じて蔓延している．法的責任に関する懸念は正当ではあるが，多数の研究によって，医療分野では，多くの人々が法的責任の危険を著しく過大視していることが明らかになっている (De Ville 1998)．このふくれあがった不安は，臨床医療と倫理的議論の双方に影響する．リスクマネジメントについての懸念によって倫理的議論が支配または歪曲される可能性があり，さらにその結果，患者に不必要な危害，リスク，不快，心配，不都合，あるいは費用をもたらすリスクを伴うおそれのある防御的な態度または方法がもたらされる可能性がある．すぐれたリスクマネジメントと倫理の実践は，通常矛盾しないが，医療過誤のリスクを不当に強調することによって，HECの審議が大きく掘り崩されてしまう可能性はある．それゆえ，HECは法的な防御が——正当化されうるものであれ，正当化されえないものであれ——HECの審議にどの程度影響を及ぼしているのかをしっかりと監視する必要がある．

6 法と倫理の調整

　法とリスクマネジメントを過度に信頼することに伴う危険を認識していることから，HEC の審議に対する法の影響が必然的であり，事実上不可避であることについての筆者らの意見が規範的ではなく記述的であることは明らかであろう．我々は，HEC をリスクマネジメントの機関に変えてしまうことの危険性，そして法を倫理と，倫理を法と取り違えることの危険性を十分に認識している．我々の唯一の主張は，概念的，文化的，および実際的に，HEC から法の影響力を取り去ることはおそらく不可能であろうということである．より達成しやすく，かつ賢明な目標は，HEC の審議における法，そして法の関与・参入，および法の統合の適切な役割を理解しようと努めることであろう．

　実際に，HEC がこれらの法的要素をどのように評価して議論や助言に取り入れるかは，それ自体が倫理的な問題となりうるのである．倫理的意思決定に法的検討を取り入れるためにどのような戦略を立てるかは HEC によって異なりうる．法的に正しい医療が倫理的に正しい医療とかならずしも同じでない状況では，HEC はどうするべきであろうか．法が屈するべきであろうか，あるいは，より倫理的なケアを提供するために法的な危険は無視されるべきだろうか．反対に，臨床上および倫理上適切な行為の大部分が法的検討によって影響を受けることが正当であるような場合はあるだろうか．これらの問題に対する回答は，具体的なケースの事実関係とさまざまな利害関係者によって左右されるであろう．患者，医師，施設および HEC が一体となって，患者のニーズ，倫理上の義務，法の要請および法的リスクをどのようにして比較衡量するかを判断しなければならないだろう．しかしながら，その際に重要なのは，法を倫理と，また倫理を法と取り違えないことである．

　さまざまな手段によって，HEC の議論において法があまりにも大きな役割を演じる危険を減らすことができる．たとえば，ひとつの可能性のあるアプローチは，倫理的議論を定式化することによって，関連する法的問題について検討することなく，当該ケースに関わる倫理的・臨床的問題を解決することである．倫理的・臨床的問題が解決された時点で，法的問題を直接取り扱うことができるようになる．そして，法の姿勢と倫理の姿勢が一致しない局面に立ち至った場合には，両者を検討することができる．このようにして，倫理の議論と

法の議論を（擬制的にではあるが）区分することができ，両者の区別を保つことができれば，両者を調和させることが可能なのである（De Ville 1998）．たとえば，責任の問題またはリスクの問題を引き起こす可能性のある問題または提案されたポリシーを検討している場合，HECが訴訟のリスク（ただし，訴訟のリスクを考慮することは議論に無関係ではない）に過度に重きを置くことは避けたいと考えることがあるだろう．このような問題に直面した場合，HECは以下のことをなしうる．(1)そのケースを評価する，(2)臨床的・倫理的に妥当な結論を導き出す，(3)そのケースにおいて存在する法的リスクを正確に同定する，(4)可能性のある法的請求に伴うコストと，請求がなされる可能性を評価する，(5)可能性のある防衛手段によって患者，医師，施設および社会の利益に対して生じるコストについて検討する．このようなアプローチは，法的リスクを無視するわけでも，法的リスクを他の考慮事項より高い位置に上げるわけでもないが，HECの委員が，それぞれが独立した目標であることの多い倫理的意思決定とリスクマネジメントに留意しつつ，何が受け入れられるリスクおよび救済であるかについて責任ある考えをまとめることを可能にしうるものである．

　法と倫理の重なり合った影響を正当に調整する他の方法が存在することは疑いない．もっとも有効な方策は，個々のHECの歴史，構成，議論の手法，および委員間の相互作用によって左右されるであろう．思慮深く誠実なHECの委員の大部分は，こうした複雑さについて――その意味を意識しているかぎりにおいて――対処する方法を見いだすことができるであろう．

7　法律家に関わる問題

　これまでの議論では，法または法的対話がHECの議論に与える可能性のある悪影響について概観し，HECの審議から法を追放するべきではないし，追放することはおそらく不可能であると論じた．法の影響力がそれほどまでに劇的であると感じられる理由のひとつは，法律家がHECに参加したり，あるいはHECの委員を務めたりすることが多いことである（Buehler et al. 1989）．HEC運動の始まりとほぼ同じころから，HECという現象について非常に敏感であった論者たちの一部は，HECの議論に弁護士が参加することを批判してきた（Hastings Center 1987）．倫理の議論に弁護士が参加することに対して批判的な人々は，多くの重要な警告を口にした．

第一に，HECに弁護士が参加することに対する批判の中にはときおり，法律家は医療に関連する道徳的な問題を議論するための訓練を受けてきていないという主張をその中心に置いているものがある．弁護士はもっぱら，法の訓練を受けて・い・る・．しかし，法的訓練によって法律家が，HECで行われるような種類の議論に参加する能力を欠くようになるわけではかならずしもない．法を学ぶことと道徳哲学を学ぶことの間には明らかな類似点がある．法は，哲学と同様に，明確な分析，重要な問題の同定，説得力のある主張の組み立て，そして取りうる解決策の精緻化と批判を重んじる．いずれの領域も，知的な明瞭さと分析の厳格さに価値を置く．これらは，倫理的問題を解明し，取りうる解決策を比較衡量するという点において倫理の議論で役に立つスキルである．加えて，法の文化は，生命倫理の議論に関連性の高い諸価値——すなわち平等，差別の禁止，正義，個人の権利，および自律——への傾倒を反映している．それゆえ，弁護士たちは彼らが受けた訓練の性質によって，道徳の議論への有能な参加者となりうるために必要な多くのスキルと心性を備えることが可能である．法律家は，彼らが受けた訓練や彼らの職業によって機械的に委員には不適格であると判断されるべきではなく，また，HECの議論に意図的に弁護士を加えることについては，現に十分な論拠がある．先に述べたように，一定の場合には，法についての正確な知識と法的リスクについての適切な評価が，決定者たちがもっとも倫理的であると考える道を進むことを可能にし，臨床医の手を縛るかわりにその手を自由にするのである（De Ville and Hassler 2001; White 1991）．HECにおける法の高度化がますます進んでいるにもかかわらず，弁護士でない委員の多くは，法の一部分についてしか知らない．あるいは，彼らは技術的・知的には法を知っているかもしれないが，検討されている状況に法がどのように適用されるのかを誤解している．すなわち，彼らは書かれた法は知っているが，適用される法は知らないのである．有能で思慮深い弁護士は，この欠陥を直すことができる．

　第二に，おそらくもっとも一般的な懸念は，弁護士はリスクマネジメントその他の議論の法的側面をあまりにも強調しすぎるため，臨床的，道徳的，あるいは専門的な検討が排除されてしまうというものである．これらの論者によれば，法律家の積極的な法的意見は，議論の焦点を倫理的なものから法的なものに移してしまう，あるいは議論を拙速に終わらせてしまいかねない（Lowes 1992）．その結果，分析において倫理的な関心事がもつ重みが小さくなり，そ

れによって医療スタッフ，家族，および患者に重大な実際的・倫理的帰結がもたらされる可能性がある．弁護士はけっして，法的対話と倫理的対話を取り違えたり，適切な法的ふるまいは時としてもっとも適切な倫理的主張とは異なるということを忘れたりしてはならないというのは，たしかに真実である．実際にこの区別に留意することについて問題があるように思われる弁護士は多数存在するが，集団としての法律家が，法と倫理を区別する能力に本来的に欠けているということについては何ら経験的な証拠はない．コニー・ザッカーマン (Zuckerman 1999) の施設内弁護士に関する研究は，「病院弁護士が実際に患者のケアに関する問題をもっぱらリスクの回避というレンズを通して見ているのかどうか，あるいは彼らが施設の中で，とりわけ終末期ケアの問題に関して，より思慮深い役割を果たすことができるのかどうかは……明確でない」と結論づけている．ザッカーマンは現に，多くの弁護士は「患者とその家族の希望と利益を可能なかぎり促進するために柔軟で思慮深いやり方で法に対応し，法を解釈することを不快に感じていないように見える」と述べている (Zuckerman 1999)．実際のところ，非専門家よりも思慮深い弁護士の方がこのような誤りを犯しにくいのではないかと考える十分な理由がある．なぜなら，彼らは非専門家よりも法をよく知っており，法の限界についてもよく理解しているからである．専門家としての習性と心性によって，弁護士たちは――つねにそうするわけではないことは明らかであるとはいえ――彼らの専門家としての役割を区別することに長けていると言ってよい (De Ville and Hassler 2001)．最後に，このような不安には，十分な根拠がある場合も少なくないが，弁護士が同席していない場合であっても医療倫理学者，医療専門職その他の HEC のメンバーが，法的問題について議論して結論に達する場合が多く，かつその議論はつねに十分な情報に基づいているわけではないという現実から目をそらしている．病院における終末期ケアに関する 1999 年の研究では，問題についての議論の相手が，施設の管理者，現場の医療従事者，あるいは病院弁護士のいずれであっても「法の焦点は一貫していた」ことが明らかにされた (Zuckerman 1999)．さらに悪いことには，医療専門職が，重要な法的問題についての限られた理解しか有していないにもかかわらず，その限られた理解に臨床的・倫理的決定の根拠を置いていることを示した実証的な研究が存在する (McCrary et al. 1992)．それゆえ，過度の法尊重主義のつけは，法律家と非法律家の双方から平等に支払わせることができる場合が多い．

第三に，生命倫理の議論への弁護士の参加を批判する人々はしばしば，施設の弁護士は，一種の利益相反，すなわち，より正確に言うならば，責務相反に直面していると主張する（Ross et al. 1993; Gottlieb 1991）．すなわち，施設の弁護士は一方では施設の利益を代弁するものとして活動しなければならず，他方では生命倫理に関わる議論の参加者として活動しなければならない．これらの論者は，依頼者の利益を熱心に代弁するという弁護士の専門家としての義務は，彼らに過度に法尊重主義的で保守的な立場を取らせると論じる．この場合もやはり，こうした不安と主張には一定の正当性がある．弁護士が，もっとも安全でもっとも保守的な法的立場を好む場合があることは明らかであり，それが依頼者の希望である場合にはとくにそうである．しかし，とくにヘルスケアの提供に関する状況においては，それがつねに依頼者の希望であるとは限らない．依頼者を熱心に代弁することが，唯一の目的である必要はかならずしもなく――また通常はそうでない――，ヘルスケアの領域における場合，またHECの委員を務める場合またはHECに助言する場合と同様に，依頼者から二重の役割を果たすことを求められる場合には，とくにそうである．依頼者は弁護士に対して，組織の他の目標と矛盾しない安全な法的立場を取るよう求めるかもしれないが，それはもっとも安全な立場ではかならずしもない．それゆえ，目の前の特定のケースおよび同様のケースにおいて弁護士の役割がどのようなものとなることを依頼者（それが施設であれそれ以外であれ）が望んでいるのかを正確に知ることが重要である．アメリカ法律家協会（ABA）の法律家職務模範規則およびABA模範規程では，弁護士が純粋に法的な問題以外の問題を考慮できることを明確に示している．すなわち，「助言を行うに際して弁護士は，法だけでなく，依頼者の状況に関連性があると思われる道徳的，経済的，社会的，および政治的要素等の他の考慮事項に言及することができる」．要するに，弁護士は，弁護士という職業であることによって，リスクマネジメントという単一の目標に限定されるわけではないのである．この場合もやはり，弁護士は過度にリスクを回避するというよくある不満は，医療倫理の議論に関わる多くの非法律家も，リスクを回避し施設と，おそらくは自分自身を守ることについて法律家とほぼ同等の動機をもっているという重要な点を見落としている（De Ville and Hassler 2001; White 1991; Kapp and Lo 1986）．
　弁護士たちは取り返しがつかないほどの先入観をもっていたり，法曹としての訓練に縛られていたりするわけではないというこれらの意見にもかかわらず，

弁護士の専門家としての傾向，知的背景および制度的役割が，もっとも倫理的な決定であるとされるものと相容れない場合がありうるという主張には，評価すべき点もある．HEC の委員を務める人々および HEC の意見を求める人々が，自分たちの相手となる法律家は倫理の議論と法の議論のための二つの立場を有している場合があることを理解することは重要である．情報開示は，利益相反または責務相反，あるいはそれらの兆候が関わる場合の伝統的な予防手段である．それは HEC に関しても妥当しうる．情報開示では，弁護士が法的代弁者の立場で発言しているのはいつか，倫理の議論に参加する者として発言しているのはいつかが明示されなければならない．弁護士が，生命倫理の議論における自身の二重の役割を調整することができない場合には，おそらくその仕事はその弁護士にとってふさわしくないのであり，彼を忌避することは適切である．HEC に関わっている弁護士たちは，先に提案した方策によって利益を得ることができるかもしれない．すなわち，倫理の議論の定式化を許容することによって，関連する法的問題を考慮することなくそのケースに伴う倫理的・臨床的問題を解決するのである．その時点で法的問題が残される場合には，それらをオープンに議論し，調整することができる．このような区別によって，法的関心事による破壊的な影響を小さくすることができるかもしれない（De Ville and Hassler 2001）．ジュディス・ウィルソン・ロスが忠告しているように，HEC の委員を務める法律家は，他の委員に求められるものと同じ資質，すなわち「議論を積極的に受け入れる姿勢，参加への意欲，他者の発言に耳を傾ける能力，HEC の目的と責務に集中する能力，およびヘルスケアの倫理的側面についての関心」を備えていなければならない．法律家がこれらの資質を備えていない場合には，HEC は「委員に法律家がいない方がうまくいくであろう」（Ross et al. 1993）．

8 結論

生命倫理と HEC の知的・制度的沿革にかんがみれば，法が依然として HEC に影響を与え，実体的な問題に関する HEC の議論を方向づけていることは，驚くに当たらない．加えて，法的検討と法的心性は，HEC に影響を及ぼしつづけるであろう．なぜなら，委員会が定期的に直面する諸問題は，必然的に法的問題と倫理的問題の双方を提起するからであり，また，HEC の委員

たちは——それが正当であるにせよ不当であるにせよ——権利，正義および道徳性と法が同一視される文化の中から集められているからである．マーシャル・カップの言葉を借りるならば，「具体的な事例においては，法と倫理が同じであったり，異なっていたり，矛盾していたり，相互補完的であったり，重複している場合がありうる」が，法の影響はつねに存在するのである（Kapp 1999）．HEC の委員の心と精神，彼らの対話，および彼らの審議から法の影響を追放することができる，あるいは追放すべきであると期待することは，非現実的であろう．裁判所が HEC の結論により明確に重きを置くようになれば，法の影響を HEC の審議から排斥することができる，あるいは排斥すべきであると現実味をもって提案することはいっそう困難になろう．法はさらに大きな位置を占め，あらゆる HEC の議論のサブテキストの中のより有力な一部分を提供するであろう．我々が望みうるのはせいぜい，HEC の審議における法の役割と影響についての理解と両者の調和をより完全で洗練されたものにすることである．

さらなる考察のために

1. 法は歴史的にどのようして HEC の発展を方向づけ，特徴づけてきたか．
2. 生命倫理の問題に関する法的な検討はどのような点で HEC の利益となっているか．法的視点はどのように HEC を制約するか．
3. 診療において行われる決定に関わる状況で，法的分析を排除すべき状況はあるか．もしそうであれば，その特殊な状況とはどのようなものであり，HEC はどのような決定の枠組みに従うべきか．
4. 例題：HEC の委員である弁護士は，HEC が直面している生命倫理に関する問題の道徳的複雑さをたえず避けており，HEC はその決定の一部について実務上のリスクを十分に把握できていないとたえず警告する．また，彼女にとっての利益は施設の利益であって医師または患者の利益ではないという考えを明らかにした．あなたが，その弁護士の委員と彼女の視点について話し合うとすれば，どのように話し合うだろうか．

参考文献

Annas, G. J. 1991. Ethics committees: From ethical comfort to ethical cover. *Hastings Center Report* 21 (3): 18–21.

———. 1993. *Standard of care : The law of American bioethics*. New York and Oxford: Oxford University Press.

Balkin, J. 1986. The crystalline structure of legal thought. *Rutgers Law Review* 39: 1–77.

Brody, H. 1989. Transparency: Informed consent in primary care. *Hastings Center Report* 19 (5): 5–9.

Buehler, D. A., R. M. DiVita, and J. J. Yium. 1989. Hospital ethics committees: The hospital's attorney's role. *HEC Forum* 1 (4): 183–94.

Capron, A. M. 1999. What contributions have social science and the law made to the development of policy on bioethics? *Daedalus* 128 (4): 295–325.

Cranford, R. E., and A. E. Doudera. 1984. Institutional ethics committees and health care decision making. *Law, Medicine, & Ethics* 12 (1): 13–19.

De Ville, K. A. 1994. What does the law say?: Law, ethics and medical decision making. *Western Journal of Medicine* 160 (5): 478–80.

———. 1998. Act first and look up the law afterward? Medical malpractice and the ethics of defensive practice. *Theoretical Medicine and Bioethics* 19 (6): 569–89.

De Ville, K. A, and G. Hassler. 2001. Law and health care ethics committees; Uneasy but inevitable bedfellows. *HEC Forum* 13 (1): 13–31.

Dworkin, R. B. 1996. *Limits: the role of law in bioethics decision making*.

Flamm, A. L. 2000. Texas takes on medical futility. *ASBH Exchange*. http://www.asbh.org/exchange/2000/w00flamm.htm (accessed January 8, 2005).

Fleetwood, J., R. M. Arnold, and R. J. Baron. 1989. Giving answers or raising questions? The problematic role of institutional ethics committees. *Journal of Medical Ethics* 15 (3): 137–42.

Gottlieb, L. E. 1991. Point and counterpoint : Should an institution's risk manager/lawyer serve as HEC members? No. *HEC Forum* 3 (2): 91–93.

Hart, H. L. A. 1961. *The concept of law*. New York : Oxford University Press. H・L・A・ハート『法の概念』矢崎光圀監訳，みすず書房，1976 年

Hastings Center. 1987. *Guidelines on the termination of life sustaining treatment and the care for the dying*. New York: Hastings center.

Hoffman, D. E. 1991. Hospital ethics committees and the law : Regulating ethics committees in health care institutions. *Maryland Law Review* 50: 746–97.

Holmes, O. W. 1897. The path of the law. *Harvard Law Review* 10: 457–58.

Kapp, M. B. 1999. *Our hands are tied: Legal tensions and medical ethics*. Westport, CT: Auburn House.

Kapp, M. B, and B. Lo. 1986. Legal perceptions and medical decision making. *The

Milbank Quarterly 64 (Supp. 2) : 163–201.

Lowes, R. L. 1992. How and ethics panel can—and can't—help you. *Medical Economics* 69: 166–68, 173, 176–83.

McCrary, S. V., J. W. Swanson, H. S. Perkins, and W. J. Winslade. 1992. Treatment decisions for terminally ill patients: Physicians legal defensiveness and knowledge of medical law. *Law, Medicine, and Healthcare* 20: 364–76.

Murphy, J. F., and J. L. Coleman. 1990. *Philosophy of law: An introduction to jurisprudence.* Boulder, San Francisco, and London: Westview Press.

Povar, G. 1991. Hospital ethics committees and the law: Evaluating ethics committees: What do we mean by success? *Maryland Law Review* 50: 904–19.

Powell, L. T. 1998. Hospital ethics committees and the future of health care decision making. *Hospital Material Management Quarterly* 20 (1) : 82–90.

President's Commission for the Study of Ethical Problems in Medicine and Biomedical Research. 1983. *Deciding to forego life-sustaining treatment: Ethical, medical, and legal issues in treatment decisions.* Washington, DC: U. S. Government Printing Office.

Quinlan. 1976. *In re Quinlan.* 70 N. J. 10, 355 A. 2d 647 (1976).

Ross, J. W. 1996. Editor's Introduction, *HEC Forum* 8 (6) : 327–29.

Ross, J. W., J. W. Glaser, D. Rasinski-Gregory, J. M. Gibson, and C. Bayley. 1993. *Health care ethics committees: The next generation.* American Hospital Association.

Saikewicz. 1977. *Superintendent of Belchertown State School v. Saikewicz.* 371 Mass. 728, 370 N. E. 2d 417 (1977).

Scott, C. 2000. Why law pervades medicine: An essay on ethics in health care. *Notre Dame Journal of Law, Ethics & Public Policy* 14: 245–302.

Spring. 1980. *In re Spring.* 380 Mass. 629, 405 N. E. 2d 115 (1980).

Torres. 1984. *In re Torres.* 357 N. W. 2d 332 (Minn. 1984).

White, B. 1991. Point and counterpoint: Should an institution's risk manager/lawyer serve as HEC members? Yes. *HEC Forum* 3 (2) : 87–89.

Wilson, R. F. 1998. Hospital ethics committees as a forum of last resort: An idea whose time has not come. *North Carolina Law Review* 76: 353–406.

Wolf, S. M. 1991. Hospital ethics committees and the law: Ethics committees and due process: Nesting rights in a community of caring. *Maryland Law Review* 50: 798–858.

Zuckerman, C. 1999. *End-of-life care and hospital legal counsel: Current involvement and opportunities for the future.* New York: Milbank Memorial Fund.

第 15 章

倫理委員会のためのマネジメントガイド

ユージン・J・クッツ
（横野恵訳）

キーポイント

1. 2人以上の人が集まって一つの業務を遂行する場合にはつねに，集団力学が作用する．集団力学の諸過程に注意を払うこと，有害な過程を早期に同定することは，その集団がより大きな成功を収め，構成員の時間と争いを大きく節約する助けとなる．
2. 本章では，仕事に関わる力学と仕事に関わらない力学，役割と業務の定義，および集団発達の過程について概説する．病院倫理委員会（HEC）の仕事に当てはまる（介入を含む）例が含まれているため，用いられている題材は，読者が HEC の仕事のためのよりよい準備をする助けとなるだろう．

　これまでの章では，技術的な知識と専門的なスキルに着目して HEC によって行われる仕事の諸構成要素について論じてきた．しかしながら，委員会内部の仕事および委員会それ自体としての仕事についてはほとんど注意が払われてきていない．ほとんどすべての委員会の構成員は，何の仕事もなしえなかった，あるいは議論が委員会の正式な業務とは無関係だったと思われる会合を思い出すことができるだろう．委員会の構成員はまた，無意識のうちに反対意見を押さえ込むような感情のうねり，あるいは他の，おそらくははるかに理性的な力を無視するような感情のうねりに委員会がとらわれたと思われるときを思い出

すことができるだろう．このことをどのように説明したらよいのだろうか．より重要なのは，自分がこのような状況に陥った場合，我々はどのような対応をすることができるかということである．できるならば，このような状況は回避したいが，どうすればそうすることができるのだろうか．この章は，集団力学のこのような側面に照らした委員会のマネジメントガイドとなることを意図している．

1　集団としての委員会：目の前の業務に集中する

　集団について論じる場合に検討すべき最初の問題は，集団をどのように定義するかということである．ライス（Rice 1963; Miller and Rice 1967）は，集団を「第一次業務」に従事する2人以上の個人と定義している．ライスはさらに，「第一次業務」を集団が存続するためにその遂行が必要とされる業務と定義している．産業界から教育界までその例は枚挙にいとまがない．たとえば，フォード自動車は，自動車の生産（第一次業務）のために組織されており，患者ケアグループは，病院で患者ケアの諸問題（第一次業務）に関わる仕事を行っている．このように，業務がその集団を規定する．集団には，慈善活動，トレーニング活動などといった第二次業務がある場合もあるが，第一次業務は，その集団がそうであると表明しているところの集団として存在するために遂行しなければならない業務である．第二次業務に多くの注意を払いすぎることは，しばしばその集団の消滅につながる．ゆえに，このような観点からみれば，HECは施設によって与えられた使命を果たすために集団として存在するのである．第一次業務には施設によって少々の違いがありうるが，大多数のHECは，患者，家族およびスタッフに対して，医療に伴う倫理的な困難さに関するコンサルテーションを提供する業務を第一次的に請け負っている．第二次業務には，教育とトレーニング，指針の見直し，あるいはコンサルテーションといった活動が含まれる場合が多い．しかし，多くの状況において，HECがコンサルテーションの要請に対して効果的に対応することをしなくなった場合，その委員会は，機能しなくなるか，あるいは単純に存続しなくなるであろう[1]．

　二種類の集団の特徴づけに関しては，ビオン（Bion 1961）によってなされた区別，すなわち「作動集団」と「基底的想定集団」の区別が有益である．作動集団は，集団がその第一次業務に集中しているときに存在する．一方で，集

団がその第一次業務または第二次業務に対する集中を失ったときには，ビオンはその集団を基底的想定集団と呼び，基底的想定集団には三つのタイプがある．すなわち，基底的想定依存，基底的想定ペアリング，および基底的想定闘争─逃走である．基底的想定の過程に従事している集団は，自分たちが仕事に従事しているかのごとく振る舞うが，実際には，現実の仕事を回避している．

　ビオンによれば，基底的想定依存は，集団が自分たちを指導する指導者が出現するまで業務に着手できないかのごとく振る舞う場合に発生する．集団は，自分たちを救う指導者を待つために共謀するのである．多くの場合，そうした集団は議論を行い，ときには集団を先導するために到来する有能な人物についての幻想を公然と抱く．この種の集団の行動は，救世主の到来まで決定を引き延ばすことによって，そうでなければ有能な人が無能になるという結果をもたらすことがある．構成員のひとりが指導者の役割を引き受けた場合には，理想化と歓喜の時期が続くことが多く，この時期には集団は，指導者がほとんど無謬だと考える．しかし，その後ほどなくして振り子は反対の方向に振れる．そして指導者は無能だとしてその地位を追われ，その結果，新しい指導者を探し求める必要性が生じるのである．多くの場合，新しい指導者は即座にその地位を追われる．求められている救世主の資質，誰が候補者となる可能性を持っているかなどについて集団の中では大きな議論が起こる．その間，仕事は行われない．なぜなら，これこそが，将来の指導者についての幻想にこのようにして熱狂することを通じた仕事の忌避であり，その集団の意識されていない目的であるからである．HECが仕事を行っている間にこのような過程が現出することに伴って，理想的な訓練を受けた指導者であればどのようにして非常に困難な状況に対応し，コンサルテーションが導かれるべき適切な倫理原則を同定しうるのかについての対話が行われる場合がある──しかしながらそのような指導者が名乗り出る，あるいは要請に応じることはなく，集団は依然として指導者を待望し，探求しつづける──この探求は永久に続くかもしれない．リーダーシップへの熱狂以外に，基底的想定依存には，特定のイデオロギーを推進すること，政治的懸念（または他の根本的であるようにみえる懸念）と同時に財政的安定と財政的能力について懸念することに対する意識された，あるいは意識されない集団内の熱狂を伴う場合がある．こうした熱狂は，バランスの取れた議論を犠牲にして成り立つものであり，それゆえ，このような形で焦点を合わせる対象を誤り，指導力に依存することは，HECの第一次業務にとって非常

に有害となる場合がある.

　基底的想定ペアリングは,基底的想定集団のもうひとつの型として,2人の構成員がペアになってリーダーシップの目的や集団の方向性について本質的に議論する集団過程と特徴づけることができる.いずれの構成員も,自身がリーダーシップの役割を引き受けることはないが,この2人の行動は,指導者または指導原理を生み出すことを何らかの形で意図している.残りの構成員は共謀して,この新しい指導者または方向性の同定に向けて2人が仕事を続けるように仕向けるようになり,それによって,救世主または救世主的な指導原理が集団を救うという希望が永続することになる.もちろん,実際に救世主が望まれているわけではない.救世主が出現すれば集団は第一次的な仕事/業務に戻らなければならないからである.このような状況は,たとえば,2人の構成員に異なった理論的アプローチの利点に関する議論を長引かせるようにHECが仕向ける一方で,委員会自体は膠着状態になっている場合にみられる.他の構成員は,2人の構成員が議論を続けるように仕向けるだろう.一見したところでは他の構成員らはその状況を魔法のように解決する解決策に2人が到達することを望んでいるようだが,実際には,暗黙の目的は仕事を回避するためにこの議論を可能なかぎり長引かせることになっている.

　最後に,基底的想定闘争―逃走は,敵対者との争いまたは敵対者の回避にエネルギーを注ぎ込むことによって現実の仕事を回避することを可能にするもうひとつの方法である.基底的想定闘争―逃走においては,一定の個人,集団,イデオロギーその他同様の「悪役」が集団に対する脅威であるとみなされ,集団は,正統な仕事によって正統な成果を生み出すことに集中するのではなく,「敵対者」のさまざまな側面――どのようにしてそれを非難し,打倒するか,あるいは回避するか――に集中する.敵対者を特定し,中傷するために多くのエネルギーが注がれ,その間は終始,第一次業務に関する集団の仕事はまったく進展しない.この過程の例としては,特定の人,部局,イデオロギー,組織などが難敵または対抗者であるとみなされ,それに対応する必要があると集団が判断する場合が挙げられる.HECの場合には,特定の部局の人々が委員会の取り組み,全般としてのすぐれた医療,あるいは特定の患者または患者のニーズに対して共感的でないという集団のコンセンサスとともにこうした事態が現出することがある.その人または部局はその後,劣っている,あるいは無能であると判断され,次にHECは,その部局の人々を変えることのできるさま

ざまな方法について幻想する．この幻想の間，HECは本来の仕事，すなわち要請されたコンサルテーションを放棄する．

　これら三つの基底的想定集団のいずれかがどのHECにおいても優越的であるというわけではかならずしもないが，あ・ら・ゆ・る・集団は，期間の長短に関わらずその集団が一つまたはそれ以上の基底的想定に関わっていることを見いだすのであり，集団のすべての構成員が——発言の有無にかかわらず——平等な参加者としてそれに対応する責任を負う．対応には，方向転換してその集団の正統でフォーマルな第一次業務に戻ることが不可避的に含まれる．多くの場合，仕事に従事することに関する集団のアンビバレンスを認識することは，この方向転換を促す助けとなる．典型的には，基底的想定過程に関わっている集団の感情のトーンは不安であるのに対して，作動集団の感情の状態には，不安がまったくみられない．

2　集団構成：指導者と構成員

　作動集団の成功をもたらす正当な組織構造（ここでいう「組織構造」とは，権威，命令系統などを規定するモデルを指す）には多くの異なった種類がある．厳格でフォーマルなヒエラルキー型組織は，よりフォーマルでない構造と同じ程度に効率的でありうるが，さまざまな型の組織の内部における仕事の微妙な差異について論じることはこの短い章の範囲を超える．しかしながら，集団内部におけるさまざまな役割について検討することは有益である．というのも，多くの役割は，組織の構造がどのようなものであるかに関係なく存在するからである．とりわけ，検討すべき二つの主要な役割は，集団の指導者と構成員のそれである．

　リーダーシップという側面について検討する際には，多くの場合，三つの概念が関わっている．すなわち，権威，リーダーシップ，および権力である．権・威・は，選挙，認証，あるいは任命といったフォーマルな指名のプロセスから生じる公的に認められた専門性と責任を伴っている．権威ある地位に就いている人は，特定の任務を遂行することについて責任を負う．たとえば，部門の長はその部門の財政を管理する．リ・ー・ダ・ー・シ・ッ・プ・は，公式の責任の指定を伴わず，どちらかといえばインフォーマルなプロセスを伴う．つまり，1人またはそれ以上の人が，ある個人を特定のスキルを有する者として同定し，その者の指導

に従うことを選択するのである．このような個人は多くの場合，フォーマルな肩書きや承認がないにもかかわらず，その部門における専門家または特定の主義の支持者とみなされる．権力は，フォーマルな責任もインフォーマルな責任も伴わず，専門性や影響力も伴わない．むしろ権力は，物理的または心理的な力を通じて何かを行う能力を伴っている．たとえば，銀行に入っていく一人の人には何の権威もリーダーシップを伴う役割もないかもしれないが，銃を抜いて要求をした瞬間に，その人は権力のある地位に立ち，集団の行動に影響を及ぼすのである．さらに，財政，データセット，本人を窮地に陥れる可能性のある個人情報等を支配する人たちは，権威またはリーダーシップのある地位ではなく権力のある地位で活動しているとみることができる．人は，これら三つの要素のすべてを同時に伴う地位に就くこと，これらのうち二つの要素が組み合わさった地位に就くことができる．すなわち，集団において仕事に従事している間にさまざまな役割を巡回することができる．ここでの議論においては，「指導者」という言葉は上述の三つの側面のすべてを善意で適切に利用することを前提とした規範的に肯定的な意味で使用する．

そのようなわけで，指導者の主要な責務は集団が適切な第一次および第二次業務に集中した状態を保てるよう援助することと，集団がその仕事を行うために必要なリソースを確保することである．指導者は多くの場合，集団に影響を及ぼす可能性のある外部の力とリソースに注意を払いつつ，集団の中で行われる仕事に集中することに時間を割く．これは，管理の境界としても知られている．HECの指導者は，とりわけ，委員会のために適当なリソースを確保すること——会合の場所，運営の支援，効率的なコミュニケーション方法，専門の知識を有する機関へのアクセスなど——について責任を負う．委員会の指導者は集団の効率的な機能を確保するために，他部門の指導者や上司と対話し，交渉する．指導者はこれらの業務の多くを他者に委託することが可能であり，実際にそうする場合が多い．

HECに特有のことではないが，HECの指導者もまた，対話をオープンにし，構成員の参加を促進するために注意を払わなければならない．倫理，とくに倫理コンサルテーションに関する委員会の業務には，その最大のリソースとして，構成員たちの専門性がある．指導者に期待されるのは，たとえその意見が特定の立場を支持する批判的な多数派に対する反対意見であったとしても，HECの全構成員が議論に加わるよう要請することによってこのリソースをうまく活

用することであろう．これはときには容易でない任務ではあるが，HEC におけるよきリーダーシップとは，HEC の倫理的討議の成果がその状況に対する可能なかぎり最善の解決を目指したものであり，（それが施設，医師，または患者のいずれの利益になるかにかかわらず）特定の考え方のためのものではないことを認識しているものである．

したがって，構成員の役割は，構成員に課された責任にしたがって，自身のもつ特定の専門性とスキルを第一次業務のための仕事を進めるために用いることである．たとえば，HEC の構成員である医師には，議論の対象となっている患者に関連のある医学的知識を提供することが期待されるのであり，構成員に医師がいない場合には，医療に関する倫理コンサルテーションを完遂するという任務を遂行することに関する HEC の能力に当然に疑問を提起することができる．法律，宗教，行政，財政，倫理，心理その他の領域からの代表者の参加の有無が，議論の質に影響を与え，したがってその委員会のコンサルテーションの結果に影響を与えることは明らかである（この点については第 1 章を参照されたい）．

構成員が担う役割のうち，重要で，多くの場合自覚されていないものとして，感情の処理と抑制がある．集団の個々の構成員が抱きやすい感情とそれに結びつけられた信念は，誘発性として知られている．集団の構成員には，「理性の声」となる傾向があるかもしれないし，あるいは指導者や，場合によっては被害者など，多種多様な誘発性のあらゆるものをもちうる性質がある．自分自身がもつ誘発性と他者の誘発性を認識することは，あらゆる視点からデータを共有することを促し，同時に，集団過程および集団の仕事にとって重要である．ある構成員が，たとえば被害者の誘発性を帯びることが多く，患者が被害者の立場にあるとみることが可能なケースのコンサルテーションの間沈黙を守っている場合には，この力学に対してどのような介入が可能であるかを議論してこの過程を十分に評価しなければ，最善ではないコンサルテーションとなってしまう．実際，集団の内部で不愉快な沈黙がある場合には，仕事が行われておらず，基底的想定がそこに存在することが疑われる（しばしば，構成員のひとりが抑圧につながり，服従的な沈黙につながる権力を行使するか，あるいは行使しているようにみられる場合がある）．それゆえ，沈黙の原因を探求し，仕事に向けて方向転換することが，集団をふたたび元の軌道に乗せるためには重要である．指導者は，その集団におけるこのような力学を敏感に意識するべきであるが，

同時にすべての構成員が集団の努力を実効的なものとするための平等な責任を負っている．

3　集団発達

　集団は力動的であり，集団に影響を及ぼす力は流動的である．これまでの議論は，集団発達のいずれの段階にも妥当する．しかしながら，集団は力動的であるがゆえに，有機的であり，つねに発達している．それゆえ，一般的に受け入れられた集団発達の諸段階に注意を払うことによって，集団で仕事を行うことおよび集団過程に参加することに関わる懸念を小さくすることができる．集団が，すべての段階または進歩を順番にしたがって達成する必要はまったくないため，読者には集団過程について過度に単純化した逐語的解釈を用いることに対しては警戒心をもってほしいが，これらの発達段階それぞれのためのプランニングは有益である場合がある．集団発達のモデルとして広く受け入れられているものとして，タックマン（Tuckman 1965, Tuckman and Jensen 1977）によって提唱されたものがあるが，タックマンは，集団発達は五つの段階を伴うと述べている．すなわち，形成期，混乱期，統一期，機能期，および解散期である．

　形成期は，集団がはじめて集まり，共通の定義，役割分担を発達させはじめ，第一次業務についての合意に到達する段階であると定義される．多くの場合これに続くのが混乱期であり，この時期には，先の合意された定義，役割，および業務に対する異議が唱えられ，全員によるコンセンサスと関与に対して抵抗が存在する．次の統一期の段階では交渉が行われ，この時期には集団の一貫性が，ほぼ運用可能な水準まで発達し，コンセンサスに到達するために役割その他の定義が発展する．次の機能期は，第一次業務のための仕事がもっとも効率的に行われる段階である．引きつづき効率的に業務を達成するために，定義と役割分担はニーズに順応して，より柔軟なものとなる．次の解散期は，第一次業務が完了し，それ以上にその集団が存在する必要性がなくなる時期であり，この段階では，集団の構成員が仕事や共有した経験に対する懐旧と反省の念を，また同時に悲しみと不安の感情をもつことが多い．このモデルは，集団の1回の会合やひと続きの会合にも当てはめることができる．ひとつのHECは，1回の会合の間または特定のコンサルテーションのために数回の会合にわたって

仕事を行っている間に，あるいは特定の運営者または委員長の在任期間中に，これらの段階のすべてを通過しているとみることができる．

これらの力学および発達段階について認識することは，集団が第一次（または正統な第二次）業務に対する集中をいつ失ったかを特定することを可能にし，集団が適切な業務に戻るよう方向を修正し，役割分担と業務の適切な境界線を維持し，そして集団内部の感情をコントロールすることによって，集団の構成員が個別の過程を通過する助けとなる．

4 結論

集団によって行われる仕事は，周知の集団過程によって影響を受ける．HECの仕事もその例外ではない．集団力学の基礎的な原理について知っておくことは，それらの力が出現したときに集団の構成員の対応を支え，HECをふたたび第一次業務に向かわせる助けとなりうる．これらの問題についての考えを整理するための多くの概念モデルが存在するが，本章では集団における活動に影響を与える要因についてのいくつかの古典的な理論を提示した．読者には，この問題についてさらにテキストを学習すること，そしてHECが効率的に機能する上で集団力学が悪しき影響を及ぼしていたり，場合によっては妨げになったりしていると思われる場合には，組織の専門家によるコンサルテーションを検討することを推奨する．

さらなる考察のために

1. あなたのHECの第一次業務の厳密な性格についてよく検討し，他の構成員との間に合意があるかどうかを考えなさい．
2. あなたの業務の性質は実際にHECの第一次業務を促進するようなものかどうか検討しなさい．
3. HECで生じている集団過程を同定することのできる基礎的なツールを用いて，基底的想定過程を永続させることに関わる自分自身の役割をよく考え，さらにそれらの過程から正統な第一次および第二次業務への方向転換を試みてほしい．

4. 自分自身の個人的誘発性についてよく考えてみてほしい．

注
1) 集団力学を教える人たちが使うことの多い古典的な映画は，死刑に相当する殺人事件の評決を審議する陪審の一員としてヘンリー・フォンダ[2]が主演している『十二人の怒れる男』の 1957 年のオリジナル版である．行動には他の多くの計略が紛れ込んでいて，陪審員たちはそれにたくみに対応するが，本来の仕事，すなわち第一次業務は評決に達することのみである．
2) ［訳注］原文は Peter Fonda となっているが，実際に同映画の主演を務めているのは Peter の父の Henry Fonda である．訂正して翻訳した．

参考文献
Bion, W. R. 1961. *Experiences in groups*. London: Tavistock Publications. W・R・ビオン『集団精神療法の基礎』池田数好訳，岩崎学術出版社，1973 年

Rice, A. K. 1963. *The enterprise and its environment*. London: Tavistock Publications.

Miller, E. J., and A. K. Rice. 1967. *Systems of organization: Task and sentient systems and their boundary control*. London: Tavistock Publications.

Tuckman, B. W. 1965. Developmental sequence in small groups. *Psychological Bulletin* 63: 384–99.

Tuckman, B. W., and M. A. Jensen. 1977. Stages of small-group development revisited. *Group & Organization Studies* 2: 419–27.

発展資料

生命医療倫理は急速に発展しているので，文献を網羅的に列挙することは不可能である．そこで以下の文献は，病院倫理委員会の委員の教育課程における，次の段階の資料として紹介する．各文献は，本書の各章末尾に引用されている著作と関連づけて利用されるべきものである．

I. 書　籍

American Hospital Association. 1994. *Values in conflict: Resolving ethical issues in health care.* 2nd ed. Chicago: American Hospital Association.

American Society for Bioethics and Humanities, *Core Competencies for Ethics Consultations* (1998). この本は，倫理コンサルテーションを基礎付ける概念と技術に関する手引きを提供する，学会の合同調査（SHHV/SBC）に基づいて作成された本である．

Beauchamp T, Childress J, *The Principles of Biomedical Ethics*, 5th ed. (Oxford University Press, 2001). T・L・ビーチャム／J・F・チルドレス『生命医学倫理』永安幸正・立木教夫監訳，成文堂，1997年．医療倫理に関する基本原則についての，理論的に厳密な議論を紹介した本である．しかしせっかちな初学者や，直ちに解決しなければならない問題を抱えた臨床医療関係者が読む場合には，苦戦を強いられる可能性がある．

Fry ST, Veatch RM, *Case Studies in Nursing Ethics*, 3rd ed. (Jones and Bartlett, 2006). 看護の実践において体験された倫理問題に関して，優れた見識を提供する本である．

Glannon W, *Biomedical Ethics* (Oxford Univ. Press, 2004). 医療倫理における主要な概念と問題について言及した，簡単で分量の少ない本である．

Jonsen, Siegler, Winslade, *Clinical Ethics*, 5th ed. (McGraw-Hill, 2002). ジョンセン，シーグラー，ウィンスレイド『臨床倫理学——臨床医学における倫理的決定のための実践的なアプローチ』赤林朗・蔵田伸雄・児玉聡訳，新興医学出版社，2006年．調和のとれた医療倫理についての概観を提供し，特定の問題に関するいくつか

の助言を提供する，臨床医療者に向けて書かれた本である．理論的議論については，言及が少ない．

Kuczewski MG, Pinkus RLB, *An Ethics Casebook for Hospitals*（Georgetown UP, 1999）．病院の医療専門職が遭遇するであろう，日々の状況についての事例と分析を提供する本である．

Kushner TK, Thomasma DC, *Ward Ethics*（Cambridge UP, 2001）．研修中の医療を学ぶ学生や他の専門家の視点からの，倫理問題の議論に関する本である．

Pence G, *Classic Cases in Medical Ethics*, 4th ed.（McGraw-Hill, 2004）．グレゴリー・E・ペンス『医療倫理 1・2——よりよい決定のための事例分析』宮坂道夫・長岡成夫訳，みすず書房，2000年．読みやすく入手しやすい，著名事例を通じて生命倫理を解説する入門書である．

Post LF, Blustein J, Dubler NN, *Handbook for Health Care Ethics Committees*（Johns Hopkins, 2006）．病院倫理委員会が直面する問題を中心に扱った本である．

Reich W (ed.), *The Encyclopedia of Bioethics*, 1st ed.（Macmillan, 1989）, 2nd ed.（Macmillan, 1995）, and Post, S (ed.), 3rd ed.（Macmillan, 2003）．生命倫理における，唯一の包括的で，全般的な情報を提供する本である．

Ross, JW, JW Glaser, D Rasinski-Gregory, JM Gibson, and C Bayler. 1993. *Health care ethics committees: The next generation*, Chicago: Jossey-Bass AHA Press.

II. 雑　誌

　以下では，生命倫理や人文科学を中心に扱っているか，または生命倫理や人文科学に関連する記事を掲載することがある雑誌を紹介する——もっとも，他にも生命倫理や人文科学に関連する内容を扱う雑誌が出版されているので，各自で調査を続けて欲しい．PubMed—http://www.ncbi.nlm.nih.gov/entrez/query.fcgi.

American Journal of Bioethics（米国生命倫理雑誌）
Bioethics（生命倫理）
Cambridge Quarterly of Health Care Ethics（ケンブリッジ医療倫理季刊誌）
Ethics & Medicine（倫理と医療）
Hastings Center Report（ヘイスティングス・センター報告書）
HEC (Healthcare Ethics Committee) Forum（HECフォーラム）
Journal of Clinical Ethics（臨床医療倫理雑誌）
Journal of Law, Medicine & Ethics（法，医療と倫理雑誌）
Journal of Medical Ethics（医療倫理雑誌）
Kennedy Institute of Ethics Journal（ケネディ倫理研究所雑誌）
Theoretical Medicine and Bioethics（理論医療と生命倫理）

III. ウェブサイト

Bioethics Resources on the Web: National Institutes of Health (生命倫理に関するウェブサイト上の情報源：国立衛生研究所)
　http://www.nih.gov/sigs/bioethics/. このウェブサイトでは，様々な分野のウェブサイトへのリンクが，注釈付きで紹介されている．そして紹介されているウェブサイトのリストは包括的なものであるので，各分野のすべてのウェブサイトを紹介しているわけではない．列挙された情報源から，生命倫理に関する問題について，その問題の背景に関係する情報や，様々な立場を知ることができる．

Bioethics.net (生命倫理．ネット)
　http://bioethics.net. このウェブサイトは，生命倫理の問題に関連する新着記事や情報を内容としており，アメリカン・ジャーナル・オブ・バイオエシックス，アルバニー医科大学，ペンシルバニア大学，スタンフォード大学と提携している．

Pediatric Ethics Consortium (小児科倫理協会)
　http://www.pediatricethics.org. このウェブサイトは，小児医療の倫理に関する情報や，他のウェブサイトのリンクや，保存用文書として保存の対象となった情報を内容としている．

Virtual Mentor (ウェブサイト上の情報提供)
　http://www.ama-assn.org/ama/pub/category/3040.html. このウェブサイトは，アメリカ医師会が運営する倫理・人文科学についてのウェブサイトであり，記事や事例研究を紹介するインターネット上の定期刊行物として公開されている．

IV. ビデオ

Code Cray (Fanlight Productions, 47 Halifax Street, Boston, MA 02130, $245.00).
　この作品は，善行，自律，正義，忠実の原則を4つの小話で描写しており，これらの原則の適用を議論する看護師が中心に描かれている．

Deception (Institute for the Study of Applied and Professional Ethics, Dartmouth College, Hanover, NH 03755). この作品は，死亡したばかりの夫から梅毒をうつされていた妻に，そのことを告知するかについて検討を重ねる医師，看護師，そして究極的には倫理委員会を描いている．

Dax's Case (Choice in Dying, 200 Varick Street, New York, NY 10014). ダックス・コワートは酷い火傷を負い，死にたいと繰り返し要望しているのに，何ヶ月も治療を受けていた．このビデオは，ダックス・コワートの事件に関わったすべてのひとのインタビューを収録したものである．このビデオを収録したCD-ROMには，双方向の倫理教育ソフトウェアである，『死ぬ権利？ダックス・コワート事件』(Routledge) も収録されている．

監訳者解説

前田正一・児玉聡

　近年，わが国でも，病院倫理委員会の重要性が強く指摘され始め，その設置数も漸増している．その理由として，一つには，近年，医薬品の臨床試験が，大学病院等，特定の医療機関だけではなく広く実施されるようになったことや，一般の医学研究についても，それに関する倫理指針が多く策定されるようになり，医学研究を行う際に倫理委員会での審査が求められるようになったことがあげられよう．

　もう一つには，今日，わが国の医療現場が，倫理的判断が必要なケースへこれまで以上に遭遇するようになったことがあげられよう．その背景には，医療技術の進歩により，医学的には生命の「操作」が可能になったことや，患者の価値観が多様化したこと，家族構成が変化し独り暮らしの患者が多くなったことなど，医療を取り巻く環境が変化していることがある．つまり，今日，わが国の医療機関は，患者の信条に基づく輸血拒否や，臓器移植におけるドナー候補者の範囲・本人確認の問題など，特別な事案のみでなく，末期医療や，高齢者へのインフォームド・コンセントの問題など，一般的な事案においても倫理的判断が求められることが多くなったのである．

　また，臨床上の倫理問題が多く発生するようになったことから，近年，例えば末期医療のあり方に関するものなど，臨床上の倫理問題についても，いくつかの特定の事案につき，対応のあり方などを示したガイドライン[1]が作成されるようになった．これらの中でも，病院倫理委員会による判断について言及されるようになっている．例えば，2007年5月に厚生労働省により公表された「終末期医療の決定プロセスに関するガイドライン」の中では，「(3)複数の専門家からなる委員会の設置」について記述され，一定の場合には，「複数の専門家からなる委員会を別途設置し，治療方針等についての検討及び助言を行うことが必要である」と述べられている．

個別事案との関係ではなく，一般にも，臨床上の倫理問題との関係で，病院倫理委員会への言及がなされるようになっている．例えば，財団法人日本医療機能評価機構は，病院機能評価事業における評価の際に，病院倫理委員会に関する評価を行うようになっている．その自己評価調査票（一般病院版）V5.0をみると，「2.1.3臨床における倫理に関する方針が明確である」という項目があり，その中で「組織的に検討する場（委員会など）がある」との記載がなされている[2]．

　本書は，病院倫理委員会について，それも主として臨床上の倫理問題を念頭において，委員会の形式や委員会での審査のあり方，さらには，委員会等による倫理コンサルテーション，関連教育の問題などについて記述している．病院倫理委員会の設置数が漸増傾向にあり，また，「倫理コンサルテーション」が注目を集めはじめた今日，邦文の類書がないことも相まって，本書は，わが国の医療機関にとって待望の一冊であるといえる．

　以下，わが国における倫理委員会の種別，本書の概要，本書が想定する読者，関連書等について，順に説明する．

1　いわゆる「倫理委員会」の種別について

　まず，倫理委員会の種別を確認しておこう．すでに多くの読者がおわかりのとおり，いわゆる倫理委員会は，わが国では一般に，次の3つに大別される[3]．

(1)臨床倫理委員会

　一つは，本書が主として対象とする臨床上の倫理問題を取り扱う倫理委員会である．この倫理委員会は，その性格から，特に「臨床倫理委員会」や「臨床倫理審査委員会」などの名称で呼ばれる．臨床倫理委員会は，医療機関が任意に設置するものであり，この後に示す2つの倫理委員会のように，ガイドラインや法などとの関係で設置されるものではない．つまり，設置に関する一定の決まり事があるわけではない．

　なお，臨床倫理委員会の設置数の現状についてであるが，終末期医療の問題に特化した倫理委員会が作られているケースはあるものの，臨床上の倫理問題だけを対象として設置された委員会は，わが国では，ほとんど存在しない（と思われる）．臨床現場で生じる倫理問題については，次に示す，医学研究を対

象として設置された倫理委員会[4]が，必要に応じて取り扱っているというのが現状であろう．

(2)研究倫理委員会

もう一つは，医学研究を行う際にその科学的妥当性や倫理性の審査をする委員会である．この倫理委員会は，その性格から，特に，「研究倫理委員会」や「研究倫理審査委員会」などの名称で呼ばれている．研究倫理委員会は，後に例を示すように，医学研究に関する指針（ガイドライン）との関係で設置される．また，この指針（ガイドライン）が複数存在することから[5]，特に大学医学部等においては，施設内に複数の研究倫理委員会を設置する場合がある．

例えば，指針（ガイドライン）の一つに厚生労働省による「臨床研究に関する倫理指針」がある．この指針の中にも，倫理委員会についての記述がある．ここでは，倫理委員会について，「臨床研究の実施又は継続の適否その他臨床研究に関し必要な事項について，被験者の人間の尊厳，人権の尊重その他の倫理的観点及び科学的観点から調査審議するために，次に掲げる者が設置した合議制の機関（次に掲げる者が合同で設置した場合を含む．）をいう」とし，設置者として「臨床研究機関の長」などがあげられている．このため，大学医学部等に限らず臨床研究を行う医療機関の中には，今日，施設内に臨床研究倫理委員会を設置する医療機関がみられるようになっているのである．

(3)治験審査委員会

さらに，医薬品の臨床試験を行う際の倫理問題を対象とする「治験審査委員会」である．この委員会は，前二者とは異なり関連法[6]との関係で設置される．例えば，「医薬品の臨床試験の実施の基準に関する省令」の27条は，「実施医療機関の長は，治験を行うことの適否その他の治験に関する調査審議を次に掲げる治験審査委員会に行わせなければならない」と規定している．

なお，傍点に示す治験審査委員会として，「実施医療機関の長が設置した治験審査委員会」などがあげられている．このため，今日，医薬品の臨床試験を行う医療機関の中には，治験審査委員会を設置する医療機関がみられるようになってきた．

本書では，「病院倫理委員会（hospital ethics committee：HEC）」という用

語で，記述が進められている．これは文字通り，病院内に設置される倫理委員会を意味している．このため，上記のいずれも，病院内に設置されたものであれば，ここで言う「病院倫理委員会」に該当する．ただし，本書の中で「病院倫理委員会」という場合，主として先の(1)臨床倫理委員会を指していると考えていただいて構わない．

2　本書の概要

さて，次に本書を概観しつつ，各章の意義を簡単にみておこう．

(1) 1〜3章（総論）

本書の1〜3章は，総論を示しており，ここでは，倫理委員会の形式や倫理学の基本事項など，本書全体の基礎について記述している．病院倫理委員会が増加する一方で，わが国では，特に臨床倫理委員会については，その形式に関する議論はなされておらず，また，各倫理委員会における審査委員の教育の機会や関連教材も十分には整っていないといってよい．このため，医療機関の中には，まず，どのような形式で（臨床）倫理委員会を設置すればよいのかといった，設置の段階で疑問が生じることがあるようである．また，委員会が設置された後も，委員は，何をどのように審議すればよいのか，審査の方法に戸惑うことも多いようである．場合によっては，倫理審査では，本質的な審査がなされずに，提出書類の形式的な部分の指摘（極端な例として，「てにをは」の指摘）にとどまったり，他方で，過度に厳しい審査がなされ，現場を混乱させたりするという状況が生じているとの指摘もある．実際，監訳者である私も，複数の機関において倫理審査委員を務めるが，このような状況を実感することがある．

以上のような状況を鑑みたとき，病院倫理委員会の形式や審査方法に関して記述されている1，2，3章は，わが国の医療機関にとって有益であろう．

(2) 4〜9章（倫理コンサルテーションの実際）

続く4〜9章は，コンサルティングについて記述している．この中では，しばしば「倫理コンサルテーション」という言葉が登場する．わが国の臨床の現場では，現時点ではそれほど耳にする言葉ではないが，本書の4章によれば，

「倫理コンサルテーションは米国の病院では当たり前のものとして実践され，広く受け入れられている」とのことである．また，「病院倫理委員会（HEC）の86％は，臨床倫理コンサルテーションを行うことにより，臨床上の意思決定の現場で一定の役割を担っている」(McGee et al. 2001) とのことである．

倫理コンサルテーションとは，「患者，家族，代理人，保健医療従事者，他の関係者が，保健医療の中で生じた価値問題に関する不安や対立を解消するのを助ける，個人や集団のサービス[7]」などと定義される．「臨床倫理コンサルテーションはいろいろな方法で提供される．倫理コンサルテーショングループとして（例えば倫理委員会のように），コンサルタントグループのサブグループとして，一人のコンサルタントとして関わるなどである[8]」．

臨床上の倫理問題への対応には，判断に時間的な余裕がない場合が少なくなく，また時には，医療従事者のみならず患者側とも一定時間話し合いを持つことが必要となる．このため，迅速性や機動性が確保される，少人数によるコンサルテーションは意義があろう．実際，倫理委員会で判断を行う場合には，委員の日程調整の問題をはじめとし，委員会という性格から，先の機動性を確保することは難しいなど，いくつか不具合がある．

ここで，倫理コンサルテーションについて，東京大学医学部附属病院の取り組みを簡単に紹介することにしたい．監訳者が勤務する東京大学は，2007年1月，医学部附属病院内に「患者相談・臨床倫理センター」を設置した．2006年，当時の永井良三病院長の指示により設置にむけた準備がはじまり，翌2007年1月から3ヶ月の試行期間を経て，4月より本格稼動した．このセンターは，(1)実践部門，(2)教育部門，(3)研究部門の3つの部門から構成されており，また，(1)実践部門は，患者相談セクションと臨床倫理セクションとから構成されている．同センターのパンフレットには，「臨床倫理コンサルテーションチームは，身寄りがなく判断能力を欠く患者に対する医療の進め方など，臨床の現場で生じた倫理的問題について，主に現場の医療従事者からの相談に応じ，助言をします．これによって，より適正な医療の実施に寄与します」と示されている．つまり，同センターの臨床倫理セクションは，臨床上の倫理問題について，医療従事者からの相談を受け付け，コンサルテーションを行う組織である．今日では，医療従事者のみならず，患者から臨床上の倫理問題について相談が寄せられるようになっている．

設置準備段階では，臨床倫理セクションについては，今日ほど利用されると

は考えられていなかった．当時の目算が誤っていたのか，それとも，設置後，当センターの重要性が認知されたのかは不明であるが，今日，当センターは，病院内で一定の意義を果しているといえる．

　本書4〜9章は，近年，わが国でも注目されはじめた倫理コンサルテーションについても，細かく記述しており，わが国の医療機関にとって有益であろう．

(3) 10・11章（倫理教育）

　続く10章・11章は，教育について記述している．一つは，病院倫理委員会（臨床倫理委員会）や倫理コンサルテーションを担う者に対する教育についてであり，もう一つは，医療機関のスタッフなど，先の制度を利用する者に対する教育についてである．

　前者に対する教育の意義は先に示したとおりである．つまり，教育がなされていなければ，形式的な審査にとどまったり，過度に厳しい審査がなされたりする可能性がある．後者についても教育が必要であることは言うまでもない．というのは，臨床現場で倫理問題が発生した場合，現場の医療従事者が臨床倫理に関する基本的な知識を備えていなければ，一方で，「Defensive Medicine（防衛医療）」という言葉にも現れているように，現場の医療従事者が，判断を病院倫理委員会（臨床倫理委員会）や倫理コンサルテーションに過度に依存するという状況が生じるだろう．また，その一方で，本来ならば病院倫理委員会（臨床倫理委員会）や倫理コンサルテーションという手続きを踏襲すべき事案においても，現場の医療従事者の単独の判断で医療が進められるという事態が生じることになりかねない．

　以上のように，双方に対する教育が重要であるが，わが国では，この教育体制が整っていないといってよい．前者に対する教育は，少しずつ行われはじめたものの，後者に対する教育は，全くなされていないといってよいであろう．教育の今後のあり方についての検討が急がれる．10, 11章は，わが国が教育体制のあり方を模索する上でも，また，各倫理委員会が，倫理委員の教育のあり方を考える上でも役立つだろう．

　なお，この前者に対する教育の一例として，東京大学の取り組みがあげられる．東京大学は，文部科学省 振興調整費を用いて，2003年，大学院医学系研究科内に，生命・医療倫理人材養成ユニット（CBEL：Center for Biomedical Ethics and Law（代表：赤林朗））を設置した．このユニットは，倫理と法の

二つの側面から，生命・医療倫理の諸問題について研究し，それを基礎に関連教育を進めるという組織である．設置後2007年までの5年間に，病院倫理委員会の委員や事務局スタッフの養成等を目的とした「生命・医療倫理入門コース」を開講した．また，2008年からは，前5年間の取り組みの成果を基礎に，引き続き，プロジェクト「次世代生命・医療倫理の教育研究拠点創成」（代表：赤林朗）を開始した．このプロジェクトの中では，先の病院倫理委員会の委員や事務局スタッフの養成にとどまらず，倫理コンサルテーションについての研究・教育も行われる予定となっている．

　こうした東京大学の取り組みにより，わが国においても病院倫理委員会や倫理コンサルテーション関係者に対する本格的な教育がスタートしたことになる．ただ，関係者の全数からすれば，東京大学の取り組みだけでは十分ではなく，同様の教育体制が全国的に整備されることが望まれる．

(4)12・13章（指針についての考察）

　続く12・13章は，保健医療資源の配分のあり方や，院内指針の策定について記述している．

　倫理コンサルテーションや教育の章は，病院倫理委員会の業務の内容を扱うものであったのに対し，12章では，審査において，病院がおかれている環境に関心を持つことの重要性を指摘している．病院倫理委員会の業務の内容に関する方法論について精通することは重要であるが，その実践は，ケースによっては，病院のおかれている環境（例えば，都市部の医療機関か地方の医療機関か，臨床だけではなく研究も行っているか）などによって異なりうる．この意味で，各委員がどのような背景的知識を備えておくべきかについて，読者は，12章から，有益な情報を得ることができるであろう．

　また病院倫理委員会は，例えば院内指針の解釈・適用に際して諮問を求められるといった形で，院内指針と関わりを持つことになる．これらについて，13章は有益な示唆を与えてくれるだろう．

(5)14・15章（まとめ）

　本書は最後に，まとめとして，病院倫理委員会と法との関係や，集団としての委員会について分析している．

　倫理委員会が倫理コンサルテーション等の業務を行う場合，（倫理的判断を

行うとはいえ）提供する助言や選択肢が法的検証に耐えるものでなければならない．したがって倫理委員会は，病院に関係する法制度についても知識を備えておく必要がある．一方で法律や，法律に基づく判断は，道徳的に正しい結果を保証しないこともある．14章は，倫理委員会と法との関係や法をめぐる問題について，有益な概観を提供している．

　最後の15章では，集団力学の視点から倫理委員会について考察を加えている．内容は必ずしも実践的ではなく高度に専門的であるので，時間がなければ後回しにしてもかまわないであろう．

3　読者対象

　さて，本書の読者対象についてである．本書のまえがきにも示されているように，第一には，病院倫理委員会（特に臨床倫理委員会）の審査委員や事務局関係者が対象となろう．また，これから審査委員に就任することを予定している方や，事務局の職務を担うことを予定している方も同様である．わが国では，先に示したように，病院倫理委員会の設置数は漸増傾向にあるものの，審査委員・事務局スタッフに対する関連教育は進んでいないのが実状である．第二には，こうした方々にとどまらず，医師や看護師をはじめとする現場の医療従事者が本書の対象となろう．現在，医療現場では，日々，倫理問題が発生しているといってよい．こうした事態が発生した場合，すでに示したように，現場の医療従事者が臨床上の倫理に関する基本的な知識を備えていることは重要である．第三には，関連する教育・研究者が対象となろう．近年，医師や看護師等の医療従事者の養成課程では，「医学概論」などの講義にとどまらず，臨床上の倫理問題に関する講義も行われるようになってきた．ただ，これらを専門とする教育者は，わが国では少ないため，実際には，経験豊富な医療従事者が講義を担当しなければならないという実状がある．こうした状況を鑑みたとき，先の教育に携わる教育者の方にも，本書を講義の参考にしていただけるのではないかと思う．当然，教育を受ける学生も同様である．また，本書については，わが国でまだ十分に紹介されていない点も記載されている．この意味で，今後の関連議論の発展を考えたとき，この分野の研究者の方にも参考にしていただけるのではないかと思う．

　なお，本書の翻訳にあっては，医療系の学生をはじめ，多くの方々にお読み

いただきたいとの思いがあり，平易な日本語で記載するなど，読みやすさを追求した（つもりである）．しかし，本書の中で倫理学や法律学に関する用語が使用されていることや，原著の内容・記載方式などの点から，特に初学者の方にとっては，読みづらいと感じる部分があるかもしれない．ただ，これらの部分についても，重要な記載があるため，ぜひ何度かゆっくりとお読みいただき，記載内容の理解に努めていただきたい．

4　参考書

　本書の理解の助けとなる入門書や事典のうち，代表的なものをいくつかあげておく．既述のように，病院倫理委員会（本書の主たる対象となる臨床倫理委員会）の形式等，その基礎事項について記述された書籍はないといってもよいため，ここでは，医療倫理一般に関する文献を示す．これらも，本書を紐解く上で助けとなるものと思われる．

　まず体系書である．入門書として，赤林朗編『入門・医療倫理Ⅰ』（勁草書房，2005年）がある．続いて刊行された赤林朗編『入門・医療倫理Ⅱ』（勁草書房，2006年）も，やや専門的であるが参考になろう．また，少し前に刊行されたものであるが，加藤尚武・加茂直樹編『生命倫理学を学ぶ人のために』（世界思想社，1998年）も有益である．体系書ではないが，法学分野からの記述である樋口範雄・土屋裕子編『生命倫理と法』（弘文堂，2005年）や，哲学分野からの記述である清水哲郎『医療現場に臨む哲学』（勁草書房，1997年）も役立つ．山田卓夫『私事と自己決定』（日本評論社，1987年）は，必読書と言ってよいだろう．

　事典類としては，第一に『生命倫理百科事典』（生命倫理百科事典翻訳刊行委員会編，丸善株式会社，2007年）があげられる．これは，米国の代表的な事典である Encyclopedia of Bioethics, 3rd edition の翻訳版である．また，『応用倫理学事典』（加藤尚武編集代表，丸善株式会社，2008年）も役立つ．これは，生命倫理や医療倫理に特化したものではなく，環境倫理や教育倫理など応用倫理一般について記述したものであるが，この中の「1.生命倫理・医療倫理」では，医療倫理に関しても有益な記述がある．これらのほかに，『生命倫理事典』（太陽出版，2002年）も参考になる．

注
1) 「ガイドライン」という用語が使用されていないものもある．
2) http://jcqhc.or.jp/html/documents/pdf/jikohyoukaV5/V5DATA_G.pdf（2008年11月1日確認）
3) これら倫理委員会の設置数については，いくつか調査がなされている．たとえば，平川仁尚・葛谷雅文・植村和正「病院内倫理委員会の現状に関する調査」『日老医誌』（2007年，44号，767-769頁）．ただし，それぞれの委員会の正確な数は不明．
4) 「臨床研究に関する倫理指針」に基づく倫理委員会が利用される場合が多いのであろうか．
5) 医学研究に関するガイドラインの一覧は次のHP上で示されている．http://www.mhlw.go.jp/general/seido/kousei/i-kenkyu/index.html（2008年11月1日確認）
6) 薬事法および厚生労働省令（医薬品の臨床試験の実施の基準に関する省令）．
7) 『生命倫理百科事典』(生命倫理百科事典翻訳刊行委員会編，丸善株式会社，2007年) 2815頁．
8) 同 2805頁．

謝　辞

　本書の刊行にあたっては，多くの方にご高配をいただいた．まず，翻訳者の方々へお礼を申し上げたい．本書の翻訳は，当初は，臨床倫理問題に関する苦情等の増加を受け，関連する今後の研究・教育のあり方を模索するために，その基礎資料を得ることを目的として行った．このため，他の分野の方にとってはわかりにくい専門用語が含まれていたり，文章についても難解なものがあったりしていた．しかし，本書の内容を広く知っていただきたいと考えはじめ，一般向けの翻訳書を出版することを決めると，各翻訳者は，それ用に改めて翻訳し直してくださった．

　また，勁草書房の土井美智子さんには，大変丁寧な編集作業をしていただいた．細部にわたるご指摘は，監訳者の校正作業にとっても大変有益であった．本書は，少なからず医学・医療分野の内容が含まれており，文科系出版社に所属される氏にとっては，編集作業に労が多かったのではないかと思う．

　（なお，翻訳者を簡単に紹介すれば，いずれも，現在，何らかの形で医療倫理の研究や教育に携わっている．もともとは，児玉聡，山本圭一郎，高島和哉，林芳紀の各氏は哲学・倫理学を修め，前田正一と横野恵が法学，会田薫子が保健学を修めている．）

索 引

ア 行

アメリカ法律家協会　316
安楽死　183, 196
委員会の内規　18-20
医学及び生命医学・行動科学研究における倫理的問題調査のための大統領委員会／大統領委員会　4, 6, 20, 302
医師による自殺幇助　183, 237
イスラム教　34, 162-164, 169, 171
一般の法的責任　307
遺伝学的異常　221
遺伝子カウンセリング　167
医療過誤　271, 311
医療代理人　70, 186, 191-192
院内指針上の助言　271, 281-285
ウィローブルック肝炎研究　246
埋め込み表　273-274, 278-279
エホバの証人　95, 104, 112-113, 150-151, 172, 178, 217, 219
延命治療を拒否する患者の権利　75
オレゴン州の尊厳死法　47

カ 行

化学療法プログラム　94-95, 225
神の委員会／神の使命倫理委員会　246, 285
患者に末期であると告げること　73
患者の立場からの判断　186
管理者，行政官，病院管理運営者　15-17, 269, 315
緩和ケア　1-2, 57-58, 69, 75, 175, 201, 216, 228
基底的想定集団　322, 325
祈禱　154, 164, 175, 218
教育　i-v, 2, 4-9, 13, 15, 17-20, 23-24, 26, 29, 51, 56, 60-62, 64, 66, 82, 88, 122, 124, 134, 186, 190, 193, 197, 215-216, 231-237, 239-242, 247-248, 256-257, 261, 264-265, 269-273, 276, 281-282, 287-290, 296-297, 322, 331, 333
教理　153
クインラン，カレン　4, 21, 47, 51, 302, 304
クラテリズム　262-263, 266, 275
クリスチャン・サイエンティスト／サイエンス　173, 175, 217, 219
決疑論　26, 31, 36, 45-52
研究倫理委員会　3, 17, 19, 67, 240, 247, 303
原則　3-4, 20, 24, 26, 28, 31-35, 38-39, 42-45, 48-52, 63-65, 67, 69-70, 74-75, 80-81, 117, 127, 130, 141, 171, 173, 176, 178, 219, 227, 262-263, 272, 275, 298, 304-305, 308, 310, 323, 331, 333
原則中心主義　26, 31, 33, 43-45, 48-50, 52
公正さ　130
コンサルタント，コンサルティング，コンサルテーション　ii, iii, 6, 8-12, 14, 18-20, 33, 51, 55-56, 58-76, 78-84, 88-91, 93, 95, 98-111, 113-117, 126, 128-129, 139, 151-153, 156-159, 183, 185, 192-194, 196, 202, 206-207, 209, 213, 215, 225, 228, 231-234, 237, 241, 243, 253, 255-258, 261, 270-271, 281-282, 284, 287, 290-291, 296-297, 322-323, 325-329, 331

サ 行

最善の利益　20, 25, 63, 70-72, 74, 79, 150-151, 155-156, 186, 192-193, 203-206, 209, 213-217, 227-229
里親による養育　218
資源の配分，資源配分　7, 130, 261-264, 270, 273
事前指示　8, 45-46, 65, 72, 93, 110, 135, 138, 145, 185-186, 190, 192, 199, 307
持続的代理権授与状　30
シャイボ，テリ　31, 51

345

社会ダーウィニズム　262
社会的弱者　256
宗教　4, 9, 15–17, 23, 32, 34, 44, 65, 73, 88, 112, 140, 143, 149–151, 153–178, 188, 215–219, 228, 236, 277–278, 285, 327
宗教的献身　151
集中治療室　1, 57
主観主義　35–36, 41
熟慮の上での判断　31, 41–44, 46, 50, 52
守秘　66, 226, 307
食事規制　162
自律　12, 20, 32, 43–44, 51, 70, 72, 74, 78, 106, 117, 127–131, 134–135, 143–144, 154, 171, 183–188, 194, 208, 226–227, 263, 314, 333, 335
ジレンマ　3, 11, 25, 28, 42, 45, 55, 79, 82, 189, 199, 243, 310
人工栄養・水分補給の中止　236
人工呼吸器　1, 4, 45, 58, 96, 169–171, 201–203, 205–207, 210
人工水分・栄養　169–170, 173, 236
人工透析　4, 201–202, 205, 210, 246
真実告知　129–131, 133, 143
新生児　1, 170, 219–222, 224, 228, 236, 246
新生児科医　220–222
心肺蘇生法　58, 194, 201–202, 205, 209
推論　12, 16, 27, 31, 38–41, 50, 52, 61, 187, 192, 234, 238, 301, 304–305, 309–311
正義　2–3, 16, 20, 43–44, 74, 129, 143, 261–264, 266, 272–276, 305, 314, 318, 333
成熟未成年者　223, 226
正当化　12, 26, 33–36, 41, 43–45, 50, 74, 78, 80, 98, 178, 196–200, 202–205, 207, 210, 220, 223, 226, 236, 262, 273–274, 311
生物医学および行動科学研究の被験者保護のための全米委員会　3–4, 247
生命維持治療を中止する／生命維持治療を受けない／生命維持処置を差し控え／生命維持装置…（を）中止する　79, 96, 98, 107, 128, 302, 305
生命の神聖性　215
絶対主義　35
善行　3, 43–44, 58, 69, 74, 78, 130, 134, 187–190, 194, 199–200, 205, 207, 263, 333
専門家責任　307

戦略　52, 63, 78–79, 139, 186, 240, 252, 265–266, 269, 272, 282–283, 295–296, 312
臓器移植　3, 236, 307
臓器提供　168, 254
臓器や組織の提供　168
相対主義　31, 34, 36–41, 52, 142, 176
組織倫理　233–234, 240, 282, 285, 289–292, 295–297
組織倫理委員会　240, 282, 285, 290–292, 295, 297
蘇生　8, 58, 194, 201–202, 205, 209, 220–221, 224, 307
尊厳　12, 25, 47, 130, 186, 188, 278

タ　行

代替的な治療　217
第一次業務　322–325, 327–330
タスキギー梅毒研究　3, 246
地域社会から選出された委員　i, 17, 82
チャプレン　i, 16, 82, 96, 98, 106, 153, 157
中絶　32, 35, 125, 162, 167–168
調停　2, 5, 11–12, 79–81, 90, 153
治療を制限したり差し控えたりすること　98, 108
治療計画を…拒否する　226
治療計画を遵守する／しない　109, 226
治療中止　57, 79, 81
慎み　163
ティーンエイジャー　219–220, 223–228
透析　4, 201–202, 205, 210, 245–246
同意，コンセント　iv, 8, 12, 37, 39, 66, 79, 87–88, 90–91, 98–106, 114–115, 117, 134, 144–145, 151–152, 154, 218, 223–224, 226, 228, 247–248, 250, 253, 256–257, 277–278, 290, 307
道徳的なルール　31, 36, 38, 40–41, 48–49
道徳的体験　100–101, 103–106, 108
トリソミー　219–222, 228

ナ　行

二重結果　167, 170, 178, 188, 194–199, 204, 208–209
妊娠　125, 165–168, 226–227, 250

ハ 行

配給　261, 272-277
賠償責任　270
パストラル・ケア　82, 153, 155, 174-175, 177-178
反照的均衡　42-43, 46-47, 52
判断能力　11, 45, 65-66, 70-72, 74, 76-78, 106, 135, 150, 155, 172-173, 185, 187, 191-192, 199, 204, 208, 214
被験者保護局　256
避妊　125, 162, 166
ヒポクラテスの誓い　2
秘密保持，秘密保護　236, 247, 294
病院倫理委員会　i, iii, v, 1-2, 5-20, 33, 51, 55, 88, 90, 94-95, 100, 102-105, 107-111, 114-116, 139, 183-187, 189, 193, 197, 202, 207-210, 213, 231, 233, 235, 242, 245-246, 251, 261, 281, 301, 304-305, 321, 331-332
ファシリテーション　59-61, 63-64, 67, 75, 303-304, 306
部分出産　32
文化の感受性　122-123, 126, 142, 144
紛争解決　56, 78, 80, 84, 141
米国国家生命倫理諮問委員会　249, 251
米国小児科学会　222
米国生命倫理学会　5, 11, 61, 233-234, 332
ベビー・ドウ　221, 303-304, 307
ベビーK　304-305
ベルモント・レポート　247, 251-252, 255-256, 258-259
法改正　257, 271
法律家職務模範規則　316
法令順守委員　15, 292
法令順守委員会　281-282, 285, 292-295, 297
法令順守プログラム　240

マ 行

末期患者　188, 192, 194-200, 208
末期の診断　125
慢性疾患　218, 224, 270-272

無益，無益性　1-2, 26, 32, 66, 187, 189, 199-207, 209-210, 222, 236, 303, 307
無危害（原則）　43, 70, 74, 130, 263
無脳症　219, 222
物語倫理　26, 31, 33, 36, 47-49, 51

ヤ 行

薬物のスクリーニング　227
誘発性　327, 330
輸血　73, 95, 104, 111-113, 149-151, 172, 177
輸血の拒否　95, 104, 112, 149-150, 172
ユダヤ教　34, 44, 154, 157, 162-163, 166-168, 171
予防医学　8-9, 269
予防的倫理　8

ラ 行

力学　88-91, 93, 102-103, 105, 109, 111, 115, 117, 321-322, 327, 329-330
リスク・マネージャー　i, 16, 234
リスクマネジメント　240-241, 311-314, 316
リビング・ウィル　43, 57, 307
利用可能な医療処置　184
倫理学者　15, 33, 41, 52, 59, 82, 184, 214, 252, 254, 301-302, 304, 315
倫理綱領　24, 49, 61, 74, 234, 293
倫理コンサルタント　9, 33, 51, 55, 59-66, 68-76, 78-84, 90, 103, 105, 113, 115, 158-159, 196, 209
倫理的判断　33, 41-44, 46-48, 50, 63, 296
連邦量刑ガイドライン　293-294
ローマ・カトリック教　162, 166, 169-170

アルファベット

ABA模範規程　316
DNR指示　75, 157, 202, 236, 282, 307
JCAHO　5, 9, 13, 51, 246, 256, 291, 303
QOL　65-66, 71-73, 77, 128, 138, 153, 169, 184, 203-204, 207, 215, 221, 227-228

編者紹介

D・ミカ・ヘスター D. Micah Hester(学術博士)アーカンソー大学医療人文学および小児科学准教授であり,アーカンソー小児病院で臨床倫理学者を務める.Rowan & Littlefield 社刊『癒しとしてのコミュニティ Community as Healing』(2001 年)を含む 7 冊の編著書,多数の雑誌掲載論文および評釈がある.学問的関心の中心は,専門家-患者関係,終末期ケア,および移植に関する問題である.長きにわたって倫理教育に携わっており,医学生,レジデント,および指導医,看護師,ソーシャルワーカーその他の医療専門職のための学習コースの開発に時間を費やしてきた.現在および過去において複数の HEC および IRB で委員を務めた経験から着想を得て本書を編集した.(第 1・2 章)

執筆者紹介 (担当章順)

クリス・ハックラー Chris Hackler(哲学博士)アーカンソー医療科学大学医学部医療人文学科教授,学科長であり,アーカンソー大学クリントン公共サービス大学院の初代教授.ノース・カロライナ大学で哲学博士号を取得し,ウッドロー・ウィルソン基金,フルブライト委員会,および全米人文学基金から研究費を授与されている.20 年前に自身の病院に倫理委員会が設置された際の創設メンバーであり,他の複数の施設において HEC の設置を支援してきた.おもに終末期医療および医療政策に関する著作を発表している.(第 1 章)

ナンシー・S・ジェッカー Nancy S. Jecker(哲学博士)ワシントン大学医学部医学史・医療倫理学科医療倫理学教授.ワシントン大学法学部および哲学科非常勤教授.研究上の関心領域としては,倫理学理論,正義と医療,および治療の差し控えと中止に関する倫理的な決定がある.近刊予定の『バイオエシックス:歴史,方法論,および実践入門 第 2 版 Bioethics: An Introduction to the History, Methods, and Practice, 2nd edition』(2007 年)の編者(Albert Jonsen および Robert Pearlman と共編).『不正な医療:医師,患者,そして無益な治療』(1995 年)の著者(Lawrence Schneiderman と共著).他に倫理と医療に関する 100 を越える論文と単行本の分担執筆がある.論文は,Journal of the American Medical Association, The Hastings Center Report, Annals of Internal Medicine, The Journal of Medicine and Philosophy その他の刊行物に掲載されている.(第 3 章)

ウェイン・シェルトン Wayne Shelton(哲学博士,医療ソーシャルワーカー)哲学博士号をテネシー大学で取得.また,シカゴ大学でソーシャルワークの修士号を取得するとともにハリス公共政策大学院で保健行政学および保健政策学の課程を修了.シカゴ大学医療センター,マクリーン[臨床]医療倫理センターの特別研究員を務めた.現在は,アルバニー医療センターのオールデン・マーチ生命倫理研究所 Alden March Bioethics Institute において准教授および倫理・健康アウトカム課程のディレクターを務めており,アルバニー医療センター/合同生命倫理学大学院課程の共同ディレクターである.研究活動においては,医師-患者関係,医学的無益性,およびメディカルスクールにおける倫理教育の諸課題に焦点を当ててきた.専門誌に著作を発表しており,3 冊の共編書がある.また,『生命倫理学の進展 Advances in Bioethics』シリーズの共編者である.直近では,倫理コンサルテーションを含む多職種モデルによる家族サポートが家族の満足と入院日数に及ぼす影響を評価するための集中治療に関する研究において主任研究者を務めている.(第 4 章)

ディライフ・ジャナドッティア Dyrleif Bjarnadottir(文学修士,生命倫理学修士)ニューヨーク州アルバニーにあるオールデン・マーチ生命倫理研究所 Alden March Bioethics Institute の研究員であり,現在,生殖医療の倫理に関する博士論文を執筆中.最近の研究プロジェクトとしては,新生児のスクリーニングと州の責務,子どもに対する親の義務,および新生児の治療に関する決定における親の自律の重要性についての文化的差異に関する問題がある.(第 4 章)

スチュアート・G・ファインダー Stuart G. Finder (学術博士) カリフォルニア州ロサンゼルスのシーダーズサイナイ医療センター Cedars-Sinai Medical Center において,医療倫理センター所長および生命倫理の責任者を務める.上記の職に就くまでは,バンダービルト大学医療センター (VUMC) の助教であり,臨床倫理コンサルタント,VUMC倫理委員会の共同委員長,およびVUMC生命医療倫理と社会研究センター Center for Biomedical Ethics and Society の上席副所長を務めた.また,6年間 (2001〜2007年) にわたって米国生命倫理学会 American Society of Bioethics and Humanities (ASBH) の臨床倫理に関するタスクフォースに参加し,ASBH の『臨床倫理コンサルテーション能力の向上:学習者のための手引き Improving Competence in Clinical Ethics Consultation: A Learner's Guide』の作成において中心的な役割を果たした.学問的関心を有しているおもな領域としては,臨床倫理コンサルテーションの実践に関わる倫理的考慮事項,またより一般的なものとしては,臨床上の文脈における道徳的特質がある.(第5章)

マーク・J・ブリトン Mark J. Bliton (学術博士) バンダービルト大学メディカルスクールの医療倫理学および産科婦人科学准教授であり,バンダービルト学芸大学 Vanderbilt's College of Arts & Sciences の哲学准教授.バンダービルト大学医療センター臨床倫理コンサルテーションサービスの長 (1994〜2004年) を務め,メディカルスクールの革新的な重点プログラムでは医療人文学領域の指導者.学問的関心のある領域としては,革新的な胎児外科治療による介入に際して表明される諸価値があり,Larry R. Churchill と共編した近刊『臨床産科婦人科学 Clinical Obstetrics and Gynecology』で特集が組まれた「胎児外科治療における親の声 Parental Voices in Maternal-Fetal Surgery」はこの点に着目したものである.その他に臨床的・学問的関心のある領域としては,新生児集中治療における倫理の複雑性および患者のケアにおける道徳的経験がある.(第5章)

アリッサ・ハーウィッツ・スウォタ Alissa Hurwitz Swota (哲学博士) ノース・フロリダ大学倫理学准教授,フロリダブルークロス・ブルーシールド倫理学・公共政策・専門職研究センター Blue Cross Blue Shield of Frolida Center for Ethics, Public Policy, and the Professions 上席研究員.トロント大学生命倫理学共同研究センター Joint Centre for Bioethics において臨床倫理学の博士研究員プログラムを修了.関心領域としては,生命の終期における倫理的諸問題,臨床倫理,および臨床現場における文化的諸問題がある.(第6章)

トビー・L・ショーンフェルド Toby L. Schonfeld (哲学博士) ネブラスカ大学医療センター (UNMC) 予防社会医学講座人文学・法学部門准教授.テネシー大学ノックスビル校にて医療倫理学を専攻し,哲学の修士号および博士号を取得.2001年8月に UNMC に着任.メディカルスクールの1年生と2年生を対象に統合的臨床経験カリキュラムを教授しており,4年生の選択科目であるスピリチュアリティとヘルスケアの共同ディレクターを務める.また,保健関連専門職学部の学生に医療倫理を教授している.医療倫理と批判的思考法のウェブコースを開発した.多数の委員会といくつかの全国組織の委員を務める.医療倫理委員会の副委員長であり,倫理コンサルテーションサービスに携わる.また,IRB の委員でもあり,避妊薬小委員会の委員長を務める.全国組織であるユダヤ教倫理協会の書記兼会計であり,「バイオエシックスへのフェミニスト的アプローチに関する国際ネットワークニューズレター Newsletter of the International Network on Feminist Approaches to Bioethics」の編集長であり,米国生命倫理学会の哲学アフィニティ・グループのコーディネーターである.研究上の関心は四つのカテゴリーに分かれる.すなわち,女性問題,研究倫理,ユダヤ教生命倫理,および倫理教育である.(第7章)

リン・A・ジョンセン Lynn A. Jansen (学術博士) ニューヨーク医科大学医学科研究准教授,同大学生命倫理学研究所 Bioethics Institute 副所長.マンハッタンセント・ヴィンセント病院 St. Vincent's Manhattan の上席医療倫理学者も務める．(第8章)

トレイシー・K・クーグラー Tracy K. Koogler (医師) シカゴ大学小児集中治療部小児科学准教授．マクリーン臨床医療倫理センター (MacLean Center for Clinical Medical Ethics) 教員および倫理コンサルテーションサービスの共同責任者でもあり，小児医療，小児緩和ケア，臓器移植における医師・患者・家族の関係に研究上の関心を有している．(第9章)

キャシー・キンロー Kathy Kinlaw (神学修士) エモリー大学倫理学研究センター Canter for Ethics 所長代行および同センターの医療科学倫理課程のディレクターを務める．エモリー医科大学小児科において生命倫理の担当者を務め，ジョージア州医療倫理コンソーシアムの常任理事である．1994年以来，医学部3年生必修の臨床倫理学コースの共同ディレクターを務めてきた．著作および学問的な関心は主として緩和ケアと終末期ケア，倫理と医学教育，周産期医療および新生児医療の倫理，倫理委員会の機能，および公衆衛生倫理に関わるものである．CDC [米国疾病予防管理センター Centers for Disease Control and Prevention] 所長の諮問委員会に対する倫理委員会の委員であり，ジョージア州合同医事委員会の委員．1990年に倫理学研究センターに着任するに先立ち，エモリー医科大学小児科において周産期医療倫理のフェローシップを終了した．エモリー大学キャンドラー神学校で神学修士の学位を取得．同神学校においてはウッドラフ奨学生．インターンとして国立衛生研究所 [NIH] 生命倫理局で働き，ワシントン D.C. のウェズレー神学校で神学と公共政策に関するワシントン・セメスターのプログラムに参加した経験がある．(第10章)

ティモシー・F・マーフィー Timothy F. Murphy (哲学博士) ボストンカレッジで哲学博士号を取得し，イリノイ大学シカゴ校医学部において生命医科学哲学の教授を務める．主として，遺伝学と倫理，生殖補助医療技術，医療とセクシュアリティ，および研究倫理の領域において研究・教育を行っている．8冊の著書があり，近刊としては，『生命医科学研究倫理のケース・スタディ Case Studies in Biomedical Research Ethics』(2004年) がある．1991年には，防衛省から研究費の補助を受けて，ヒトゲノム計画の倫理を取り扱う最初の全国会議のひとつを主催した．また，研究に関する倫理的，法的，社会的問題に関連する研究について国立衛生研究所 [NIH] から研究費の補助を受けてきた．同研究費による研究の期間中に二つの全国会議を開催した．「研究倫理：次のミレニアムの課題への挑戦 Research Ethics: Confronting Challenges in the Next Millennium」(1990年) および「最先端医学の研究倫理 Research Ethics at the Frontiers of Medicine」(2001年) がそれである．米国外科学会腫瘍グループおよび米国疼痛医学会の倫理委員会のメンバー．シカゴにある米国医師会倫理学研究所 Institute for Ethics of the American Medical Association の客員教授でもある．(第11章)

マイケル・ボイラン Michael Boylan (哲学博士) メリーマウント大学哲学教授，哲学科長．倫理学，科学哲学および哲学に関して17の著書と80を超える論文の著作がある．近著には『公正な社会 Just Society』(2004年)，『倫理学の基礎 Basic Ethics』(2000年)，『遺伝子工学：最先端にある科学と倫理 Genetic Engineering: Science and Ethics on the New Frontier』(2002年，Kevin E. Brown と共著)，『カリキュラムを横断する倫理学：実践に基づくアプローチ Ethics across the Curriculum: A Practice-Based Approach』(2003年，James A. Donahue と共著) および『公衆衛生の政策と倫理 Public Health Policy and Ethics』(2004年，編) がある．世界8か国，3大陸で招待講演を行った経験がある．(第12章)

リチャード・E・グラント Richard E. Grant (医師) ケース・ウェスタン・リザーブ大学および同大学病院において，エドガー・B・ジャクソン Edgar B. Jackson, MD 記念臨床的卓越性・多様性講

座教授職,ならびに整形外科学,関節全置換術,および成人再建術教授を務める.アメリカ整形外科学会専門医認定委員会の前委員長.倫理に関しては,専門職のあり方および功績原理に関する研究を行ってきた.Michael Boylan と共同で執筆した論文は,終末期ケアにおける多様性と医学的卓越性の評価から米国の医療供給システムに関する社会的/医学的評価まで広い範囲におよぶ.(第 12 章)

デイヴィド・T・オザール David T. Ozar(哲学博士) ロヨラ大学シカゴ校で,大学院の医療倫理学講座の教授および共同ディレクターを務める.ロヨラ大学医学部,看護学部,経営学部,法学部,教育学部,社会福祉学部,および歯学部でも教鞭を執る.ロヨラ大学倫理・社会正義研究センターの所長を務めた(1993〜2006 年).ロヨラ大学では,1972 年から教鞭を執る.ロヨラ大学での仕事のほかに,イリノイ州エバンストンのエバンストン・ノースウェスタン・ヘルスケア Evanston Northwestern Healthcare の施設内倫理委員会の委員を務めて 23 年目になる.シカゴ市保健局研究審査委員会委員(1986〜1993 年),ミッドウェストホスピス・緩和ケアセンター Midwest Hospice and Palliative Care Center の顧問倫理学者(1989〜1998 年)を歴任し,現在はイリノイ州児童・家庭サービス局の倫理審議会の委員.2 冊の著書を発表しており,医療,専門職,ならびにその他の制度,組織,および社会システムにおける倫理的諸問題,ならびに大学および専門職のための倫理教育における目標と戦略に関して 100 を超える専門論文と単行本の分担執筆がある.(第 13 章)

ケネス・A・ドゥヴィル Kenneth A. De Ville(学術博士,法務博士) ノース・カロライナ州グリーンビルのブロディ医科大学 Brody School of Medicine 教授.法医学,生命倫理学,および医事法学の歴史に研究上の関心をもっている.『19 世紀アメリカにおける医療過誤:その起源と遺産 Medical Malpractice in Nineteenth-Century America: Origins and Legacy』(1990 年)の著者であり,『医師の介助による自殺:問題は何か Physician Assisted Suicide: What are the Issues?』(2002 年)の共編者である.以下の雑誌で発表した査読論文を含め,多数の論文と単行本の分担執筆がある.*Journal of Medicine and Philosophy, Journal of Health Care Compliance, Clinics in Obstetrics and Gynecology, Law, Medicine, and Ethics, Theoretical Medicine and Bioethics, The Journal of Clinical Ethics, American Journal of Bioethics, The Historian, Pediatrics, Trends in Health Care, Law and Ethics, Current Surgery, HEC Forum, Combridge Quarterly of Healthcare Ethics, The International Journal of Technology Assessment in Health Care, The Missouri Law Review, American Journal of Public Health, Mount Sinai Medical Journal, Seminars in Pediatric Surgery, Academic Medicine, Defense Counsel Journal, Accountability in Research*,および *Journal of Legal Medicine*.多数の倫理審査委員会の委員を務め,ノース・カロライナ州弁護士であり,医事法を専門とするノース・カロライナ州の二つの法律事務所で「顧問」を務めている.(第 14 章)

グレゴリー・L・ハスラー Gregory L. Hassler(法務博士,学術博士) 1990 年からイースト・カロライナ大学において,ブロディ医学部の主任弁護士および看護・保健関連科学部を含む保健科学部門の副顧問弁護士を務める.エモリー大学で法務博士および学術博士の学位を取得し,ノース・カロライナ州およびジョージア州の法曹資格を有する.(第 14 章)

ユージン・J・クッツ Eugene J. Kuc(医師) アーカンソー医療科学大学精神医学・行動科学部准教授.セントラル・アーカンソー退役軍人健康管理システム常勤医師.地域レベルと国際レベルの双方において,質の向上と病院認証のイニシアチブに関わる.専門とする臨床領域としては,心的外傷および人格障害の治療がある.アーカンソー医療科学大学精神医学科においてレジデントのための集団力学コースのコース・ディレクターを務めている.イリノイ大学シカゴ校において卒後研修および専門医研修を行った.専門医研修は,組織および組織運営に関する精神医学に関するものである.(第 15 章)

監訳者紹介
前田正一(まえだ　しょういち)(東京大学大学院医学系研究科)
　九州大学大学院医学系研究科博士課程修了(監訳者解説)

児玉　聡(こだま　さとし)(東京大学大学院医学系研究科)
　京都大学大学院文学研究科博士後期課程修了(第4章・監訳者解説)

訳者紹介(担当章順)
山本圭一郎(やまもと　けいいちろう)(京都府立医科大学(非常勤講師))
　京都大学大学院文学研究科博士後期課程研究指導認定(第1・2・3・5章)

会田薫子(あいた　かおるこ)(東京大学大学院人文社会系研究科)
　東京大学大学院医学系研究科博士課程修了(第6章)

髙島和哉(たかしま　かずや)(早稲田大学国際言語文化研究所)
　早稲田大学大学院社会科学研究科博士後期課程単位取得(第7・8章)

横野　恵(よこの　めぐむ)(早稲田大学社会科学総合学術院)
　早稲田大学大学院法学研究科博士後期課程単位取得(第9・14・15章)

林　芳紀(はやし　よしのり)(東京大学大学院医学系研究科)
　京都大学大学院文学研究科博士後期課程修了(第10・11・12・13章)

病院倫理委員会と倫理コンサルテーション
2009年4月10日　第1版第1刷発行

編　者　D・ミカ・ヘスター

監訳者　前　田　正　一
　　　　児　玉　　　聡

発行者　井　村　寿　人

発行所　株式会社　勁草書房

112-0005　東京都文京区水道2-1-1　振替　00150-2-175253
　　　　　（編集）電話 03-3815-5277／FAX 03-3814-6968
　　　　　（営業）電話 03-3814-5861／FAX 03-3814-6854
　　　　　　　　　　　　　　　　　　　　　　理想社・青木製本

© MAEDA Shoichi, KODAMA Satoshi　2009

ISBN978-4-326-10186-3　Printed in Japan

JCLS　<㈱日本著作出版権管理システム委託出版物>
本書の無断複写は著作権法上での例外を除き禁じられています。
複写される場合は、そのつど事前に㈱日本著作出版権管理システム
（電話 03-3817-5670、FAX03-3815-8199）の許諾を得てください。

＊落丁本・乱丁本はお取替いたします。

http://www.keisoshobo.co.jp

赤林　朗編
入門・医療倫理 I・II　　　Ⅰ　3465 円
　　　　　　　　　　　　　　　Ⅱ　2940 円

浅井篤・大西基喜・大西香代子・服部健司・赤林朗
医療倫理　　　　　　　　　　　　　3150 円

香川知晶
死ぬ権利　　　　　　　　　　　　　3465 円
　　カレン・クインラン事件と生命倫理の転回

香川知晶
生命倫理の成立　　　　　　　　　　2940 円
　　人体実験・臓器移植・治療停止

村上喜良
基礎から学ぶ生命倫理学　　　　　　2835 円

トーマス・シュランメ／村上喜良訳
はじめての生命倫理　　　　　　　　2835 円

ダニエルズ、ケネディ、カワチ／児玉聡監訳
健康格差と正義　　　　　　　　　　2625 円
　　公衆衛生に挑むロールズ哲学

香西豊子
流通する「人体」　　　　　　　　　3675 円
　　献体・献血・臓器提供の歴史

森岡正博
生命学に何ができるか　　　　　　　3990 円
　　脳死・フェミニズム・優生思想

＊表示価格は 2009 年 4 月現在。消費税は含まれております。